Richtig bewegen und ernähren – ganz ohne Diät

ALEXANDRA KRAFT

MIT REZEPTEN VON
REGINA RAUTENBERG

DAS BAUCHFETT MUSS WEG!

südwest

INHALT

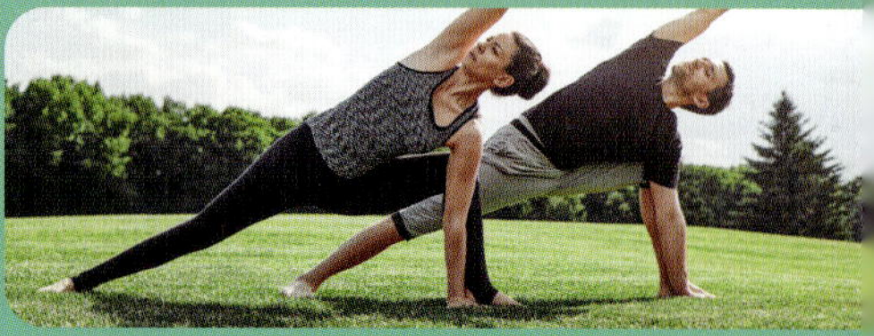

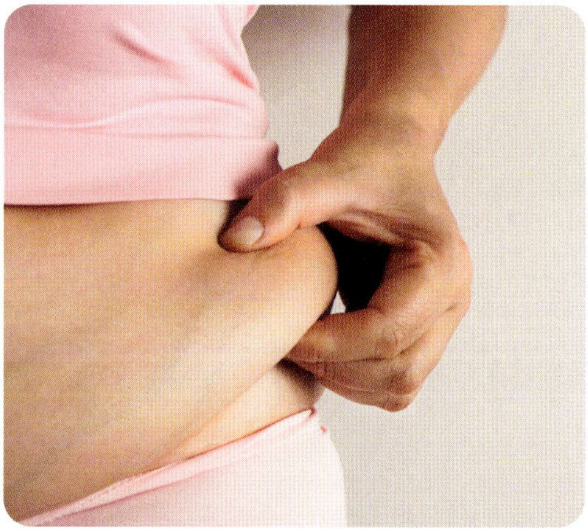

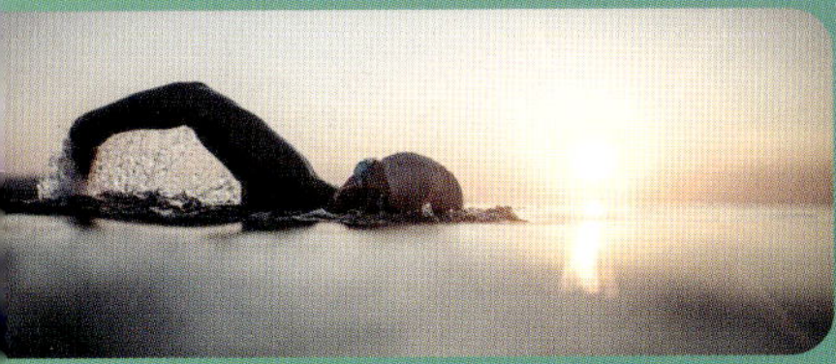

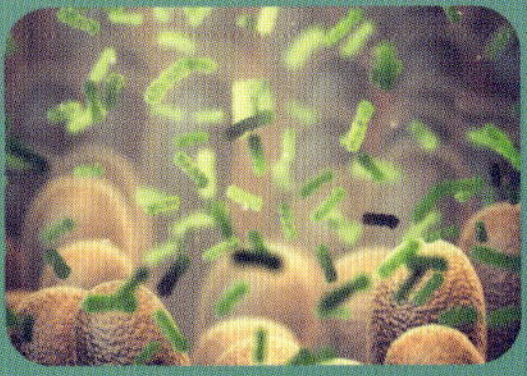

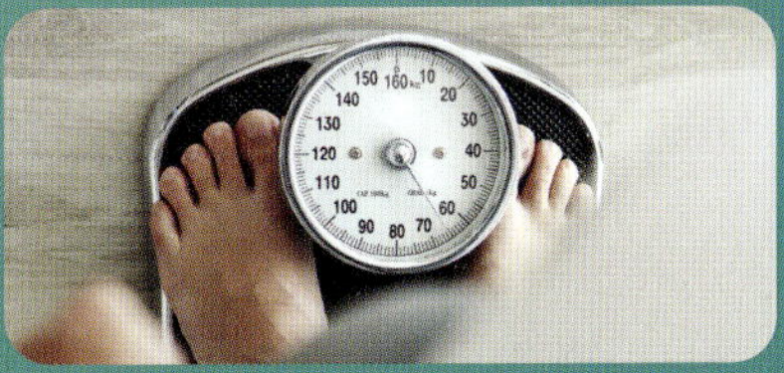

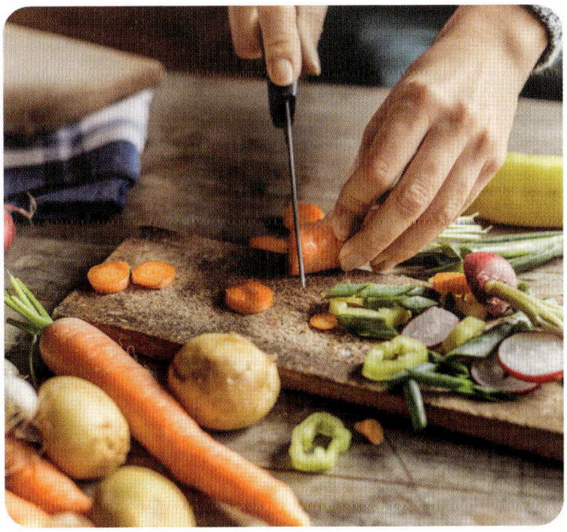

INHALT

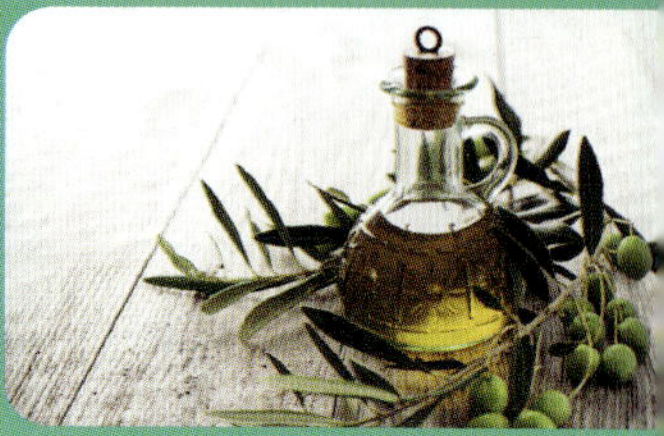

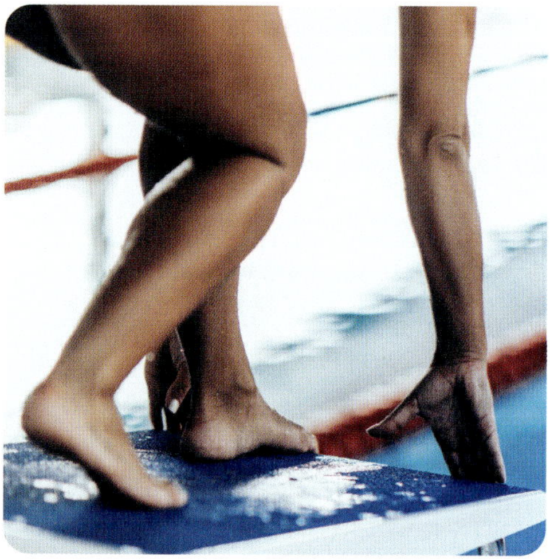

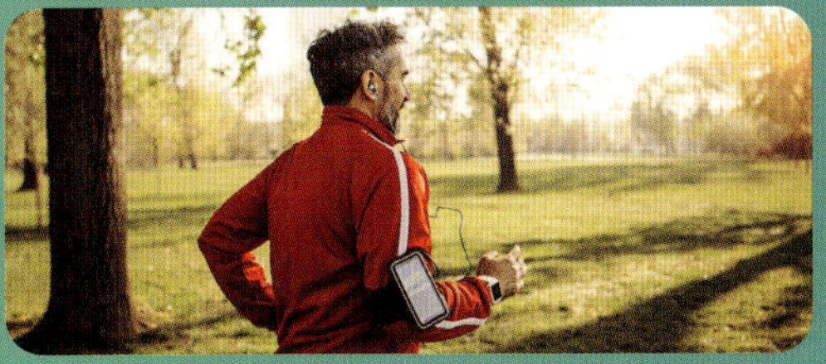
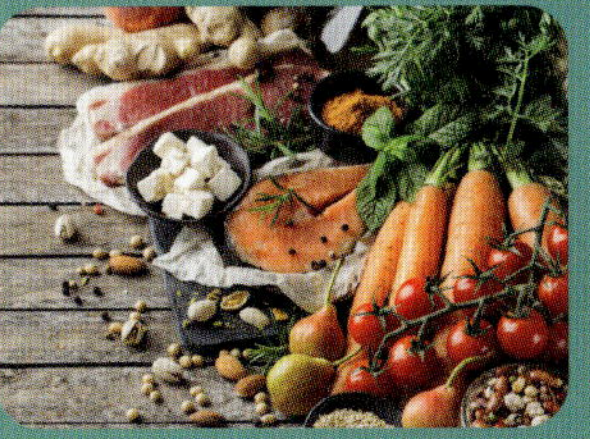
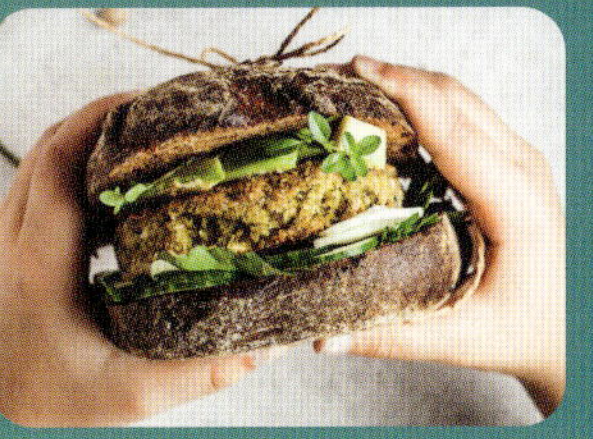

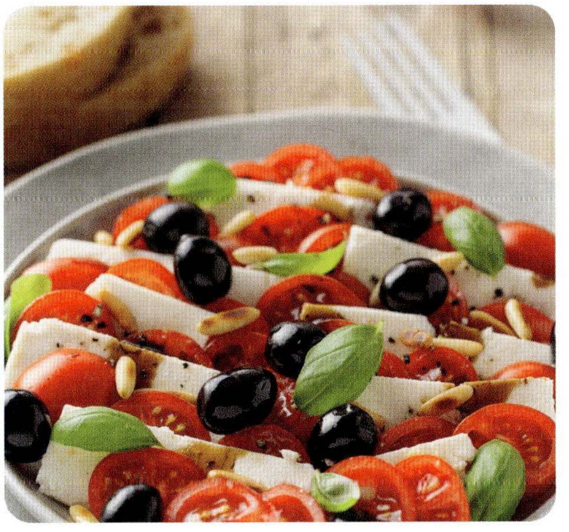

Los geht's

Liebe Leserinnen, liebe Leser,

mein Bauch und ich haben ein angespanntes Verhältnis. Und das kam so: Ich bin Läuferin, früher habe ich Tennis und Basketball gespielt. Sport ohne Ball war für mich lange unvorstellbar. Sit-ups und Co. waren mir immer ein Gräuel. Leider verlor so mein Bauch im Laufe der Zeit erheblich an Spannung. Kurzum: Ich mag ihn nicht. Wie mir geht es vielen – Frauen und Männern gleichermaßen.

Mein Bauch ist aber auch ein Wunder: Ein Kind ist darin gewachsen. Wenige Tage vor der Geburt war ich 100 Zentimeter rund. Seitdem sind einige Jahre vergangen, mein Bauch wurde aber nie wieder der alte. Ich habe meine Körpermitte lange einfach ignoriert. Geht schon, war mein Motto. Leider löste Ignorieren das Problem nicht.

Im Gegenteil: Meins nahm langsam, aber stetig im Laufe der Jahre zu. Ich hatte zwar kein Übergewicht, aber mein Bauch wuchs trotz Sport mit jedem Jahr Millimeter um Millimeter. Zu viel Zucker, zu viel minderwertige Kohlenhydrate, zu viele Kalorien und zu viel industriell verarbeitete Lebensmittel – all das hinterließ bei mir seine Spuren.

Als Wissenschaftsredakteurin kenne ich natürlich die Studien und die Zahlen zu Bauch, Fett und Gesundheit. Frauen in Deutschland haben durchschnittlich einen Bauchumfang von 90 Zentimetern, Männer liegen bei etwa 100 Zentimetern. Das ist für beide Geschlechter eindeutig zu viel. Frauen sollten nicht mehr als 80 Zentimeter haben. Bei Männern liegt der Grenzwert bei 94 Zentimetern.

Mit jedem Zentimeter mehr steigt das Risiko für Herz-Kreislauf-Erkrankungen, Herzinfarkt, Schlaganfall und Diabetes Typ 2 dramatisch an. Einige Forscher glauben inzwischen sogar, dass es einen Zusammenhang zwischen Bauchumfang und Krebs gibt. Sie vermuten, dass das Bauchfett im Körper Vorgänge auslöst, die uns krank machen. Das gilt auch, wenn der Body-Mass-Index (BMI) noch längst kein Übergewicht anzeigt (siehe Kapitel 3). Denn der ist, das weiß man erst seit kurzer Zeit, ein völlig unbrauchbarer Wert.

Warum dieses Fett am Bauch uns so sehr schadet? Diese Frage möchte ich auf den folgenden Seiten beantworten. Für dieses Buch habe ich mich auf eine Erkundungsreise begeben. Ich habe mit Wissenschaftler*innen, Forscher*innen und Mediziner*innen in Deutschland, Europa und den USA gesprochen. Sie alle eint das Wissen, dass das Bauchfett – das viszerale Fett – extrem gefährlich ist für den Menschen.

Von Natur aus ist Fett nicht schädlich. An Beinen, Hüfte oder Armen erfüllt es eine lebenswichtige Aufgabe als eine Art Notfallreserve für Phasen des Nahrungsmangels. Bei Frauen soll es Schwangerschaft und Stillzeit absichern. Außerdem lässt sich das Fett am Bauch vom Körper leicht in Energie umwandeln.

Das Problem ist aber das Übermaß. Wir kennen heute kaum mehr Phasen ohne essen. Der Supermarkt um die Ecke hat fast rund um die Uhr geöffnet. Im Kühlschrank findet sich immer etwas zu Essen. Wir leben im schieren Überfluss – und der bekommt uns nicht. Die meisten unserer Lebensmittel sind längst keine Naturprodukte mehr, sondern industriell verarbeitet und energetisch hoch verdichtet. Kann das gesund sein? Vor allem, weil unser Körper noch immer dem unserer Vorfahren aus Urzeiten gleicht. Unsere Gene haben sich seit Jahrtausenden kaum verändert. Unser Körper ist von Natur aus darauf programmiert, dass er Essenspausen braucht. Nur so kann er sich regenerieren und Ballast loswerden. Nur so bleibt er gesund. Ein Ernährungswissenschaftler sagte mir, als ich ihn nach seinem besten Tipp fragte: »Sie sollten Essen wie ein Löwe und nicht wie ein Spatz. Richtig satt essen – und Pausen machen zwischen den Mahlzeiten. Nicht ständig hier ein bisschen und da noch eine Kleinigkeit.« Erinnern Sie sich, wann Sie zuletzt richtig Hunger hatten? Nicht Appetit, das ist etwas anderes. Für ein oder zwei Stunden? Vielleicht sogar einen ganzen Tag lang? Vermutlich nicht. Verzicht kennen wir kaum mehr. Das Problem: Wir laden zu viel auf. Den Überschuss an Energie lagert unser Körper vor allem am Bauch ab. Zunächst unsichtbar im Inneren, rund um die Organe. Irgendwann schwellen die Fettpolster so stark an, dass ein hervorstehender Bauch sichtbar wird.

Ist es erst einmal so weit, hat das Fett im Körper längst zahlreiche Stoffwechselabläufe in Gang gesetzt. Viele davon können uns krank machen. Warum das so ist? Und vor allem: Was können Sie dagegen machen? Auf diese wichtigen Fragen gebe ich in diesem Buch Antworten. Je mehr wir wissen, desto leichter fällt es uns, richtige Entscheidungen zu treffen – um so wirklich gesund und dauerhaft abzunehmen.

Herzlichst,
Ihre Alexandra Kraft

Das Bauchfett muss weg

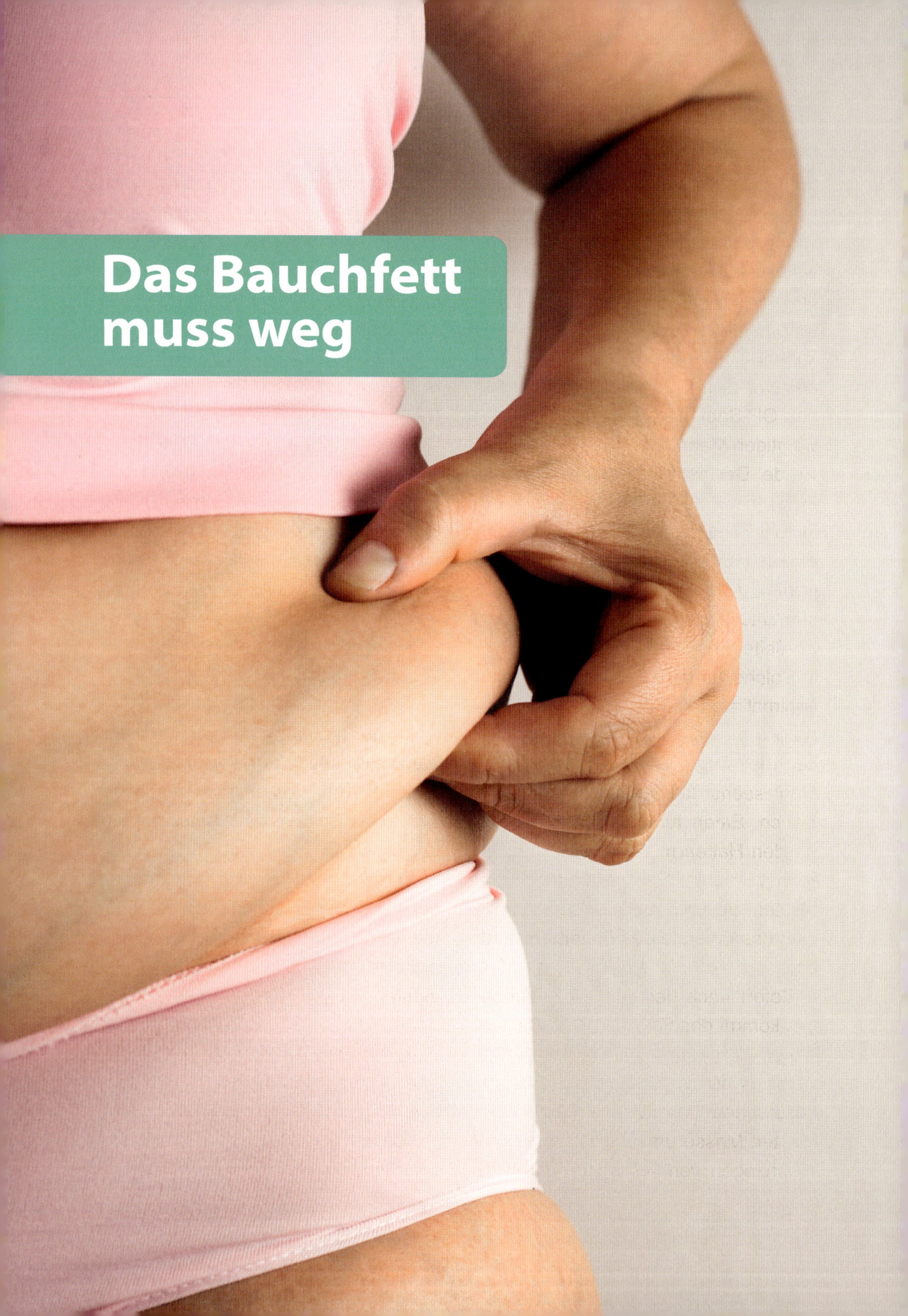

Was ist das, dieses Bauchfett? Das sich unter der Haut, hinter den Muskeln verbirgt. Das wir meist nur wahrnehmen, wenn es sich als Bauch über dem Hosenbund abzeichnet. Das wir eigentlich nie wirklich zu sehen bekommen, uns aber doch so sehr schadet. Vor zwei Jahren durfte ich mit in den OP-Saal, als einem stark übergewichtigen Mann der Magen verkleinert wurde. Der betreffende Bauch gehört Bernhard Kaltenschnee. Er wiegt damals 170 Kilo. Sie werden ihn später in diesem Buch noch besser kennenlernen (lesen Sie dazu das Kapitel »Im Bauch von Herrn Kaltenschnee« ab Seite 29).

Solche bariatrischen Eingriffe sind minimalinvasiv, weil das Risiko bei diesen extrem Übergewichtigen sehr hoch ist. Die Chirurgin macht zu Beginn sechs kleine Schnitte in den Bauch. Einen für die Kamera, einen für den Haltearm und zwei für weitere Instrumente. Auf großen Monitoren blitzten die ersten Bilder auf, schnell wird das Innerste des Patienten sichtbar.

Sofort nach der dünnen Bauchdecke kommt das Fett. Es ist überall. Es hängt im Bauch wie ein pulsierender Vorhang aus dicken, gelben Kugeln. Magen und Darm sind auch von der dichten Masse umschlossen, alles ist durchzogen von Adern und wirkt rot entzündet. Mit einem Haken arbeitet sich die Ärztin vorsichtig durch den riesigen Berg. Sie muss sich langsam vortasten, die Gefahr, dass sie eine im Fett verwachsene Ader verletzt, ist groß. Sie durchtrennt unzählige Stellen, an denen das Fett an Magen und Darm festgeklebt ist. Nach einiger Zeit dringt sie zur Leber vor und legt sie Stück für Stück frei. Es scheint, als habe das Fett sie verschluckt. Milz und Aorta gleich daneben, verschwinden ganz in einer Art gelben Sumpf. So sieht es in uns aus, wenn wir zu dick sind.

Das Bauchfett – das möglicherweise größte Organ des Menschen

Arya Sharma ist Arzt und Experte für Menschen mit Übergewicht. Wir haben uns per Videochat verabredet. Er sitzt in Berlin und ich in Hamburg. Lange hat er als Professor an der angesehenen University of Alberta in Kanada gelehrt und geforscht. Als ich ihm von meinen Erlebnissen im OP erzähle, nickt er und sagt: »Die Wissenschaft versteht dieses in der Bauchhöhle liegende Fett heute als eigenes Organ. Immer mehr Mediziner halten es sogar für das größte Organ im menschlichen Organismus.«

Der Blick der Wissenschaft auf das Bauchfett ändert sich gerade radikal.

Körperfett wurde lange unterschätzt – im Guten wie im Schlechten. Zunächst glaubte man, es sei nur träges Bindegewebe mit zufällig eingestreuten Fetttröpfchen. In den 1950er-Jahren setzte sich dann die Erkenntnis durch, dass das Fett an Bauch, Hüften und Oberschenkeln das Überleben der Menschen in Zeiten von Hungersnöten erst ermöglicht hat.

In den 1980er-Jahren vermutete man zum ersten Mal, dass Fett vielleicht noch weitere versteckte Funktionen erfüllt. Heute weiß man, dass es als eine Art Schaltzentrale des Stoffwechsels fungiert. Botenstoffe aus dem Fett signalisieren dem Körper, ob Kalorien eingelagert oder verbrannt werden sollen. Die Botenstoffe aus dem Fett steuern das Immunsystem und sogar die Fruchtbarkeit. Ohne ihre Hilfe würden Eizellen und Spermien nicht heranreifen. Verlieren wir dramatisch viel Fett, können sogar die inneren Organe verrutschen. Außerdem ist Fett ein Baustein für Stress- und Sexualhormone. Vor allem ist es aber die einfachste Möglichkeit für den Körper, Energie zu speichern.

Fett ist nicht gleich Fett

Um die Abläufe besser verstehen zu können, muss man wissen, dass es im menschlichen Körper zwei Sorten Fett gibt – das braune und das weiße. Das braune ist deutlich in der Minderheit. Gerade mal etwa 100 Gramm sind bei Erwachsenen davon zu finden. Hier sei zunächst nur gesagt: Es ist gut für

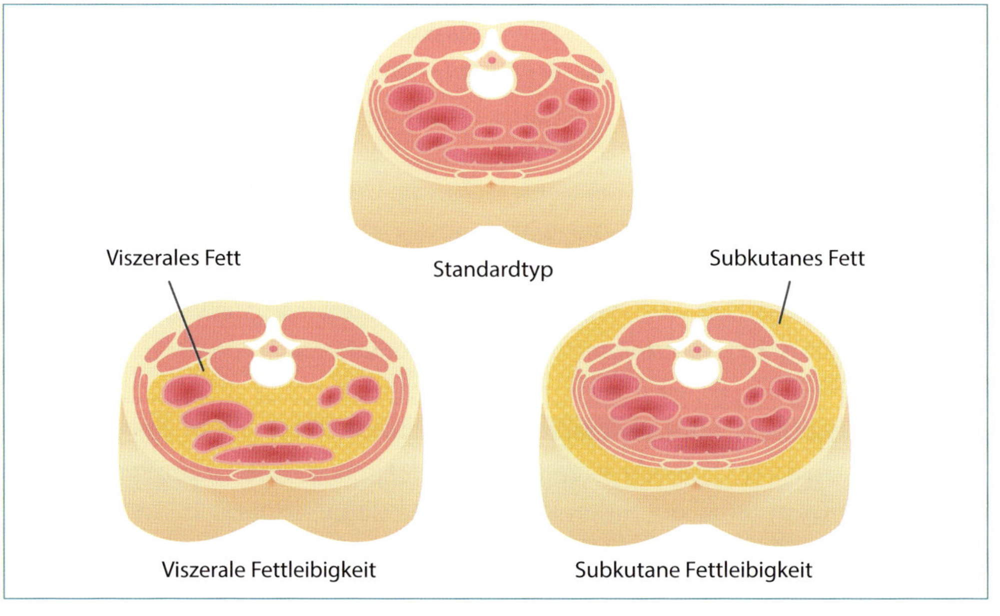

uns. Seine Bedeutung und Funktionsweise sind so spannend, dass diesem Thema an späterer Stelle ein eigenes Kapitel gewidmet ist. (ab Seite 15).

Die große Mehrheit des Fettes, das wir mit uns herumschleppen, ist »weißes Fett«. Es wird auch als Depotfett bezeichnet. Es ist aber längst nicht nur nutzloser Speck, sondern auch seine Aufgaben sind sehr vielfältig. Lassen Sie uns also gemeinsam auf die sogenannten Adipozyten schauen. Diese kleinen Fettzellen sind der Hauptbestandteil des weißen Fettes. Sie können sie sich als eine Art kleiner Beutel vorstellen, der sich stark aufbläht und so Energie speichert. Sie nehmen große Mengen Fett in Form von Triglyceriden, also Nahrungsfetten, aus dem Blut auf.

Fett ist nicht immer gleich ungesund

Ob Fett gesund oder ungesund ist, das hängt auch davon ab, wo es sich im Körper ablagert. Zum Beispiel als sogenanntes subkutanes Fett. Arya Sharma erklärt: »Dieses Speicherfett ist harmlos.« Es befindet sich direkt unter der Haut, man kann es von außen fühlen und an manchen Stellen auch greifen. Am häufigsten ist dieses Fett an Hüfte, Oberschenkeln oder Gesäß zu finden. Dort mag es zwar lästig sein, aber mit Blick auf die Gesundheit ist es komplett harmlos. Denn für den Körper ist es ein wichtiger Energiespeicher für schlechtere Zeiten. Außerdem isoliert es und hält warm.

Bei Frauen hat dieser Fettspeicher eine besondere Aufgabe. »Er soll Schwangerschaften und Stillzeiten absichern«, so Sharma. Die Kalorien sind dort gut aufgehoben, der Körper greift nur in Zeiten des Mangels darauf zu. Weil die heutzutage eher selten sind, bleiben sie meist unangetastet liegen. Es ist ein sehr langsames Fett und lässt sich auch nur schwer mobilisieren. »So kann es sein, dass man von einer Pizza, die man vor Ewigkeiten gegessen hat, noch viele Jahre später leben kann«, erklärt Prof. Sharma lachend.

Auf die Gesundheit wirkt sich das Unterhaut-Fett nicht negativ aus. Die großen Pos von Kim Kardashian und ihren Schwestern machen den Hosenkauf kompliziert, aber er wird sie nicht krank machen. Arya Sharma sagt: »Gibt es eine Hungersnot, sterben die Leute ohne Fettpolster schneller, die dickeren, die das Fett so unter der Haut gespeichert haben, überleben deutlich länger.«

Das subkutane Fett scheint sogar darüber hinaus eine Art Schutzfunktion zu haben. So glauben manche Forscher, dass es aktiv vor Krankheiten schützt. Frauen mit der charakteristischen »Birnen«-Figur (breite Hüften, dünne Taille) erleiden seltener einen Herzinfarkt als stämmige Männer mit Bauch und einer »Apfel«-Silhouette (dünne Hüften, breite Taille)

Nun aber zu dem gefährlichen Fett, dem viszeralen. Das uns krank macht. »Es lagert sich tief in der Bauchhöhle ein«, erklärt Arya Sharma. Es gilt als viel aktiver und verfügt über einen eigenen Stoffwechsel. Vermutlich ist es deswegen auch Auslöser für eine Vielzahl von schweren Krankheiten wie Herzinfarkt, Schlaganfall, Arteriosklerose und sogar Krebs. Man kann sagen: Mit jedem Zentimeter mehr Bauchumfang steigt das Sterberisiko.

Denn in ihm bilden sich Botenstoffe, die in den Körper gespült werden und dort Schäden anrichten. Durch die Lage im Bauch ist das Fett vor allem wegen seiner Nähe zur Leber hochgefährlich. Der Blutabfluss des Fettes stößt direkt auf das Filterorgan. Über die große Portalvene kommen entzündungsfördernde Substanzen wie das Protein Zytokin schnell in den Leberkreislauf und dann in alle anderen Organe.

Ein weiteres Problem ist, dass wir Fett nicht über den Darm ins Blut aufnehmen, sondern es wird über Lymphgefäße transportiert. Dort sind die Eintrittspforten besser dafür geeignet. Aber die Lymphgefäße laufen nicht zur Entgiftung durch die Leber. Auf diese Weise tragen sie das aufgenommene Fett direkt und ungefiltert aus dem Bauch ins Herz. Jeder Herzschlag spült es dann weiter durch die Adern.

Problemzonen entstehen (nicht nur) aufgrund von Genetik

In den vergangenen Jahren sind die Bäuche in den Industrienationen weltweit immer mehr gewachsen. Über 40 Prozent der Frauen in Deutschland und 63 Prozent der Männer sind inzwischen übergewichtig. Es ist längst nicht nur eine Frage des Aussehens. Denn die Mehrheit schleppt einen ungesund dicken Bauch mit sich herum. Darüber, wo sich das Fett am Körper einlagert, entscheidet zunächst vor allem die Genetik. Es gibt Menschen, die dazu neigen, leichter einen Bauch zu bekommen. »Schaut man sich ein Familienfoto an, sieht man das deutlich«, so Sharma. Weil sich viele aber heute ständig überessen, ist dieser Mechanismus längst ausgehebelt. Das führt dazu, dass auch diejenigen übergewichtig werden, die keine genetische Veranlagung dazu haben.

Außerdem neigen auch eher Männer zu Bauchfett, Frauen lagern dagegen ihr Fett bis zu den Wechseljahren meist an den Hüften an. Danach auch stärker in der Körpermitte. Denn in dieser Phase verlangsamt sich der Stoffwechsel deutlich, die Frauen verlieren nun pro Lebensjahr etwa ein halbes Pfund Muskelmasse. Das liegt vor allem am Absinken des weiblichen Geschlechtshormons Östrogen. Mit dem Bauch wächst auch bei den Frauen die Gefahr für schwere Erkrankungen deutlich.

Dickwerden als Problem einer zu langsamen Evolution

Grundsätzlich ist unser Organismus darauf programmiert, immer so viel wie möglich Energie zu speichern. Die Mechanismen dahinter laufen für uns unbemerkt ab. Wie schon zu Urzeiten fürchtet unser Körper kaum etwas mehr als Mangel. Nicht ohne Grund ist Hunger – neben Durst – einer der mächtigsten Triebe, die wir kennen.

Evolution vollzieht sich sehr langsam. Viele unserer Gene sind noch nahezu unverändert die gleichen wie vor 100.000 Jahren. Das ist ein Problem, denn unser moderner Lebensstil passt längst nicht mehr zu unserer Natur. Früher gab es lange Phasen, in denen nichts oder nur wenig zu essen zur Verfügung stand. Da machte es natürlich Sinn, dass der Körper Speicher anlegte. Vor allem im Bauchraum, denn dort konnte er auch bei Bedarf wieder schnell darauf zugreifen. Aber es war nicht vorgesehen, dass diese Speicher so übermäßig groß werden. Sie kennen kein Limit, sie nehmen, was sie kriegen. Das größte Problem ist der Überfluss, in dem wir heute leben. Nahrung ist immer und überall verfügbar. Wir essen quasi rund um die Uhr. Außerdem greifen wir auch häufig zu Nahrungsmitteln, die nicht gut für uns sind. Vor allem essen wir zu wenig sättigende Ballaststoffe und viel zu viel Zucker.

Unser Organismus kann damit nicht umgehen. Der Zucker gelangt rasch ins Blut, der Blutzuckerspiegel schießt in die Höhe. Der Körper reagiert, indem er vermehrt das blutzuckersenkende Hormon Insulin ausschüttet. Aber der hohe Insulinspiegel wiederrum bewirkt, dass sich besonders viel Fett einlagert. Weil Zucker so schnell verwertet wird, stürzt der Blutzuckerspiegel dann ab. Darauf reagieren wir mit Heißhunger. Es ist ein fieser und dick machender Teufelskreis.

Ist der Bauch erst einmal da, wird man ihn nur schwer wieder los. Arya Sharma vergleicht das mit einem Thermostat, das nach oben gedreht wird – aber sich nicht mehr herunterstellen lässt. Er sagt: »Unser Körper strebt immer nach oben. Hat er ein Gewicht erreicht, will er da immer wieder hin. Nach unten gibt es diesen Effekt dummerweise nicht.« Dazu kommt noch, dass wir uns heute zu wenig bewegen. Während unsere Vorfahren unzählige Kalorien verbrannt haben, indem sie das Mammut stundenlang zu Tode gehetzt haben, verbringen wir die meiste Zeit sitzend und inaktiv. Der ehemalige Jäger und Sammler läuft im Durchschnitt täglich noch etwa 900 Meter. Fast die Hälfte der Deutschen sagt, dass sie nie oder nur unregelmäßig Sport treiben.

Übergewicht begünstigt gesundheitliche Probleme

Die Folgen von Übergewicht und körperlicher Inaktivität sind im wahrsten Sinne des Wortes schwer: Heute leiden immer mehr Menschen am metabolischen Syndrom. Hinter diesem Namen verbirgt sich ein Bündel von Krankheiten wie Bluthochdruck, Insulinresistenz und erhöhten Blutfettwerten – alle ausgelöst durch den dicken Bauch und Übergewicht.

Meist macht in diesen Fällen die Leber bald schlapp. Seit einigen Jahren beobachten Mediziner, dass immer mehr Menschen an einer nichtalkoholischen Fettleber leiden. Laut einiger Studien hat fast jeder dritte Erwachsene in den Industrieländern heute eine krankhaft verfettete Leber. Das Organ produziert dann vermehrt Glukose, ungünstige Fette und Proteine. Leberzirrhose sowie Leberkrebs sind häufig die Folge. Außerdem ist die Leber chronisch entzündet, damit steigt das Risiko, an einer Herz-Kreislauf-Erkrankung zu sterben, dramatisch. Andere Organe wie zum Beispiel die Bauchspeicheldrüse und die Nieren werden ebenfalls geschädigt.
Auch das Immunsystem wird vom Bauchfett aus dem Gleichgewicht gebracht. Denn es beheimatet viele Immunzellen und zieht diese sogar noch an. Und offensichtlich schädigen sie durch das von ihnen gebildete Protein Interleukin 6 die Blutgefäße.

Es kommt aber noch schlimmer: Sind die Fettzellen im Bauch besonders prall und gefüllt, locken sie wohl Krebszellen an. Keine Überraschung also, dass Menschen mit viel Bauchfett häufiger als Schlanke an Brust-, Darm- und Bauchspeicheldrüsenkrebs erkranken. Erst mal entstanden, dient das Bauchfett dann Tumoren und Metastasen als leicht zugängliche Energiequelle.

Dass dicke Menschen oft erhöhte Entzündungswerte haben, weiß man schon länger. Denn wenn das Bauchfett überhandgenommen hat, funktionieren auch die Reparaturmechanismen des menschlichen Organismus nicht mehr. Die »guten« Botenstoffe und das Immunsystem können die Entzündungen nicht mehr lindern oder bremsen. Mediziner sprechen in diesem Fall von »Metaflammation«. Sie können sich das wie kleine, stille Feuer vorstellen, die im ganzen Körper vor sich hin lodern. Das Tückische: Diese Art chronische Entzündung verursacht keinerlei Schmerzen und bleibt aus diesem Grund lange unbemerkt. Aber in der Medizin ist längst akzeptiert, dass genau diese Dauerfeuer Auslöser für allerlei Krankheiten sind. So auch für Arteriosklerose. Die Verengung der Adern ist nämlich nicht, wie lange angenommen, eine einfache Gefäßverstopfung mit Cholesterin und Kalk, sondern eine aktive Entzündung der Gefäße. Auch bei der Forschung nach den Ursachen von Alzheimer wird immer mehr in diese Richtung gesucht.

Gerade noch gegessen und schon wieder hungrig

Bei meinen Recherchen habe ich in den vergangenen Jahren oft mit Übergewichtigen gesprochen. Viele waren verzweifelt und klagten, dass sie immer Hunger hätten. Das ist keine Einbildung, wie man heute weiß. Auch hier hat das Bauchfett die normalen Abläufe aus dem Gleichgewicht gebracht. Menschen mit Übergewicht haben erhöhte Leptinwerte. Das Hormon signalisiert, wie viel gespeichertes Fett im Körper vorhanden ist. Es sorgt im Gehirn dafür, dass weniger Substanzen freigesetzt werden, die Hunger verursachen. Deswegen bedeutet ein hoher Leptinspiegel eigentlich auch weniger Hunger.

Wenn aber ständig zu viel des Hungerhormons vorhanden ist, dreht sich der Mechanismus um. Es entsteht eine sogenannte Leptinresistenz. Menschen mit übervollen Fettspeichern fühlen sich schneller hungrig und sind deutlich weniger lange satt.

Die Folgen des Bauchfettes trifft die Geschlechter übrigens unterschiedlich schwer. Frauen schadet es deutlich mehr als Männern. Durch ein Extrakilo Viszeralfett versiebenfacht sich bei ihnen das Risiko für Diabetes Typ 2. Bei Männern verdoppelt es sich nur, so fanden Forscher der Universität Uppsala in Schweden heraus.

Sie sehen: Es ist wirklich allerhöchste Zeit, etwas gegen den Bauch zu unternehmen. Lassen Sie uns damit anfangen.

Der gute Verbrenner: Das braune Fett

Dachten Sie bisher auch, Fett ist gleich Fett? Ich gebe zu, mir ging es so. Ich wusste lange nicht, dass es im menschlichen Körper zwei Arten von Fett gibt: das weiße, um das es ja im vorherigen Kapitel ausführlich ging, das aus recht großen Fettkügelchen besteht und vor Kälte schützt sowie Energiespeicher ist.

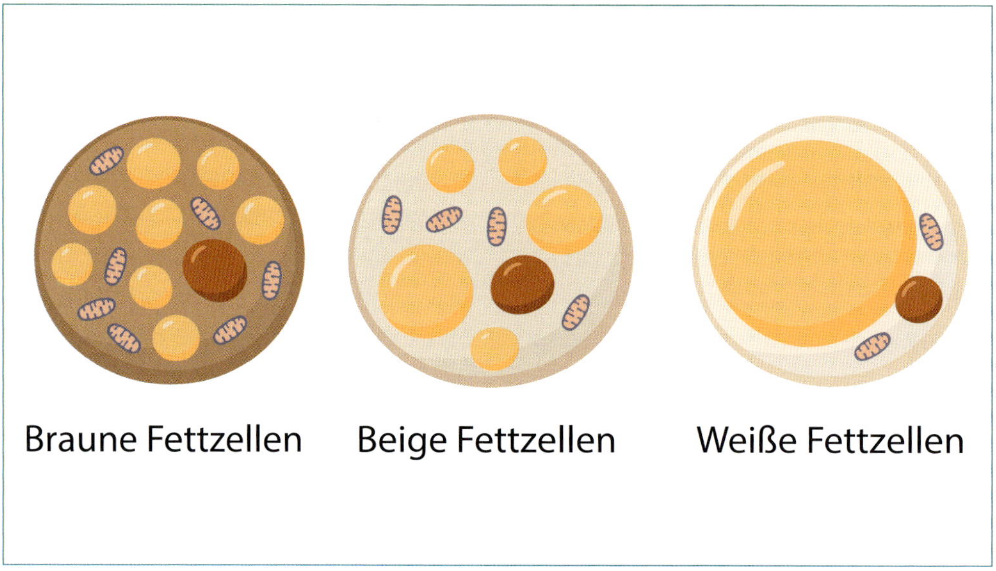

Das braune Fett führt dagegen eine Art Stiefmütterchen-Dasein. Es wurde lange Zeit im wahrsten Sinne des Wortes übersehen und erst langsam beginnen die Forscher zu verstehen, wie es funktioniert und welche Aufgabe es im Körper von Erwachsenen hat.

Mit seiner bräunlichen Farbe unterscheidet es sich schon auf den ersten Blick von seinem großen Bruder. Das braune Fett sieht aus wie ranziges Öl, ist aber ein weithin unterschätztes Fett. Die Zellen des braunen Fettes sind recht kompakt. Manche schimmern sogar tiefrot. Das liegt daran, dass dieses Fett von vielen Adern durchzogen und deshalb sehr gut durchblutet ist.

Außerdem beheimatet das braune Fett zahlreiche Mitochondrien – diese kleinen Zellbestandteile sind die Energiefabriken des Körpers. Als eine Art Heizkraftwerk verbrennen sie Fett – dabei entsteht Wärme.

Unsere körpereigene Heizung alias das braune Fett

Braunes Fett kannte man lange nur von Säuglingen, erst kürzlich wurde es auch bei Erwachsenen entdeckt. Für Babys ist es wegen seiner Heizfunktion überlebenswichtig. Nur mit seiner Hilfe können Säuglinge ihre Körpertemperatur stabil halten. Mediziner nennen diesen Vorgang »zitterfreie Wärmebildung.«

Ist Erwachsenen kalt, beginnen sie zu zittern und wärmen sich so auf. Neugeborene können das wegen ihrer fehlenden Muskelmasse noch nicht. Außerdem verlieren sie mehr Wärme, weil sie ein schlechteres Körperfläche-Volumen-Verhältnis haben. Das braune Fett reagiert bei ihnen auf die Kältereize und heizt ihnen regelrecht ein.

Etwa zwei bis fünf Prozent des Körpergewichts entfallen bei Babys auf dieses besondere Fettgewebe. Hauptsächlich ist es im Nacken zu finden, zwischen den Schulterblättern, über dem Schlüsselbein, an den Achseln und um die Nieren. Im Laufe der ersten Lebensjahre schrumpft das Volumen des braunen Fettes aber.

Lange nahm man an, dass es mit dem Heranwachsen komplett abgebaut wird. Erst vor wenigen Jahren wurde es nun mithilfe von aufwendigen PET-Scans und Gewebeentnahmen auch bei Erwachsenen nachgewiesen – zumindest in kleinen Mengen. Im Durchschnitt hat ein Erwachsener etwa 50 bis 100 Gramm braunes Fett im Körper. Außerdem konnte gezeigt werden, dass es in vielen Fällen auch noch aktiv ist und weiter seine Heizfunktion erfüllt.

Braunes Fett – ein Fettverbrenner

Aber wie stark und ob das reicht, um bei Erwachsenen einen positiven Effekt auf das Gewicht zu haben, ist noch unklar. Laut Schätzungen könnten schon 50 Gramm braunes Fett, das voll aktiv ist, für 20 Prozent des Energieverbrauchs des Körpers verantwortlich sein. In einem Jahr würden so etwa vier Kilo Fett verbrannt werden. Es gibt aber noch viele Unbekannte. Denn es haben wohl nicht alle Erwachsenen braunes Fett. Nachgewiesen werden konnte es bislang nur bei ungefähr zehn Prozent – wobei die Messungen noch sehr ungenau sind. Frauen verfügen über mehr davon, ebenso wie Jüngere.

Bei Experimenten an Mäusen und Ratten gelang es sogar, das braune Fett wieder zu aktivieren. Aber die Übertragung dieser Versuche auf den Menschen ist nicht einfach, die Unterschiede der Organismen sind riesig. Derzeit wird gezielt geforscht, ob man die Bildung von braunem Fett anregen kann und wie man dann seine Funktion zur Fettverbrennung gezielt nutzt.

Auch zahlreiche Pharmaunternehmen versuchen, mit diesem Ziel Medikamente zu entwickeln. Schon mit dem heutigen Wissen gibt es Forscher, die empfehlen, dass Übergewichtige sich öfter Kälte aussetzen oder besonders scharfe Nahrungsmittel essen sollen, weil so die körpereigene Heizung in Gang kommen könnte. Ob das wirklich funktioniert? Bislang gibt es dafür noch keine echten wissenschaftlichen Beweise.

Fünf Fakten über das Bauchfett

1. Rettungsring, Plauze, Wampe – für den dicken Bauch gibt es viele Namen. In den letzten Jahren ist der Begriff »Dad Bod«« dazugekommen. Er stammt aus den USA und ist eine Mischung aus »Dad« (Vater) und »Body« (Körper). Bezeichnet werden damit Männer, die recht gut trainiert sind – aber deren Bauch hervorsteht. Zuletzt wurden die Schauspieler Leonardo DiCaprio und Pierce Brosnan mit Badehose und Dad Bod am Strand gesichtet.

2. Auch wenn er oft als Bierbauch bezeichnet wird, ist das alkoholische Getränk nicht der Auslöser. In einer Studie der Universitäten Potsdam und Göteborg mit mehr als 20.000 Teilnehmern wurde belegt, dass es keinen direkten Zusammenhang zwischen Bier und Bauch gibt. Eine Studie des University College London zeigte sogar, dass Frauen, die moderat Bier trinken, im Durchschnitt schlanker sind als abstinente Geschlechtsgenossinnen. Bier ist im Vergleich zu puren Säften oder Wein kalorienärmer. Allerdings wirken Alkohol und Hopfen appetitanregend.

3. Auch an der Form des Bauches kann man erkennen, um welche Art Fett es sich handelt. Ein typischer Bauch mit viel viszeralem Fett wölbt sich prall wie ein Fußball und hängt wenig. Wenn man mit dem Finger hineinstößt, ist der Bauch elastisch. Eine Hautfalte lässt sich nicht greifen. Bevor viszerales Fett allerdings in Form eines Bauches sichtbar wird, kann das dauern. In einigen Fällen stapelt sich das Fett im Bauchraum regelrecht um die Organe herum auf. Es ist dann von außen nicht sichtbar – aber ebenso ungesund.

4. Mit einer Körperfettwaage lässt sich der Grad des Bauchfettes nur schlecht bestimmen. Das gilt auch für sogenannte Körperfettzangen, die man im Handel kaufen kann. Sie messen nur das unschädliche Unterhautfett. Um wirklich sagen zu können, wie viel Fett im Bauch steckt, benötigt es aufwendige Bildgebungsverfahren wie Kernspin- oder Computertomografie.

5. Anders als das harmlose subkutane Fett lässt sich das Bauchfett nicht absaugen. Dafür ist es zu fest mit dem umliegenden Gewebe verbunden und von Adern durchzogen. Die Milz, die Leber und der Darm sind ebenfalls darin eingebettet. Die Gefahr einer Verletzung bei einer Operation wäre riesig.

Was passiert, wenn wir Fett verbrennen

Geht es ums Abnehmen, fällt meist sehr schnell die Formulierung: Dafür muss man Fett verbrennen. Ich muss dann immer an kleine Feuer in meinem Körper denken. Und frage mich: Stehe ich innerlich in Flammen, wenn ich Laufen gehe und die Fettverbrennung ankurble?

Das sicher nicht. Aber lange konnte niemand richtig erklären, was mit dem Fett passiert, wenn wir es »verbrennen«. Als Wissenschaftler*innen der australischen University of New South Wales Ärzt*innen, Fitnesstrainer*innen und Ernährungsberater*innen dazu befragten, bekamen sie kuriose Antworten. Einige sagten, es werde in Muskeln oder Wärme umgewandelt. Andere vermuteten, es werde mit dem Kot ausgeschieden.

Inzwischen sind wir aber der Lösung des Geheimnisses, wohin die Fettpolster verschwinden, einen großen Schritt nähergekommen. So viel vorweg: Sie ähnelt wirklich dem von Verbrennen.

Hinter allem steckt nämlich Oxidation. Die Moleküle, aus denen Fett besteht, bilden sich aus Sauerstoff (O_2) und Kohlenstoff (C). Wenn wir abnehmen, verbinden sie sich zu CO_2. Dieses Kohlendioxid gelangt dann mit dem Blut in die Lungen und wird ausgeatmet. Etwa 84 Prozent des verbrannten Fettes atmen wir also aus, so zeigten die australischen Wissenschaftler. Der Rest, meist Wasser, wird mit dem Schweiß, Urin, Tränen und anderen Körperflüssigkeiten ausgeschieden.

Um die Fettverbrennung am Laufen zu halten, benötigt der Körper eine ständige Zufuhr an Sauerstoff. Schätzungsweise 18.000 Mal atmet ein durchschnittlicher Mensch am Tag ein und aus. Rund 200 Gramm Fett werden dabei ausgeschieden.

Die Forscher klärten auch die Frage, ob sich durch besonders starkes Ausatmen die Menge des verbrauchten Fettes erhöht. Die Antwort war eindeutig: nein. Es birgt sogar Gefahren: Wer zu viel nach Luft schnappt, droht zu hyperventilieren und damit unter Schwindel zu leiden.

Auf diese Blutwerte müssen Sie achten

Um eine gute Aussage über Ihren Gesundheitszustand machen zu können, lohnt sich der Blick auf die Blutwerte. Es gibt sogenannte **Normwerte**, die den Bereich der geringsten gesundheitlichen Risiken markieren. Für Herz und Kreislauf ist das statistisch der Fall bei einem Blutdruck von 120/80 mmHg. **Bluthochdruck** beginnt bei 140/90 mmHg. Ideale **Cholesterinwerte** werden heute mit mindestens 40 mg/dl für das gute HDL und weniger als 100 mg/dl für das schlechte LDL angegeben. Die sogenannten **Triglyceride** sollten unter 150 mg/dl liegen. Sie sind Indikatoren für die Konzentration von Fett im Blut. Sind sie erhöht, steigt das Risiko für Schäden an den Blutgefäßen. Das C-reaktive Protein, kurz **CRP**, ist ein Eiweißstoff, der von der Leber gebildet wird und Hinweise auf Entzündungen im Körper gibt. Er sollte nicht über 10 mg/l liegen. Der **Blutzuckerwert** zeigt, wie viel Zucker (Glukose) im Blut eines Menschen unterwegs ist. Grundsätzlich ist Blutzucker wichtig für die Energieversorgung der Zellen im menschlichen Körper. Er verändert sich im Laufe des Tages und hängt von der Nahrungsaufnahme ab. Das heißt, nach dem Essen steigt der Blutzuckerwert an. Bei manchen Erkrankungen aber ist die Regulation des Blutzuckerspiegels gestört. Der Blutzucker wird zum Beispiel untersucht, wenn ein Verdacht auf **Diabetes mellitus** besteht. Diese drei Werte sind dafür wichtig:

1. Nüchternblutzucker Er wird morgens auf nüchternen Magen bestimmt. Die letzte Nahrungsaufnahme sollte mindestens acht Stunden zurückliegen. Ein Wert von 5,9 mmol/l (Millimol pro Liter) gilt bei Erwachsenen als normal. Ab 7 mmol/l besteht der Verdacht einer Diabetes-Erkrankung.

2. Hämoglobin-A1c-Wert (HbA1c-Wert) Dieser Wert lässt Rückschlüsse auf den Blutzuckergehalt der letzten sechs bis acht Wochen zu. Das Testergebnis wird in Prozent angegeben. Ein Wert von 5,6 Prozent ist normal. Zwischen 5,7 bis 6,5 muss man von einer Diabetes-Erkrankung ausgehen. Ein höherer Prozentanteil deutet auf schlecht behandelten Diabetes hin.

3. Toleranztest Sind die beiden ersten Blutwerte nicht eindeutig, muss dieser Test durchgeführt werden. Dabei trinkt der Patient oder die Patientin auf nüchternen Magen eine hochkonzentrierte Zuckerlösung. Nach zwei Stunden wird gemessen, wie viel Zucker noch im Blut ist. So wird gezeigt, wie gut der Körper ihn verarbeiten kann. Der Normwert liegt bei 7,8 mmol/l. Zwischen 7,8 und 11 mmol/l besteht wohl eine Vorstufe von Diabetes. Über 11 mmol/l ist Diabetes wahrscheinlich.

BMI oder Taillenumfang: Welcher Wert besser ist

Wann ist man zu dick? Zählt nur das Gewicht? Oder ist der Bauchumfang aussagekräftiger? Diese Fragen zu beantworten, ist gar nicht so einfach.

Ich kenne das von mir. Wenn ich wissen will, wie es um mein Gewicht bestellt ist, rechne ich meinen BMI (Body-Mass-Index) aus, also, Gewicht in Kilogramm geteilt durch meine Körpergröße in Metern. Wer nicht selber rechnen will, für den gibt es zahlreiche Rechner im Internet. Die Weltgesundheitsorganisation WHO sagt in ihren Richtlinien, dass ein Wert zwischen 18,5 und 24,9 Normalgewicht bedeute. Bei 25 beginnt demnach Übergewicht, Fettleibigkeit bei 30.

Das war schön einfach und jahrelang galt der BMI als so etwas wie der Goldstandard, wenn es ums Gewicht ging. Erfunden wurde der Wert bereits in den 1830er-Jahren von einem belgischen Statistiker, der den »Durchschnittsmann« beschreiben wollte. Populär gemacht hat den Wert in den 70ern dann der amerikanische Arzt Ancel Keys. Damals als Grundlage für die Risikobewertung bei Lebensversicherungen. In einigen Bundesländern werden heute noch Polizisten nicht verbeamtet, wenn ihr BMI über 27,5 liegt. Für Lehrer mit einem Wert von über 30 gilt das ebenso.

Der größte Vorteil des BMI war all die Jahre, dass er einfach zu ermitteln war. Kurz vermessen, einmal rechnen und – zack! – hatte man einen Wert. Aber inzwischen widersprechen zahlreiche Studien der Einteilung. Denn der BMI betrachtet nur das Körpergewicht – aber nicht die Zusammensetzung des Körpers. Muskeln sind dichter und damit schwerer als Fettgewebe. Also kann ein trainierter Sportler mehr wiegen und beim BMI schlechter abschneiden. Und das, obwohl Training und Muskeln gut für die Gesundheit sind. Auch sind trainierte Personen mit leichtem Übergewicht meist gesünder als schlanke, die inaktiv sind. Ebenso zieht der BMI nicht mit in die Berechnung ein, wo am Körper das Fett sitzt.

In einer großen amerikanischen Studie aus dem Jahr 2016 mit mehr als 40.000 Erwachsenen, wurden die BMI-Werte mit anderen Gesundheitsmarkern wie etwa Entzündungswerten oder Blutdruck verglichen. Mehr als die Hälfte, die von ihrem BMI her als übergewichtig eingestuft wurden, war komplett gesund. Aber über 30 Prozent derer, die laut BMI normalgewichtig waren, hatten mit Blick auf ihren Stoffwechsel schwere gesundheitliche Probleme.

Einer der größten Mängel ist wohl, dass der BMI anhand von Daten von ausschließlich weißen Männern entwickelt wurde. Frauen fanden darin keine Berücksichtigung – aber trotzdem wird auch für sie der BMI als Messwert genutzt.

Der Bauchumfang – die verlässliche Alternative zum BMI

Wenn der Wert so unzuverlässig ist, welcher ist dann besser? Die Antwort ist ganz klar: der Bauchumfang. Bei Frauen sollte er unter 80 Zentimetern liegen, bei Männern unter 94. Ab einem Wert von 88 Zentimetern bei Frauen und 102 bei Männern ist das Risiko für eine Herz-Kreislauf-Erkrankung stark erhöht. Gemessen wird mit einem Maßband am Morgen etwa auf Höhe des Bauchnabels. Einen noch zuverlässigeren Wert erhält man, wenn man den Bauchumfang zu dem Hüftumfang und der Körpergröße in Relation setzt. Diese Berechnungen heißen »Waist-to-Hip-Ratio« (WHR) oder »Waist-to-Heigth-Ratio« (WHtR). Auch dafür gibt es Rechner im Internet. Bei der WHR wird der Bauchumfang durch die Körpergröße geteilt. Als Idealwert für Frauen gilt 0,7, bei Männern 0,8. Von bauchbetontem Übergewicht spricht man ab einem Wert von mehr als 0,85 bei Frauen und 1,0 bei Männern.

Die WHtR gilt am zuverlässigsten zur Einschätzung gesundheitlicher Risiken. Sie wird nach folgender Formel berechnet: Taillenumfang in Zentimetern durch Körpergröße ebenfalls in Zentimetern. Der Wert für die Hüfte sollte zwischen Beckenkamm und Rippenbogen an der dicksten Stelle der Hüfte gemessen werden. Für Männer gilt ein Wert zwischen 0,43 und 0,52 als Normalgewicht. Bei Frauen 0,42 bis 0,48. Mit dieser Berechnung kann es durchaus sein, dass, wer einen dicken Bauch hat, aber ansonsten dünn ist, deutlich schlechter abschneidet als beim BMI.

Wer absolut sicher sein will, sollte regelmäßig von einem Arzt oder einer Ärztin seine Blutwerte kontrollieren lassen. Im Vergleich der Jahre lassen sich Veränderungen schnell erkennen.

Hunger oder Appetit: Ein wichtiger Unterschied

Es hört sich nach einer Kleinigkeit an, aber Hunger und Appetit sind zwei völlig verschiedene Dinge. Und es ist gar nicht einfach, sie voneinander zu unterscheiden. Oder wissen Sie sicher, warum Sie nach den Schokoladenkeksen oder Gummibärchen gegriffen haben?

Hunger wird von vielen mit einem leeren Magen gleichgesetzt, aber es steckt mehr dahinter. Er ist im Grunde ein Warnsignal des Körpers: Die

Kraftreserven drohen zu Ende zu gehen. Die Organe – vor allem das Gehirn – benötigen Energie, um ihre Arbeit ordnungsgemäß weitermachen zu können.
Es laufen zahlreiche biochemische, psychologische und psychische Prozesse dafür ab. Die Abläufe konnte man bis heute noch nicht genau nachvollziehen. Noch immer wird erforscht, wie Hunger überhaupt entsteht. Sicher ist nur: Der Körper wehrt sich gegen den Nahrungsmangel. Hungernde werden nervös und aggressiv im Verlangen, endlich Nahrung und Energie zu bekommen.

Die Vermutung: Unser Körper ist von einem Netz mit Messstationen durchzogen. Die Magenwand signalisiert dem Hypothalamus, einer kleinen Region im Gehirn, die für Hunger und Sättigung zuständig ist, wie stark sie gedehnt ist. Wenn der Magen voll ist, sendet das Gehirn Botenstoffe, die Sättigung signalisieren. Eine kleine Portion Nudeln von 300 bis 400 Kubikzentimetern reichen dafür schon aus.

Der Magen kann allerdings nicht unterscheiden, welche Nährstoffe, Zucker oder Eiweiße wir gegessen haben. Das passiert erst später im Darm, in der Leber sowie weiteren Messstellen im Körper. Es wird vermutet, dass das Gehirn durch Botenstoffe darüber informiert wird, welche Nährstoffe gerade fehlen.

Appetit ist der Wunsch, eine spezifische Nahrung aufzunehmen. Das Gefühl entsteht im sogenannten limbischen System des Gehirns. Und tritt auch auf, wenn der Hunger längst gestillt ist. Auslöser für Appetit können Sinnesreize sein, etwa, wenn wir einen leckeren Muffin sehen oder einen Geruch wahrnehmen, der uns das Wasser im Mund zusammenlaufen lässt. Häufig spielen auch Erfahrungen aus der Kindheit eine wichtige Rolle. Wer früher beispielsweise mit Süßigkeiten belohnt oder getröstet wurde, übernimmt dies für sich unbewusst – und belohnt sich als Erwachsener dann auch nach dem gleichen Schema. Während Hunger also ein wirkliches körperliches Bedürfnis ist, ist Appetit die Lust auf Essen. Die Versorgung des Körpers mit Energie spielt dabei keine Rolle. Man kann komplett satt sein, aber trotzdem noch Appetit haben.

Tipps, wie sich Appetit zügeln lässt

1. Lernen Sie zwischen Hunger und Appetit zu unterscheiden. Echter Hunger kann eigentlich frühestens drei bis vier Stunden nach einer Mahlzeit auftreten. Das Verlangen nach einem Pudding kurz nach dem Mittagessen ist meist pure Lust am Essen.

2. Greifen Sie zu Nahrungsmitteln, die lange satt machen. Ballaststoffhaltige Lebensmittel mit hohem Eiweißanteil (zum Beispiel Nüsse, Kerne oder Vollkorngetreide) sorgen dafür, dass sich der Hunger nicht so schnell meldet.

3. Hinterfragen Sie, warum Sie etwas essen möchten. Durst wird zum Beispiel häufig mit Hunger verwechselt, da die dadurch ausgelösten Gefühle sehr ähnlich sind. Trinken Sie ein Glas Wasser und warten Sie ab, ob Sie noch Hunger verspüren. Verzichten Sie in solchen Fällen auf gesüßte Getränke, die sind nur unnötig kalorienhaltig.

4. Lassen Sie sich beim Essen Zeit, trinken Sie dazu ausreichend. Denn es braucht etwa 20 Minuten, bis das Sättigungsgefühl einsetzt. Wer beim Essen Fernsehen schaut, isst meist deutlich zu viel. Das liegt daran, dass das Sättigungsgefühl schlichtweg nicht bemerkt wird.

5. Essen Sie nicht aus Langeweile. Oft greifen wir zu Nahrungsmitteln, weil wir gerade nichts Besseres zu tun haben. Versuchen Sie sich abzulenken, etwa mit einem Spaziergang oder einer Runde Sport. Ohnehin: Laut Studie steigert zu wenig Bewegung den Appetit.

6. Kauen Sie Kaugummi. Ja, auch das wirkt sehr effektiv gegen ein vermeintliches Hungergefühl.

7. Wenn Sie wieder Lust auf Süßigkeiten haben, versuchen Sie es mit einer Tasse Tee. Es gibt mittlerweile viele süße Geschmacksrichtungen, die das Verlangen nach Schokolade und Co. auch stillen können.

Frauenbauch, Männerbauch – zwei Welten

Beim Gewicht ist es mit der Gleichberechtigung zwischen Frau und Mann auch heute noch nicht allzu weit her. Ich erlebe das fast jeden Tag in meiner Ehe. Die Ungerechtigkeit geht gleich morgens los, direkt nach dem Zähneputzen. Mein Mann nimmt zum Frühstück einen Teller warmes Porridge. Dazu einen Apfel und eine große Tasse Kaffee mit zwei Löffeln Zucker. Meistens schmiert er sich dann noch ein Brot, dick mit Butter und Himbeermarmelade oder Honig. Oft isst er sogar zwei Brote.

Als Snack nimmt er sich ins Büro eine Karotte, Fenchel, Butterkekse und Schokolade mit. Mittags geht er in der Kantine essen. Vorspeise, Hauptgang und Nachtisch – am liebsten Schokopudding, gerne mit Schlagsahne. Oft fragt er bei den Frauen an der Essensausgabe nach und bekommt eine besonders große Portion. Nach Feierabend isst er zu Hause meist gesalzene Erdnüsse. Ist sein erster Hunger so gestillt, fragt er: »Was essen wir?« Er mag am liebsten Käsebrot mit Emmentaler oder Gouda. Und im Vorbeigehen schnappt er sich einen Apfel in der Küche.

Würde ich mich so ernähren wie er, wäre ich bald kugelrund. Er hält aber sein Gewicht in den über 20 Jahren, die wir uns kennen, stabil. Mal ein Kilo mehr, mal eins weniger – mehr Schwankungen gibt es bei ihm auf der Waage nicht. Woran das liegt, dass er nicht zunimmt? Ganz einfach: Ich bin eine Frau, er ist ein Mann. Das ist der gemeine Unterschied.

Sexismus der Natur – das ungerechte Missverhältnis zwischen den Geschlechtern

Es ist eine tief in unseren Genen verankerte und mächtige Ungerechtigkeit. Ich habe darüber bereits das Buch *Der gemeine Unterschied. Warum Frauen und Männer anders abnehmen und wie es beiden gelingt* geschrieben. Wenn es um das Gewicht geht, meint die Schöpfung es mit den Männern einfach besser. Frauen haben von Natur aus viel schlechtere Startbedingungen. Das ist eine neue Erkenntnis, die sich langsam in der Medizin und den Ernährungswissenschaften durchsetzt. Und dabei vieles über den Haufen wirft, was wir bislang über Gewicht und Abnehmen zu wissen geglaubt haben.

Sie erklärt auch, warum es Männern viel leichter fällt, überflüssige Pfunde wieder loszuwerden als Frauen. Lange galt das Vorurteil: Frauen haben, wenn es ums Abnehmen geht, einfach nicht den nötigen Willen. Heute weiß man: so ein Quatsch!

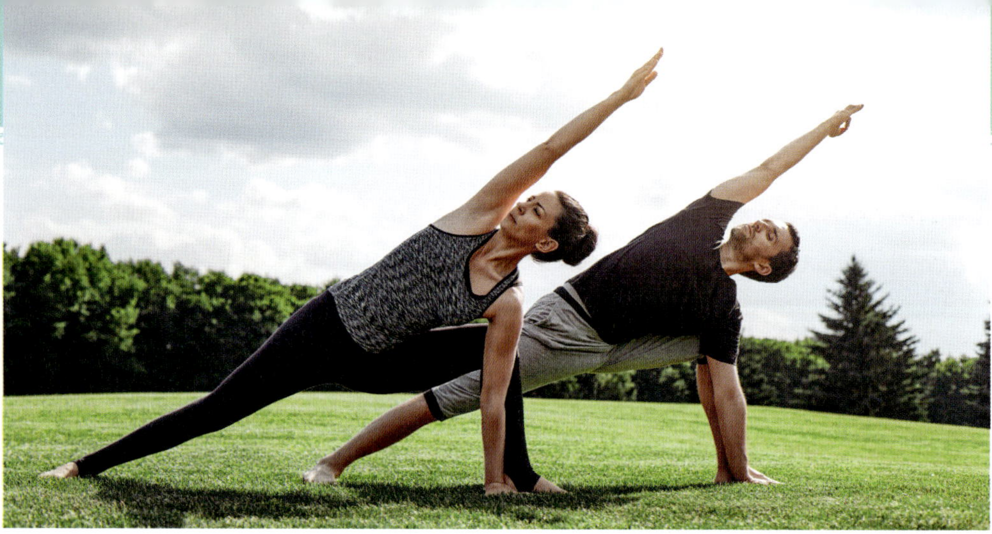

Es ist vielmehr eine Frage der Biologie, die Frauen das Leben so viel schwerer macht. Denn Männer und Frauen ticken völlig unterschiedlich. Das Übergewicht bei den Geschlechtern wird durch komplett verschiedene Faktoren ausgelöst und begünstigt.

Am wichtigsten sind dabei die Unterschiede bei der Verteilung von Muskeln und Fett. So besitzen Männer deutlich mehr Muskelmasse, Frauen aber mehr Fett. Bei gleichem BMI weisen Frauen von Natur aus einen etwa zehn Prozent höheren Anteil an Fettmasse als Männer auf. Muskeln jedoch verbrennen deutlich mehr Energie und damit Kalorien. Deswegen haben Männer je nach Typ einen drei bis zehn Prozent höheren Stoffwechsel. Kein Wunder also, dass sie laut Studien bei genau der gleichen Ernährung 10 bis 15 Prozent schneller abnehmen.

Zudem hat die Natur das Fett auch noch unterschiedlich am Körper verteilt. Bei Frauen findet es sich hauptsächlich an den Hüften und am Po. Dort dient es als überlebenswichtiger Speicher, etwa für Schwangerschaften. Männer tragen ihres dagegen meistens am Bauch. Dieses viszerale Fett ist zwar ungesünder, denn es fördert entzündliche Prozesse im Körper. Aber es lässt sich wesentlich einfacher abbauen, während Hüftfett vom weiblichen Körper geschützt wird und hartnäckiger ist.

Nehmen sich Männer vor abzunehmen, verlieren sie deswegen auch viel mehr Gewicht als Frauen. Weil sie mehr des schädlichen Bauchfetts reduzieren, profitieren sie außerdem gesundheitlich viel stärker. Ihr Cholesterinspiegel, ihre Blutzucker und Blutfettwerte verbessern sich schneller als bei Frauen, die abnehmen.

Außerdem trifft der Jo-Jo-Effekt Frauen viel, viel härter. Machen sie eine Diät, versucht ihr Körper nach dem Ende der Hungerphase vorzusorgen – und lagert überproportional viel Fett an den Seiten ein. Der Körper will auf künftige Perioden des Mangels – als solche versteht er eine Diät –

vorbereitet sein. In der Folge entsteht das, was Mediziner eine »Pyramidenfigur« nennen – mehr Fett auf den Hüften gegenüber der Taille.

Die weiblichen Hormone als Dickmacher

Und dann kommen noch die Wechseljahre. Eine Phase des intensiven körperlichen Umbaus, die im Durchschnitt acht Jahre dauert. Sie ist ein hormoneller Sturm, begleitet von Schweißattacken, Hitzewallungen, Schlaflosigkeit, Stimmungsschwankungen.

Erste Regelblutung, die fruchtbaren Jahre, Schwangerschaften, die Zeit vor und während der Wechseljahre und dann das Alter – das Leben von Frauen ist ohnehin geprägt von großen hormonellen Veränderungen. Außer der Pubertät kennen Männer solche Einschnitte nicht. Ihre Hormone schwanken deutlich weniger. Wechseljahre bleiben ihnen ganz erspart.

Ab 40 sinkt bei Frauen das weibliche Geschlechtshormon Östrogen im Körper. Als Folge verlieren sie pro Jahr etwa ein halbes Pfund Muskelmasse. Der Stoffwechsel verlangsamt sich noch mehr. Knochenmasse wird ebenfalls abgebaut. Jetzt, das ist neu, nehmen Frauen plötzlich vor allem am Bauch zu. Ausgerechnet dort, wo das Fett besonders ungesund ist. Die harmlosen Fettpolster an Hüfte und Gesäß dagegen schwinden. Die Figur wird von Birnen- auf Apfelform umgebaut, weil männliche Hormone wie Testosteron, die auch im weiblichen Körper vorhanden sind, mit den Wechseljahren zunehmend das Regime übernehmen. Durch den langsameren Stoffwechsel nehmen Frauen jetzt leichter zu. Klappte es in den jungen Jahren mit dem Abnehmen noch ganz gut, muss fortan um jedes Kilo ein zäher Kampf geführt werden.

Männer sind übrigens das, was man in den Ernährungswissenschaften »Mengenesser« nennt. Sie essen große Mengen, noch dazu sehr schnell. Auch das ist ein Erbe aus Urzeiten. Das Leben der Jäger und Sammler war geprägt von langen Phasen des Mangels. Wurde ein Tier erlegt, wurde gefuttert, was das Zeug hielt.

Frauen sind dagegen sogenannte »Stressesserinnen«. Beziehungskrise, Ärger im Job, Probleme in der Familie und was sonst noch anfällt – bei Frauen steigert das den Appetit. Bei ihnen wird der Impuls »Iss was« durch äußere Einflüsse ausgelöst. Sie greifen dann zu süßen und fettigen Nahrungsmitteln, die gut und schnell das Belohnungszentrum im Gehirn aktivieren. Gesund sind die aber allesamt nicht. Und mit dem Beginn der Wechseljahre wächst so bei vielen auch der Bauch stark an.

Die wichtigsten körperlichen Unterschiede zwischen den Geschlechtern

1. Muskelmasse: Männer haben 40 bis 45 Prozent, Frauen 30 bis 35 Prozent. Deswegen verbrauchen Frauen auch in Ruhe bereits weniger Energie als Männer. Dafür sind sie in der Regel aber beweglicher.

2. Fett: Bei gleichem Body-Mass-Index (BMI) weisen Frauen von Natur aus einen zehn Prozent höheren Anteil an Fettgewebe auf als Männer.

3. Gewicht: Frauen wiegen 10 bis 15 Prozent weniger als Männer. Sie haben nicht nur weniger Muskelmasse. Ihre Knochen sind weniger dicht und damit auch leichter.

4. Gehirn: Männliche Gehirne sind etwa zehn Prozent größer als weibliche. Im Durchschnitt entspricht das ungefähr 100 Gramm.

5. Herz-Kreislauf: Frauen haben ein kleineres Herz, kleinere Lungen und weniger Blut. Das kleinere Herz pumpt pro Schlag so auch weniger Sauerstoff durch den Körper. Das führt zu einem um etwa zehn Prozent höheren Puls bei Frauen, die sich körperlich betätigen. Auch die Lunge ist bei Frauen kleiner. Männer können im Schnitt maximal 6 bis 6,5 Liter Sauerstoff in der Minute aufnehmen, Frauen nur 4 bis 4,5 Liter. Vor allem beim Sport macht sich dieser Unterschied deutlich bemerkbar.

6. Der Gehalt an **Hämoglobin,** also dem Stoff, der in den roten Blutkörperchen für den Transport von Sauerstoff in den Muskel sorgt, ist bei Frauen niedriger als bei Männern.

7. Die **Hormone** spielen bei Frauen eine große Rolle. Vor allem, weil sie oft vielen Schwankungen unterworfen sind. Der weibliche Menstruationszyklus bringt das mit sich. Das wirkt sich oftmals auch auf die körperliche Leistungsfähigkeit aus.

Im Bauch von Herrn Kaltenschnee

Im Februar 2019 treffe ich Bernhard Kaltenschnee das erste Mal. Er wiegt zu dieser Zeit 170 Kilogramm bei einer Körpergröße von 1,70 Metern. Vielleicht auch ein bisschen mehr. Er traut sich nicht mehr auf die Waage. Seine Ärztin hatte ihm beim letzten Besuch seinen Body-Mass-Index ausgerechnet, der Wert: 55,7. Eine kalte Zahl – eine Katastrophe. Bei normalgewichtigen Menschen liegt er zwischen 20 und 25. Die Liste seiner gesundheitlichen Probleme ist lang: Er hat zwei künstliche Hüften, eine neue Herzklappe, hohen Blutdruck, erhöhte Blutzucker- und Cholesterinwerte, Atemprobleme, zwei Bypässe in den Beinen. Er nimmt starke Blutverdünner und bekommt nur noch schlecht Luft. In beiden Knien haben die Knochen den Knorpel zerrieben. Jeder Schritt wird so eine Tortur. Seinen Beruf als Polier auf dem Bau kann er seit vielen Jahren nicht mehr ausüben. Wenn Kaltenschnees Enkel zu Besuch kommen, betteln sie: »Opa, spiel mit uns Fußball.« Er muss sie dann immer vertrösten. Sagt: »Jungs, bald, wenn ich abgenommen habe.« Geklappt hat es nie.

Schon heute hat jeder vierte Erwachsene einen BMI von 30 und mehr, gilt somit als adipös. Bei den Frauen ist die Zahl dieser krankhaft Übergewichtigen in den vergangenen Jahrzehnten nach Schätzungen von Fachgruppen um 24 Prozent gestiegen, bei den Männern um ganze 40 Prozent. Bei einem derart hohen Übergewicht ist Kaltenschnees letzte Hoffnung ein radikaler chirurgischer Eingriff: Er will sich den Magen verkleinern lassen. Er sieht dies als letzte Option, da er mit den gängigen Abnehmmethoden keinen langfristigen Erfolg erzielen konnte. Mit einer konservativen Therapie, also Ernährungsumstellung plus Bewegungsprogramm, verlieren Patienten im Schnitt rund ein Kilo pro Monat. Wenn 100 Kilo runtermüssen, ist das ein fast aussichtsloses Unterfangen. In zahlreichen Studien wurde nachgewiesen, dass diese Patienten es kaum mit konventionellen Methoden schaffen, ihr Übergewicht zu reduzieren. Es gibt inzwischen Wissenschaftler*innen und Ärzt*innen, die deswegen auch sagen, das Prinzip Diät sei gescheitert. Statt dünner habe es Menschen wegen des Jo-Jo-Effekts nur noch dicker gemacht.

Früher als Polier organisierte Bernhard Kaltenschnee die Arbeit auf großen Baustellen immer mithilfe von Listen. Seit er wegen seines Gewichts Invalidenrentner ist, zeichnet er akribisch sein Abnehmen auf. Die Ausdrucke der letzten Jahre liegen vor ihm auf dem Tisch. 1980 begann er mit Weight Watchers, später folgten Formula-Diäten, irgendwann strenges Kalorienzählen auf eigene Faust: Mittagessen: 320 Gramm Blumenkohl, 80 Gramm Kartoffeln. Frühstück: 100 Gramm Quark, 0,2 Prozent Fett. So geht das seitenlang. Jedes Gramm, das er abgenommen hat, ist aufgezeichnet und verbunden zu einer blauen Linie. »Meine Leidenskurve«, sagt Kaltenschnee. Daneben stehen Anmerkungen: krank, Zahnarzt, Urlaub Berchtesgaden. Monatelang geht die blaue Linie steil nach unten. Dann steigt sie wieder. Dazu die Notiz: zehn Wochen Pause – und ein Plus von fünf Kilo.

Bei einem Gespräch mit der von Kaltenschnee von der Schweigepflicht entbundenen Sylvia Weiner, Leiterin des Kompetenzzentrums Adipositas, sprechen wir über den Grund für dessen Übergewicht. In den Seiten, die Weiner über ihren Patienten angelegt hat, steht, dass Kaltenschnee seit seiner Kindheit gegen Übergewicht kämpft – wie schon seine Mutter und nun auch eine seiner Töchter. Viele Wissenschaftler glauben inzwischen an eine genetische Disposition für Übergewicht. Sicher hat Kaltenschnee in seinem Leben auch zu viel genossen und sich nicht immer gut ernährt. Er sei schon von klein auf »ein kräftiges Kerlchen« gewesen, sagte er. Doch wie wird aus einem kräftigen Kerlchen ein Mann mit 170 Kilo? Weil er gefräßig, faul und träge ist? Weiner kennt die Vorurteile, mit denen Dicke zu kämpfen haben, nur zu gut und stellt gleich zu Beginn unseres Gesprächs klar: »Niemand trägt ein solches Gewicht mit sich herum, weil er willensschwach ist. Ich möchte nicht, dass dicke Menschen stigmatisiert oder ausgelacht werden oder dass hinter ihrem Rücken gelästert wird.« Die Ärztin redet sich in Rage. Denn die Vorurteile, mit denen Übergewichtige oft konfrontiert werden, machen sie wütend. Keiner ihrer Patienten sei faul, träge oder unmotiviert. Niemand schleppe so ein Gewicht mit sich herum, nur weil er oder sie willensschwach sei. Vielmehr gäbe es viele handfeste medizinische Gründe dafür.

Forscher und Mediziner haben das komplexe Zusammenspiel von Genen, Hormonen, Stoffwechselvorgängen, die das Hunger- und Sättigungsgefühl regulieren, längst noch nicht vollständig verstanden, doch fest steht: Bei krankhaft fettleibigen Menschen sind diese Vorgänge komplett entgleist. So mehren sich Hinweise, dass es sich bei Adipositas um eine systemische entzündliche Erkrankung handeln könnte. Bei vielen Patienten wurden deutlich erhöhte Entzündungswerte im Blut gefunden, wodurch die Fettverbrennung gehemmt wird.

Offenbar wird bei manchen Menschen durch mäßiges Übergewicht und zu große Kalorienzufuhr der Stoffwechsel irgendwann geschädigt. Der Körper gerät in Dauerstress und beginnt verzweifelt, alle verfügbare Energie zu speichern. So steigt das Gewicht immer mehr – ein Mechanismus, der sich allein mit Disziplin und Diäten kaum mehr ausschalten lässt.

Ein weiteres Problem aus Sicht von Sylvia Weiner sei psychologischer Natur. Die Betroffenen empfänden tiefe Scham für ihr vermeintlich moralisches Versagen. »Leider kommen Patienten wie Herr Kaltenschnee in der Regel etwa zehn Jahre zu spät zu uns.« Weil sie glauben, Versager zu sein, die nicht in der Lage sind, ihr Gewicht zu halten. Verstärkt werde dieses Verhalten auch durch niedergelassene Ärzte und Ärztinnen, so Sylvia Weiner. »Viele sagen noch immer: ›Weniger fressen, mehr bewegen.‹ Diese Mediziner mögen Dicke nicht, auch wenn das eher unbewusst abläuft. Die Folgen sind gravierend, denn werden übergewichtige Patienten endlich an ein Kompetenzzentrum überwiesen, dann sind sie oft bereits schwer krank und haben eine viel schlechtere Prognose«, sagt Weiner. Eine Operation sei dann der einzige und der letzte Weg.

Am Tag der Operation liegt Bernhard Kaltenschnee auf einem Tisch, der bis zu 300 Kilo trägt. Sein Oberkörper ist erhöht, die Chirurgin steht zwischen seinen Beinen. »Beach-Chair-Position« heißt das, weil es aussieht, als läge der Patient im Sonnenstuhl. Bariatrische Operationen erfolgen minimalinvasiv, Weiner macht sechs kleine Schnitte in den Bauch. Durch die Zugänge führt sie spezielle Instrumente unter die Bauchdecke, ausgestattet mit Kamera, Haltearm, Lichtquelle plus Spül- und Absaugvorrichtungen. Auf den beiden Monitoren sieht man nun das Innerste von Bernhard Kaltenschnee: die dünne Bauchdecke, darunter die enorme Masse pulsierenden Fettgewebes. Alle Organe sind davon umschlossen. Nach einer Begutachtung der Lage entschließt sich Sylvia Weiner dafür, einen Magenbypass statt des ursprünglich vorgesehenen Schlauchmagens zu legen. Durch den Bypass wird der Weg der Nahrung durch den Körper nicht nur verändert, sondern auch verkürzt. Die Folge ist eine kontrollierte Mangelernährung. Mit einem speziellen Klammernahtgerät trennt Sylvia Weiner den Magen unterhalb des Mageneingangs durch, Millimeter um Millimeter arbeitet sie sich vor. Das Instrument schneidet, verödet die feinen Gefäße und tackert das Gewebe wieder zusammen, alles in einem Arbeitsschritt. Am Ende bleibt eine kleine Magentasche übrig, in die noch maximal 80 Milliliter Nahrung passen. Weiner näht diesen Restmagen direkt an den Darm an. Der Zwölffingerdarm wird nun umgangen. So bleibt dem Körper weniger Zeit und Oberfläche für die Verdauung und Aufnahme von Nährstoffen. Zudem kommt es durch hormonelle Veränderungen zu einer Verbesserung des Zuckerstoffwechsels. Nach zwei Stunden ist der Eingriff geschafft.

Acht Monate sind seit der Operation vergangen. Bernhard Kaltenschnee sitzt in seinem Wohnzimmer. Fast 55 Kilo hat er inzwischen abgenommen, 115 Kilo wiegt er noch. So leicht war er seit zehn Jahren nicht mehr, man sieht den Unterschied deutlich. Inzwischen lässt die Geschwindigkeit nach, mit der er Gewicht verliert. Doch noch immer sind es jede Woche knapp 800 Gramm – auch darüber führt er eine Liste.

»Zum ersten Mal in meinem Leben habe ich nicht mehr die ganze Zeit dieses quälende Hungergefühl«, sagt Kaltenschnee. Das sei eine Erlösung. Auch sein Blutdruck hat sich normalisiert, erstmals seit vielen Jahren kann er auf die Medikamente verzichten. Seine Cholesterinwerte und der Blutzucker haben sich außerdem deutlich verbessert. Es geht Kaltenschnee so viel besser, dass er ab und zu bei einem Freund auf der Baustelle als Polier aushilft. Er kann mit seinen Enkeln Fußball spielen und hat mit seiner Frau Ferien in Berchtesgaden gemacht. Ein Wanderurlaub. »Er ist mir immer davongelaufen«, sagt sie und lächelt.

»Honeymoon« nennen die Ärzte und Ärztinnen diese Phase wenige Monate nach der OP, Flitterwochen. Sie ist geprägt von Euphorie, vor allem weil die Patienten aktiver sein können. Doch anschließend tritt häufig Ernüchterung ein, in manchen Fällen kann es auch zu Komplikationen kommen. Zum Beispiel, wenn die Nahrung zu schnell durch den Körper geleitet wird und die Betroffenen dadurch unter starken Durchfällen oder Krämpfen leiden. Oder der Körper zu wenig Nährstoffe aufnimmt. Manche Patienten fühlen sich matt und abgeschlagen. Auch auf die Psyche wirkt der Eingriff stark – es kommt häufiger zu Trennungen vom Partner, das Suchtrisiko steigt. Die Gründe dafür müssen noch erforscht werden.

Auch Kaltenschnee kennt inzwischen einige Probleme, die ein Magenbypass mit sich bringt. Nach maximal vier, fünf Bissen ist er satt. Klingt zunächst nicht weiter schlimm, aber: »Gehen Sie mal so ins Restaurant, das macht keine Freude.« Meistens schaut er seiner Frau jetzt beim Essen einfach nur zu, oder er isst von ihrem Teller ein wenig mit. Um Mangelerscheinungen vorzubeugen, muss

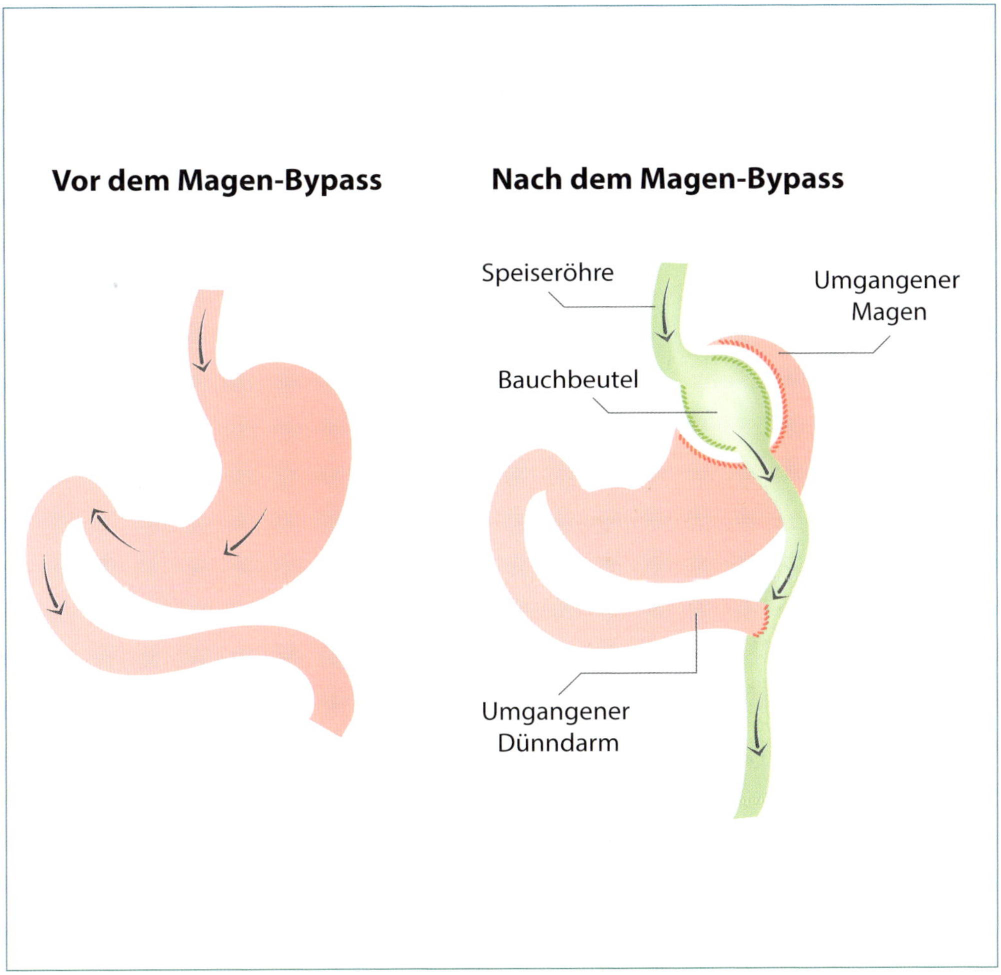

Kaltenschnee täglich Multivitamintabletten einnehmen. Kalzium, Vitamin D_3, Eisen. Die Pillen füllen eine ganze Schublade.

Es ist ein Leben des Verzichts, der Einschränkung und Entbehrung. Kaltenschnee verträgt nur noch stilles Wasser und Tee, Kohlensäure bläht zu sehr auf. Bei der Wahl seiner wenigen Speisen muss er vorsichtig sein, die Liste der Dinge, die er nicht mehr essen kann, ist lang: Rindfleisch hat zu viele Fasern, Hühnchen ist zu hart, Bohnen blähen. Fast täglich kommt etwas Neues hinzu und unerwartete Hürden lauern seit seiner Operation an vielen Stellen.

Ist es das alles wert? Ohne Zögern antwortet Kaltenschnee: »Absolut.« Seine Frau Karin nickt und sagt: »Mein Mann ist nur noch unterwegs, er ist ein anderer Mensch.«

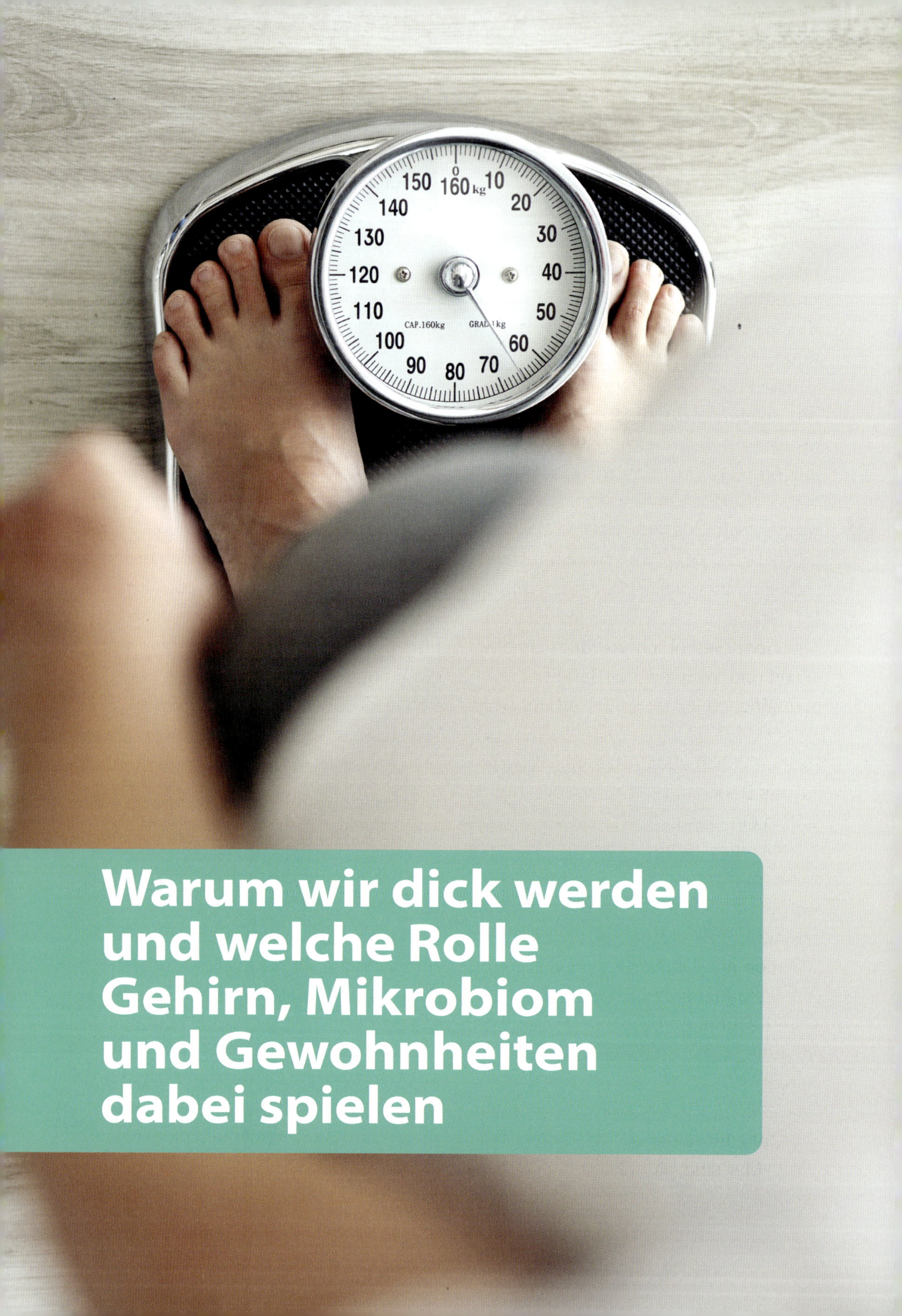

Warum wir dick werden und welche Rolle Gehirn, Mikrobiom und Gewohnheiten dabei spielen

Warum bin ich dick geworden? Lange dachte ich: weil ich zu viel gegessen habe. Aber heute weiß ich: Die Antwort ist viel komplizierter. Es sind die Gene, das Gehirn und der Darm, die unser Körpergewicht steuern. Wer das versteht und die Biologie für sich nutzt, der nimmt auch erfolgreich ab.

Ich schreibe dieses Buch auch aus eigener Erfahrung. Ich weiß, wie es sich anfühlt, seine Körpermitte zu verlieren. Wenn ausgerechnet da, wo früher alles schön straff war, es immer weicher wird. Und sich irgendwann eine kleine Wölbung abzeichnet. Die Jahr für Jahr ein bisschen größer wird. Ich erinnere mich noch genau, mit welchem Gefühl ich vor dem Spiegel stand und mich von der Seite betrachtete. Wie ich mir es schönredete: Ach, ist schon okay, ich habe ja kein Übergewicht. Mich aber trotzdem fürchtete: Ist das Bäuchlein noch harmlos – oder schon ein Gesundheitsrisiko?

Seit drei Jahren beschäftige ich mich nun schon intensiv mit dieser Frage. Als ich über mein Ringen mit meinem Bauch und dem Fett auf stern.de schrieb, vertrauten mir plötzlich viele Menschen ihre Geschichten an – Leserinnen und Leser, Verwandte, enge Freundinnen, entfernte Bekannte und sogar meine Hausärztin. Die Geschichten glichen sich immer. Die Zahl der Kilos, um die es geht, variiert. Mal sind es drei, mal fünf, mal 15. Aber auch die Methoden, um sie wieder loszuwerden, könnten nicht unterschiedlicher sein. Manche verzichten konsequent auf Fast Food und Fleisch, andere halbieren ihre Portionen oder lassen sogar ganze Mahlzeiten ausfallen. Und doch machen fast alle dieser Menschen dieselben frustrierenden Erfahrungen. Sie nehmen einfach nicht ab. Egal, wie sehr sie sich auch anstrengen. Bei der Freundin, die seit Monaten auf Fast Food verzichtet, bewegt sich nichts. Der Kollege mit den halben Portionen fand das Hungern schrecklich, wurde mit einem ersten Abnehmerfolg belohnt – wiegt jetzt aber sogar drei Kilo mehr als zuvor. Und meine Hausärztin hat die Waage als Zeichen ihrer Kapitulation in den Keller verbannt. Sie sagt: »Ich habe aufgegeben, ich werde einfach immer dicker.«

„Jeder Zweite ist zu dick"

So viele plagen sich mit ihrem Gewicht. Die Sehnsucht, schlank zu sein, ist groß. Aber die Realität ist eine andere. Man muss nur fünf Minuten in einer beliebigen Fußgängerzone in Deutschland stehen und schauen: Jeder Zweite ist zu dick. Auch die Statistik zeigt es klar: 67 Prozent der

Männer und 53 Prozent der Frauen sind übergewichtig. Millionen leiden hierzulande darunter, dass ihre Körpermitte im Laufe ihres Lebens immer weicher und voluminöser geworden ist – wie ein Hefeteig. Aber nicht nur aus ästhetischen Gründen, sondern auch aus gesundheitlichen. So fördert Bauchfett nachweislich entzündliche Vorgänge im Körper, die das Risiko erhöhen, etwa Herz-Kreislauf-Krankheiten oder Diabetes Typ 2 zu entwickeln.

Viele dieser Frauen und Männer quält die eine Frage: Warum werde ich dick und immer dicker?

Wie banal, mögen Sie jetzt denken. Lange war die Antwort auch denkbar einfach: Weil du dich nicht beherrschen kannst und zu viel isst. Wenn wir täglich viel mehr Kalorien aufnehmen, als wir verbrauchen, dann speichert der Körper die überschüssige Energie ab und es bilden sich Fettpolster. Das gilt als eine Art Naturgesetz. Umgekehrt gilt fürs Abnehmen: Wer weniger Energie zu sich nimmt, als er verbraucht, verliert Gewicht. Alles eine Frage der Disziplin. So scheint es zumindest.

Doch dieses »Kalorien-Dogma«, wie Mediziner es nennen, hat sich längst als zu oberflächlich erwiesen. Es wird den komplexen Vorgängen im menschlichen Körper überhaupt nicht gerecht. Erst in den vergangenen Jahren gelang es Wissenschaftlern und Wissenschaftlerinnen, ein immer präziseres Bild von den Prozessen zu zeichnen, mit denen der Körper das Gewicht reguliert. Und häufig auch mit aller Macht verteidigt. Hunger ist ein mächtiger Trieb, den die Evolution der Menschheit mitgegeben hat. Gene, Hormone, Stoffwechsel, die Milliarden Bakterien der Darmflora, die Sinne – sie alle spielen eine wichtige Rolle dabei, wie wir Nahrungsmittel wahrnehmen, verarbeiten und die Energie daraus speichern. Es sind verwickelte Zusammenhänge, die da gerade in Forschungslaboren entschlüsselt werden. Mit jeder neuen Entdeckung verstehen wir besser, wie und warum wir dick werden. Wie der Körper sein Gewicht automatisch reguliert, wie er mit aller Macht daran festhält. Und bekommen damit auch wichtige Antworten auf die folgenden Fragen: Wie werden wir wieder dünner? Und vor allem: Wie bleiben wir schlank?

Für meine Recherche bin ich auf Spurensuche gegangen und habe mit den führenden Wissenschaftlerinnen und Wissenschaftlern zum Thema Gewicht geredet. Jede und jeder hat mir aus seinem oder ihrem Spezialgebiet erklärt, worauf es beim Gewicht und beim Abnehmen ankommt. Im ersten Kapitel begegnen wir Soyoung Park, Spezialistin für Neurowissenschaften und Ernährung am Deutschen Institut für Ernährungswissenschaften in Potsdam. Sie sagt: »Essen ist Lernen.«

Das Gehirn isst mit

Essen ist Leidenschaft. Jeder kennt es, man muss nur an den leckeren Burger oder die Spaghetti bolognese denken, schon spürt man die Lust darauf. Oder erinnert sich an eine besonders schmackhafte Mahlzeit. Ich fühle mich in solchen Momenten oft versetzt in die Küche meiner Großmutter Frida. An die Tage, wenn ich aus der Schule nach Hause kam und auf großen Tüchern frisch ausgerollte Nudeln lagen. Ich glaube sogar, mich noch genau an den Geschmack zu erinnern.

Die Geschichte von den Nudeln meiner Oma erzähle ich Soyoung Park. Sie ist Professorin für Neurowissenschaften und Ernährung am Deutschen Institut für Ernährungsforschung in Potsdam. Wie Gehirn und Körpergewicht zusammenhängen, kann kaum eine besser erklären als sie. Gerade ist sie im Homeoffice. Während sie über Neuronen und Nervenbahnen spricht, quietscht immer wieder ihr vier Monate altes Baby fröhlich im Hintergrund.

Park lacht und bestätigt, dass ich mir die Nudelerinnerung nicht einbilde. »Das ist alles in Ihrem Unterbewusstsein abgespeichert«, sagt sie. Und erklärt: »Wir konnten in Studien zeigen, dass das Gehirn so tun kann, als ob Sie das Essen tatsächlich im Mund hätten.«

Soyoung Park redet langsam und wägt jedes ihrer Worte. Sie spricht von neuronalen Mustern und Gefühlen, dem Hunger-Hormon Ghrelin, dem Sattmach-Stoff Leptin und wie sie im Gehirn wirken. In unserem Gespräch entwickelt sie Schritt für Schritt ein Bild davon, wie und warum sich Menschen dafür entscheiden, ein bestimmtes Lebensmittel zu essen.

Die Professorin nimmt mich mit in eine Eisdiele – leider nur in Gedanken. Wir stehen vor der Vitrine und schauen die Eissorten an. Es gibt Vanille, Erdbeere und Schokolade. Noch glaube ich, frei wählen zu können. Stimmt aber nicht, das Gehirn hat längst in aller Stille das Kommando übernommen und ausgesucht. Soyoung Park sagt: »Es hat bei jeder Sorte eine Erwartungshaltung, wie es schmecken wird, und entscheidet sich für eine davon. Das passiert alles unbewusst.« Also lange bevor wir überhaupt davon wissen.

Vorlieben bilden sich bereits vor der Geburt

So funktioniert auch der Mechanismus, der dafür sorgt, dass wir fast immer zu den gleichen Lebensmitteln greifen. Das Gehirn wählt aus, was es bereits kennt. Auch im Supermarkt, wenn wir uns fragen: Was kommt heute in den Einkaufswagen? Das Angebot ist riesig, wir ignorieren aber in der Regel das Unbekannte. Und kaufen immer dieselbe Fleischwurst und dieselbe Pizza Quattro Stagioni. Man kann es so sagen: In diesen Momenten sind wir nicht Herrin oder Herr unserer Sinne.

Woher unser Gehirn weiß, was wir am liebsten mögen? Das beginnt bereits im Mutterleib. Was die werdende Mutter isst, prägt den Geschmack des heranwachsenden Kindes. Erst über die Nabelschnur und später durch die gemeinsamen Mahlzeiten. So baut das Gehirn eine Art Archiv für Geschmäcker auf, auf das es dann immer wieder zurückgreift. Diese Informationen gehen nie wieder verloren. Ernähren sich die Eltern gesund mit viel Gemüse und Obst, werden die Kinder mit großer Wahrscheinlichkeit auch danach greifen. Umgekehrt lernen Kinder, deren Eltern Fertigessen bevorzugen, süße Kellogs'--Flocken, Limonade und Chips ebenfalls zu lieben. Jeder fette Schweinebraten schlägt also nicht nur auf Hüften und Bauch – sondern hinterlässt tiefe Spuren im Gehirn. Soyoung Park sagt: »Es ist eine wichtige Phase und es ist auch sehr schwierig, es wieder umzulernen. Wir reden dann hier von Gewohnheiten. Und die sind keine bewussten Entscheidungen mehr.«

Einen besonders gemeinen Mechanismus entschlüsselte die Forscherin Soyoung Park gerade erst. Sie zeigte, dass schon ein sehnsüchtiger Blick der Mutter oder des Vaters in Richtung Sahnetorte ausreicht, damit das Kind auch Lust auf ein Stück bekommt. »Wir Menschen sind als soziale Tiere scheinbar so verlinkt, dass ein Lebensmittel uns bereits attraktiver erscheint, wenn andere nur danach schauen«, sagt Park. Deswegen gilt auch das direkte Umfeld heute als einer der wichtigsten Einflüsse auf unser Essverhalten.

Es sind Gene aus Urzeiten, die uns hier steuern. Evolution vollzieht sich nur langsam. Aß in der Steinzeit der Rudelführer das Fleisch des frisch erlegten Mammuts oder die neu entdeckten Beeren und wurde nicht krank, taten es ihm alle nach. Lernen durch Imitation, so überlebte die Gruppe. Genau diesen Mechanismus nutzt heute auch die Werbung aus. Ständig sehen wir Menschen, die in Pizzastücke oder Burger beißen. Hmm, lecker. Der Urmensch in uns will das jetzt auch.

Geht es um Essen, kommen wir gegen unsere Gene also einfach nicht an. Auch wenn wir Stress haben, läuft tief in uns das Urzeit-Programm weiter. Schlafen wir wenig, steigt zum Beispiel unsere Lust auf Fett und Zucker. Die Hirn-Expertin sagt: »Das macht evolutionär auch viel Sinn. In einer solchen Phase sind Fettpolster wichtig. Der Körper stellt sicher, dass er jederzeit schnell Energie zur Verfügung hat.« Eine Reaktion, die auch viele gerade während der langen Zeit der Coronapandemie zu spüren bekommen haben. Laut Studien haben die Deutschen in dieser Zeit pro Monat im Durchschnitt etwa 500 Gramm zugenommen.

Heimlicher Herrscher: Das Mikrobiom

Vom Gehirn geht es direkt weiter zum Verdauungssystem und damit zum Darm. Das mag wie ein kühner Schritt erscheinen, aber die beiden Organe haben überraschend viel gemeinsam. Das sogenannte Darmhirn ist ein Geflecht aus mehr als 100 Millionen Nervenzellen im Verdauungstrakt. Es hat dieselbe Herkunft wie unser Gehirn. Im Embryo im Mutterleib teilen sich die frühen Strukturen des Nervensystems auf. Ein Teil wird dabei vom sich formenden Schädel eingeschlossen. Ein anderer wandert in den Bauch. Es gibt Wissenschaftler und Wissenschaftlerinnen, die sagen, der Darm steuert den Menschen in beinahe so großem Umfang wie der Kopf.

Einer von ihnen ist Thomas Bosch. Ich treffe den Professor in seinem Labor an der Universität Kiel. Er ist Zoologe, aber auch Zell- und Entwicklungsbiologe. Weißes Haar, leichter Dreitagebart, so steht er stolz vor einem Regal mit Salatschüsseln. Sie sind mit Wasser gefüllt. »Hier sehen Sie, woran wir hauptsächlich forschen«, sagt er. Erst als ich ganz nah herantrete, erkenne ich die braunen Pünktchen, die darin schwimmen.

Das sind Hydren, winzige Süßwasserpolypen, die zur über 500 Millionen Jahre alten Gruppe der Nesseltiere zählen. An ihnen haben Thomas Bosch und sein Team nachgewiesen, dass ihr Nervensystem mit den auf ihnen lebenden Bakterien kommuniziert. Was das mit dem Übergewicht des Menschen zu tun hat? »Auch wir sind in einer tiefen Partnerschaft mit unseren Bakterien, erklärt Bosch. Gemeinsam mit Pilzen und Viren gehören diese Mikroben zu uns wie die eigenen Zellen. In uns und auf unserer Haut leben rund 40 Billionen davon, sie wiegen insgesamt etwa zwei Kilo. Und sie bilden eine Art Superorgan – auch Mikrobiom genannt. Ohne diese Siedler wäre der Mensch nicht überlebensfähig.

»Die meisten davon tummeln sich im Dickdarm. Über die Nervenbahnen, die von dort ins Gehirn führen, beeinflussen sie zahlreiche Abläufe in unserem Körper«, sagt Bosch. Schätzungsweise ein Drittel aller Stoffwechselprodukte in unserem Körper stellt das Mikrobiom her. Sogar Vitamine, die wir zur Infektabwehr brauchen, werden von unseren kleinen Mitbewohnern produziert. Ballaststoffe, die für den Menschen unverdaulich sind, bauen Bakterien zu kurzkettigen Fettsäuren ab. Es gibt sogar welche, die Abwehrzellen aktivieren, andere hemmen Entzündungen oder regulieren den Cholesterinstoffwechsel. Mikroben spielen eine wichtige Rolle bei der Frage, ob wir gesund alt werden – oder an chronischen Krankheiten wie Diabetes oder Asthma leiden.

Mit Übergewicht angesteckt

Aber vielleicht ist das Mikrobiom sogar noch viel mächtiger. Darauf deutet eine spektakuläre Studie hin, die Thomas Bosch im vergangenen Jahr mit einer Gruppe von Wissenschaftlerinnen und Wissenschaftlern verfasst hat. Sie glauben, dass über das Mikrobiom Erkrankungen des Herz-Kreislauf-Systems oder Diabetes Typ 2 an andere Menschen weitergegeben werden könnten. Stimmt diese viel diskutierte These, könnten diese Krankheiten von einem zum anderen weitergegeben werden. »Möglicherweise findet die Übertragung beim menschlichen Zusammenleben statt, zum Beispiel durch intensive soziale Kontakte oder in der gemeinsamen Wohnung«, so Bosch. Wie ein Schnupfen könnte auch Übergewicht womöglich ansteckend sein. Weit hergeholt, diese Annahme? Nein, denn in Untersuchungen konnte gezeigt werden, dass Personen, die zusammenwohnen, sehr ähnlich zusammengesetzte Mikrobiome haben. Wie übrigens auch die dazugehörigen Haustiere. Die auf Hund und Katze gefundenen Mikroben glichen denen ihrer Frauchen und Herrchen.

Der Zusammenhang von Mikrobiom und Übergewicht ist längst belegt. Schlanke Personen besitzen deutlich mehr Vielfalt bei ihren Bakterien als dicke. Versuche mit Mäusen zeigten einen Zusammenhang: Entnimmt man das Darmmikrobiom einer fettleibigen Maus und transferiert es in eine keimfreie Maus, wird diese ebenfalls übergewichtig. Auch kann man das Mikrobiom eines dicken Menschen auf eine Maus übertragen – und erzielt denselben Effekt.

Geschmacksverstärker und Co. mähen den Mikrobiom-Rasen ab

Daraus erwächst die Frage: Was ist es also, das heute unseren Mikrobiom-Rasen so schwer schädigt, dass die Zahl der Übergewichtigen bestän-

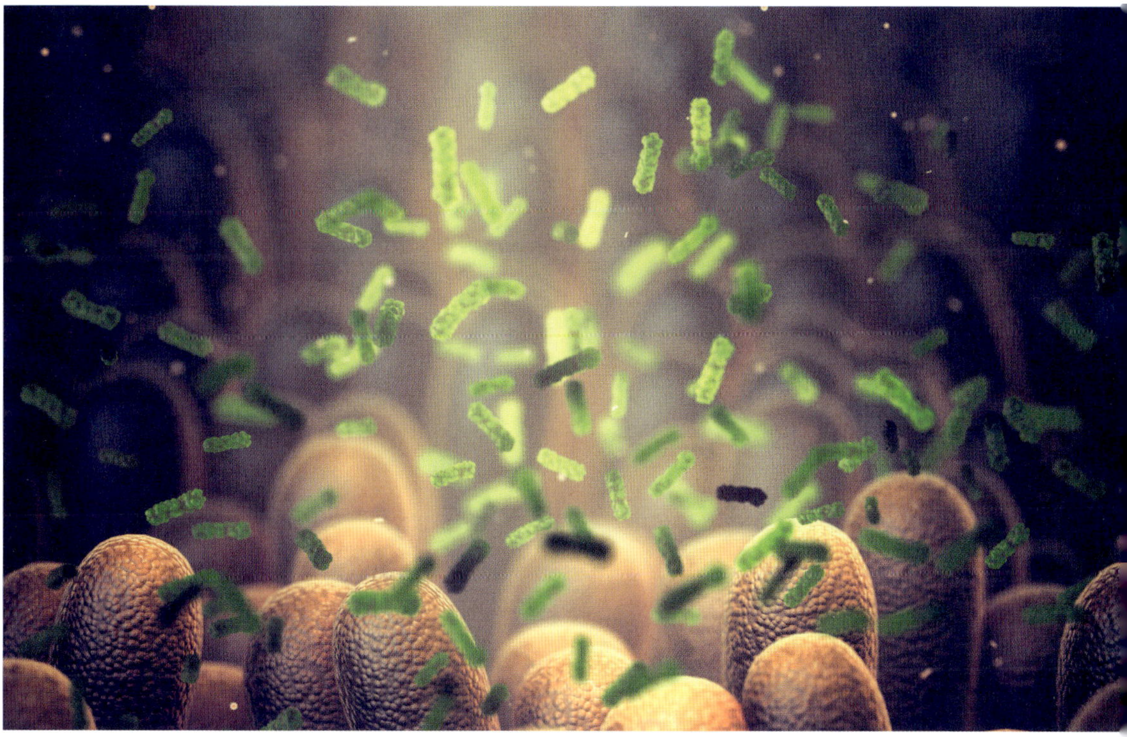

dig steigt? Nachgewiesen ist, dass Konservierungsmittel, künstliche Zusatzstoffe, Zucker und Geschmacksverstärker der Vielfalt des Mikrobioms schaden. Erst einmal aus dem Gleichgewicht gebracht, übernehmen ungesunde Bakterien das Kommando. Sie streben an die Macht. Darunter auch egoistische Arten, die sich immer weiter vermehren wollen. Haben sie sich vermehrt, dann bringen sie uns durch Botenstoffe und Hormone dazu, immer weiterzuessen. Meist das ungesunde und viel zu süße Zeug. Obwohl der Energiebedarf des Körpers längst gedeckt ist. Ja, man kann sagen, unser Hunger wird ferngesteuert.

Die größte Gefahr für das Mikrobiom sieht Bosch jedoch im Verzehr von Fleisch aus der Massentierhaltung. In Deutschland werden pro Jahr über 700 Tonnen Antibiotika in den Ställen verfüttert und gespritzt. Bosch erklärt: »Tiere, denen über eine längere Dauer geringe Dosen Antibiotikum zugeführt werden, wachsen schneller – obwohl sie nicht mehr essen als vorher.« Vermutlich werde ihr Mikrobiom durch das Mittel so verändert, dass es aus weniger Nahrung mehr Kalorien gewinnen könne. Das Problem: Solche Tiere werden zu Nahrungsmitteln verarbeitet. Und wir nehmen mit dem Fleisch ebenfalls die Antibiotika und das Mikrobiom der Tiere auf. Thomas Bosch sieht Parallelen. »Auch bei übergewichtigen Menschen scheint ein Mikrobiom vorhanden zu sein, das aus derselben Menge zugeführter Nährstoffe sehr viel mehr Kalorien herstellt als bei Normalgewichtigen.

So können Gehirn und Darm zu hartnäckigen Widersachern werden in unserem Kampf gegen Übergewicht. Doch es kann auch andersherum gehen. Füttert man sein Mikrobiom richtig, entwickelt es sich zu einem mächtigen Verbündeten.

Mikrobiom und Immunsystem sind eng miteinander verbunden

Zwischen unserem Mikrobiom und dem Immunsystem scheint es eine sehr enge Verbindung zu geben. Eine Studie der Universität Seoul belegte während der Coronapandemie einen Zusammenhang zwischen Darmgesundheit und schweren Covid-19-Verläufen. Ist das Mikrobiom gesund und herrscht ein gutes Gleichgewicht der Bakterien, wird so verhindert, dass die Darmbarriere Schaden nimmt. Ist das Mikrobiom dagegen geschwächt, kann der Darm undicht werden und so können von dort Coronaviren in die Blutbahn kommen.

Besonders positiv auf die Darmflora wirken laut der südkoreanischen Studie Ballaststoffe. Werden die Bakterien durch den regelmäßigen Verzehr gestärkt, profitiert davon auch das Immunsystem. Umgekehrt haben Studien belegt, dass schlechte Ernährung oder Adipositas große Risikofaktoren für schwere Covid-19-Verläufe sind. Hier wird ein aus dem Gleichgewicht geratenes Mikrobiom als Hauptursache vermutet.

Das Erbe aus Urzeiten: Der Einfluss der Gene auf unsere Ernährung

Es sind aber nicht nur die Bakterien, die eine wichtige Rolle spielen bei der Frage, wie dick oder wie schlank wir sind. Es ist immer auch eine Frage der Gene. Männer haben mehr Muskeln als Frauen. Deswegen verbrennen sie mehr Kalorien und letztendlich Fett. Sitzen Männer auf dem Sofa, verbrauchen sie in einer Stunde etwa ein Gramm Fett, Frauen dagegen rund 0,8 Gramm. Es ist ein kleiner, aber gemeiner Unterschied, den die Natur tief ins Erbgut eingebaut hat und der es Männern leichter macht abzunehmen. Doch nicht nur zwischen den Geschlechtern, auch zwischen jedem Individuum sind die Abnehmchancen ungleich verteilt, rein genetisch betrachtet. Stefan Kabisch, Ernährungsforscher am Institut für Ernährungsforschung in Potsdam, sagt: »Es gibt einfach Menschen, die von Natur aus schlanker sind, und solche, die leichter dick werden.«

Ich frage Kabisch: »Können Sie erklären, warum gerade so viele dick werden?« Ohne Zögern antwortet er: »Die ganz ursprüngliche Ursache ist unser eigenes genetisches Programm, das sich evolutionär so programmiert hat, möglichst viele Kalorien aufzusammeln.« Es sei zu Urzeiten sinnvoll gewesen, Nahrung immer aufzunehmen, wenn sie verfügbar war. In einer Gesellschaft von Jägern und Sammlern, in der praktisch immer Hunger herrschte, war das ein überlebenswichtiger Vorteil. Nur heute in Zeiten des Überflusses erweist sich das als Nachteil.

Wir überessen uns im Grunde ständig. Leider auch noch mit Lebensmitteln, die uns nicht gut bekommen. Wir greifen viel zu selten zu gesundem Salat und Co., denn unsere Steinzeit-Gene sagen uns, dass wir hauptsächlich Lebensmittel essen sollen, die sehr energiedicht sind und viele Kalorien haben. Unsere absolute Schwachstelle ist alles, was süß schmeckt. Kabisch sagt: »Unsere Geschmacksrezeptoren sind darauf geprägt, immer wieder zu essen, was uns gut schmeckt und unserem Kopf ein gutes Belohnungsgefühl gibt.« Deswegen lieben wir alles Zuckrige. Auch fehlt uns ein guter Sättigungsmechanismus für diese energiereichen Lebensmittel. Die sichtbare Folge ist zu viel Fett, vor allem am Bauch, wo es die inneren Organe umschließt. Es bildet mehr als 200 Botenstoffe, die beispielsweise den Blutdruck steigen lassen, die Freisetzung des Hormons Insulin begünstigen oder Entzündungen im Körper auslösen. Nahrung füllt nicht nur unsere Energietanks. Jede Kalorie ist ein wichtiger Faktor zur Stärkung unseres Körpers – oder zu dessen Schwächung. Das gilt auch für die Form, in der wir die Kalorien aufnehmen.

Experte Prof. Andreas Michalsen von der Berliner Charité ist Internist und sagt: »70 Prozent aller chronischen Erkrankungen wie Bluthochdruck, Diabetes oder Herz-Kreislauf-Probleme haben ihre Ursache in falscher Ernährung.«

Der Jo-Jo-Effekt als steinzeitliches Notprogramm

Michalsen erlebte das am eigenen Leib. Als junger Arzt ernährte er sich nach dem Prinzip »Hauptsache: satt«. Mit Anfang 30 plagten ihn dann deutlich erhöhte Blutfettwerte und Bluthochdruck. Er zog die Notbremse und stellte seine Ernährung komplett um. Sechs Monate später war er wieder schlank und vor allem gesund. Bei ihm weckte diese Erfahrung die Neugier. Seitdem erforscht er, wie gesunde Ernährung aussehen sollte. Gleich zu Beginn des Gesprächs sagt er: »In der Vergangenheit haben wir vor allem darauf gesetzt, durch Verzicht unser Idealgewicht zu erreichen. Das war ein Fehler.« Denn wer dem Körper während einer Diät Essen entzieht, löst ein Notfallprogramm aus. Der Stoffwechsel fährt einfach für die Phase des Mangels herunter. So wie damals in Urzeiten. Isst man irgendwann wieder normal, nimmt man auch schnell wieder zu und wiegt dann sogar meist mehr als vor der Diät. Denn der Körper will sich Vorräte für die nächste Phase des Hungers sichern.

Früchte für ein langes Leben

Wie es besser geht? Experte Michalsen antwortet schnell: »Es ist nicht kompliziert. Für uns funktioniert am besten eine betont pflanzliche Ernährung mit viel Obst, viel Gemüse und regelmäßigen längeren Essenspausen.« Das klingt tatsächlich einfach. Und es wirkt. Eine neue Studie aus den USA begleitete die Testpersonen über fast 30 Jahre. In der Gruppe, die sich vor allem von Gemüse und Obst ernährte, sank das Risiko für Herz-Kreislauf-Erkrankungen in dieser Zeit deutlich. Ebenso war die Gesamtsterblichkeit niedriger.

Warum das so ist, das wird noch erforscht. Aber es gibt deutliche Hinweise, dass auch hier das Mikrobiom eine wichtige Rolle spielt. Denn es profitiert besonders von dieser Ernährung. Michalsen sieht die Erfolge täglich bei seinen Patienten: »Wer sich so ernährt, erlebt schnell, wie es ihm besser geht. Der Blutdruck und die Blutzuckerwerte sinken. Die Fettspeicher schrumpfen, die Veränderungen sind dramatisch.«

Kombiniert man die richtigen Lebensmittel miteinander, wird Ernährung zum Genuss. Mehr Gemüse, mehr Obst, täglich etwas, das viele Bakterien enthält, wie einen ungesüßten Vollfettjoghurt. Ab und zu auch Biofleisch von Tieren, die nicht mit Antibiotika behandelt wurden, außerdem frischer Fisch. Ebenso wichtig: keine verarbeiteten Lebensmittel, die Konservierungsstoffe und Zusatzstoffe enthalten. So wenig Zucker wie möglich. Keine Süßstoffe – die killen die für uns wichtigen Bakterien. Gut dagegen sind langfaserige und fermentierte Lebensmittel wie Sauerkraut, Rotkohl und Kimchi.

Hinter all dem steht die wichtige Erkenntnis, dass eine Kalorie nicht einfach eine Kalorie ist. Sie liefert nicht nur Energie, sondern ist Teil eines Lebensmittels, das im Körper sehr individuelle Reaktionen auslöst. Manche fangen freie Radikale ein und halten uns gesund, während andere Entzündungen fördern und uns krank machen können. Michalsen rät: »Es ist im Leben nie zu spät, um seine Ernährung zu ändern. Egal, wie alt man ist, jede und jeder kann davon profitieren.«

Gewohnheiten machen dick

Im Grunde wissen wir alle, dass bestimmte Nahrungsmittel nicht gut für uns sind. Und dass es natürlich besser wäre, wenn wir uns gesünder ernähren würden. Nur: Das Wissen in Handeln umzuwandeln, fällt vielen so verdammt schwer. Oft starten wir mit großen Vorsätzen und Zielen, sind motiviert, aber nach ein paar Wochen ist es mit der Lust vorbei und wir geben auf. Wie man den Wandel wirklich und vor allem langfristig schafft, dafür ist die amerikanische Professorin und Buchautorin Wendy Wood die Fachfrau. Sie lehrt als Sozialpsychologin an der University of Southern California und hat ihr gesamtes Forscherleben dem Thema Gewohnheiten gewidmet. Denn die, da ist man sich heute sicher, sind der Schlüssel zum erfolgreichen Neustart.

Damit der auch wirklich gelingt, steht am Anfang die Analyse dessen, was in der Vergangenheit falsch gelaufen ist. Wendy Wood erklärt: »Wir überschätzen uns und unsere Willenskraft. Wir glauben, wenn wir uns genug zusammenreißen, könnten wir unser Verhalten steuern und unsere Vorsätze erreichen. So funktioniert das aber leider nicht.« Wir kennen das ja alle. Jeder hat doch die ebenso frustrierende wie menschliche Erfahrung gemacht, dass er sich etwas vornimmt – und nie umsetzt. Oder sehr schnell wieder aufgibt. Einmal joggen, zweimal – und dann wieder keinmal joggen. Gute Vorsätze halten selten lange. Von denen, die das neue Jahr damit starten, haben 70 Prozent nach drei Wochen bereits wieder aufgegeben. Kurzum: Vernunft alleine reicht nicht zum Erfolg aus.

Neuprogrammierung von Gewohnheiten begründet den Weg zur gesunden Ernährung

Was also tun? Wendy Wood empfiehlt, dass wir uns von jeglichen heroischen Zielen verabschieden. »Sie müssen stattdessen mit Gewohnheiten arbeiten«, sagt die Expertin. »Sie vereinfachen unser Leben. Sonst führen wir einen Ermüdungswettkampf mit unserem Gehirn.« Etwa die Hälfte aller Handlungen im Alltag passiert aus Gewohnheit und ist reine Routine – Zähne putzen, Treppen steigen, ja sogar Auto fahren. Wir verschwenden in dem Moment, in dem wir sie verrichten, nicht einen Gedanken daran, was wir tun. Es ist ein Sparprogramm unseres Gehirns, das so mehr Kapazität für andere Dinge schafft.

»Der Schlüssel zum Erfolg sind Wiederholungen«, so Wood, die das Buch *Good Habits, Bad Habits* geschrieben hat. »Denn sie sind Abkürzungen des Gehirns mit dem Ziel, weniger Energie aufwenden zu müssen.« Wer sich und sein Leben ändern will, muss eine Handlung so regelmäßig und häufig ausführen, dass das Bewusstsein keine aktive Entscheidung mehr treffen muss. Es ist wie Fahrrad fahren – einmal gelernt, läuft es ohne unser Zutun. Wer im Supermarkt ab sofort einen Bogen um die Tiefkühlabteilung macht und stattdessen immer wieder zum Obstregal geht, macht das irgendwann automatisch.

Die Neuprogrammierung braucht aber auch ein bisschen Zeit. 65 Tage im Durchschnitt benötigten Probanden einer britischen Studie, bis sie ihre Ernährungsgewohnheiten endgültig umgestellt hatten. Stimmt, kann ich aus eigener Erfahrung sagen. Fast genauso lange dauerte es bei mir, bis ich statt zu Süßigkeiten automatisch zu gesunden Mandeln gegriffen habe. Meine neuen Gewohnheiten fallen mir heute gar nicht mehr auf. Nur das Fett ist weg. Kürzlich habe ich nachgemessen: Sieben Zentimeter ist mein Bauch schmaler geworden.

Tipps, um den Darm zu stärken

1. Um die Darmflora zu stärken, sollte man sich möglichst **abwechslungsreich ernähren.** In einer Studie mit 11.000 Menschen belegte der britische Epidemiologe Tim Spector, wie gut Obst und Gemüse für unser Mikrobiom sind. Es sollte aber nicht immer nur der Lieblingsspinat auf dem Teller landen. Spectors Rat: **»Essen Sie 20 bis 30 verschiedene Pflanzen pro Woche.«** Das mag sich nach sehr viel anhören, aber jede Getreidesorte im Müsli, jede Nussart, jedes Gewürz – außer Salz – gilt als eigene Pflanze. Wer seine Bakterien gesund halten möchte, »sollte essen wie ein Gärtner«, so der Experte.

2. Greifen Sie zu Lebensmitteln, die möglichst viele **Ballaststoffe** enthalten. Denn diese sättigen unsere Darmbakterien schneller und besser. Eine solche Ernährung stärkt außerdem die guten Bakterien und sorgt für ein gesundes Gleichgewicht im Mikrobiom. Hülsenfrüchte wie Linsen, Bohnen, Erbsen, Haferflocken oder Nüsse enthalten besonders viele Ballaststoffe.

3. Tiefkühlpizza, Fertigsuppen und Pommes stehen im Verdacht, unser Mikrobiom zu schädigen. Deswegen sollten Sie auf solche **industriell verarbeitete Lebensmittel** möglichst verzichten. Die Gerichte enthalten zahlreiche Zusatzstoffe, von denen man nicht genau weiß, welche Reaktionen sie im Körper auslösen. Um den Geschmack zu verbessern und unseren Appetit zu steigern, wird viel Zucker beigemischt. Fertiggerichte sind meist sehr kalorien- und fetthaltig. Und weil sie bereits vorverarbeitet sind, verbraucht der Körper bei ihrer Verdauung deutlich weniger Kalorien.

4. Meiden Sie **Zucker**. Der fördert offenbar das Wachstum von Bakterien, die uns dazu bringen weiterzuessen, obwohl wir längst satt sind. Sie brauchen den süßen Stoff zum Überleben und senden Signale ans Gehirn, dass wir Appetit darauf bekommen. Keine Alternative scheint übrigens Süßstoff zu sein. Untersuchungen deuten darauf hin, dass auch sie das Mikrobiom aus dem Gleichgewicht bringen und den Hunger steigern.

5. Essen Sie möglichst **langfaserige Lebensmittel** – wie zum Beispiel Sauerkraut oder Kimchi. Besonders fermentierte Lebensmittel stärken das Mikrobiom. Sie können sie auch selbst herstellen, einfache Anleitungen finden Sie im Internet. Wenn Sie Produkte im Supermarkt kaufen, schauen Sie unbedingt auf die **Zutatenliste**. Denn oft sind darin Zucker und Konservierungsmittel enthalten. Das gilt auch für Bioprodukte.

6. Fasten Sie. **Regelmäßige Essenspausen** sind gut. Vor allem die zuckergierigen Bakterien werden durch diese Auszeiten ohne Nahrung kleingehalten. Sie werden zurückgedrängt, denn die für uns guten Bakterien können sich vermehren und erholen. Am besten eignet sich dafür das sogenannte Intervallfasten. Bei der populären 16:8-Variante verzichtet man für 16 Stunden auf Essen. Und ernährt sich in den verbleibenden acht Stunden ganz normal. In der Praxis heißt das zum Beispiel: Sie lassen das Frühstück aus und essen nur zwischen 12 und 20 Uhr. Sie können aber auch auf das Abendessen verzichten und so eine lange Essenspause im Schlaf bewältigen.

Tipps, um den Willen zu stärken

1. Nimmt man sich vor, keine Süßigkeiten mehr zu essen, bewirkt das meist das Gegenteil. Die Lust auf Schokolade und Co. wächst und damit auch die Gefahr, impulsiv zuzugreifen. Der »What the hell«-Effekt folgt: Mir doch egal, ich verschlinge nun die Tafel Schokolade und beginne morgen mit dem gesunden Lebensstil. Erfolgreicher ist die Strategie, sich eine **attraktive Alternative für die Süßigkeiten** zu suchen. Im besten Fall passt der Ersatz zu den eigenen Geschmacksvorlieben, er sollte außerdem praktikabel und präzise sein. Stellen Sie sich zum Beispiel Nüsse, Äpfel oder mit Früchten gesüßten Naturjoghurt auf den Tisch statt Kekse. Mit jedem Griff üben Sie dann neue Gewohnheiten ein.

2. Aus Beobachtungsstudien weiß man, dass es uns in einer neuen Umgebung besser gelingt, **alte Gewohnheiten loszuwerden.** Dann ist unser Gehirn wohl besonders aufmerksam und aufnahmebereit. So wurde auch nachgewiesen, dass Menschen nach einem Umzug besonders erfolgreich sind, wenn sie ihre Verhaltensweise ändern wollen. Aber auch kleine Veränderungen zeigen Wirkung. Zum Beispiel, wenn man in einem anderen Supermarkt als dem vertrauten einkauft. Dort lassen sich neue Laufwege ausprobieren, die am besten gleich in die Obst-und-Gemüse-Abteilung führen.

3. »Unmittelbare Belohnungen helfen dabei, Gewohnheiten ins Gehirn sickern zu lassen«, sagt die Sozialpsychologin Wendy Wood. Schon **kleine Erfolgserlebnisse** genügen dafür. Wenn Sie zum Beispiel beim Abendessen auf Fleisch verzichten und merken, dass in Olivenöl scharf angebratene Shiitakepilze mit grobem Salz ähnlich deftig schmecken, ist das eine Belohnung, die bei der Entwicklung von neuen Gewohnheiten hilft.

4. Machen Sie es Ihren schlechten Angewohnheiten **so schwer wie möglich.** Wenn Sie gerne Kekse essen, sollten Sie am besten gar keine zu Hause haben. Im Idealfall vergeht ihnen dann die Lust darauf, weil sie den Weg in den Supermarkt oder zum Kiosk scheuen. In den USA hat diese Methode übrigens besonders

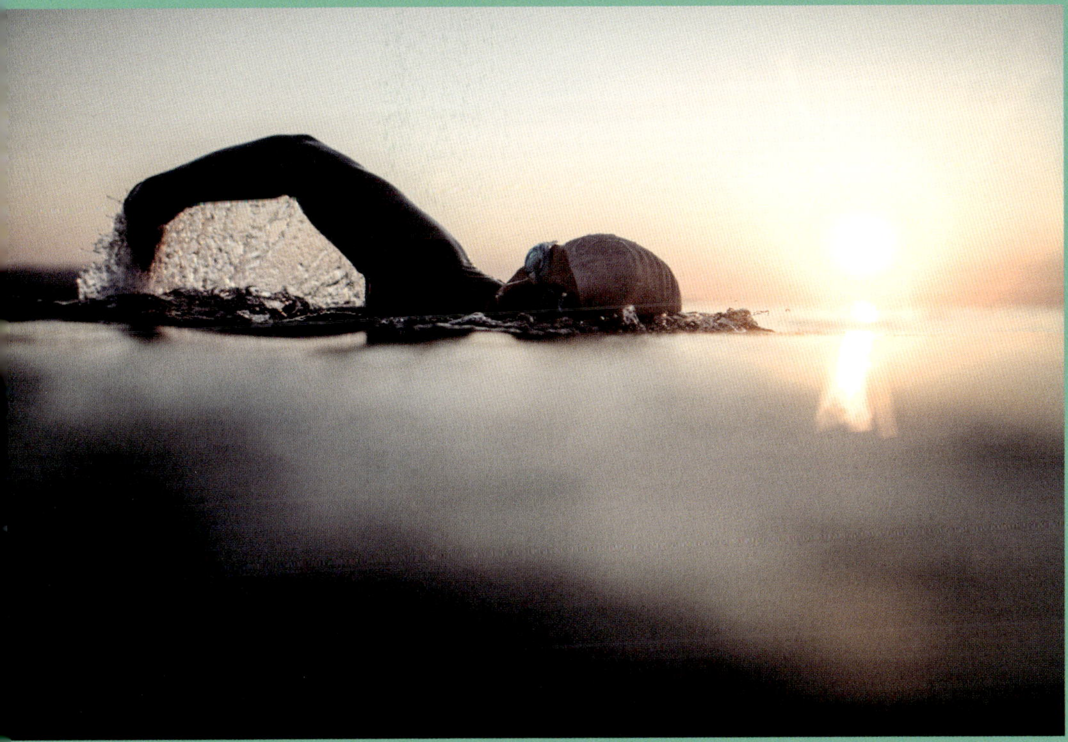

gut funktioniert: Dort sind durch gesetzliche Vorgaben der Kauf von Zigaretten und das Rauchen nur noch mit sehr großem Aufwand möglich. Seitdem ist die Zahl der Raucher deutlich gesunken.

5. Nicht nur durch Abnehmen lässt sich die Gesundheit verbessern. Sport ist ebenfalls eine gute Methode. Auch beim Training gilt, dass man **mit Routinen erfolgreicher** ist als mit Willenskraft. Dazu gehört, sich zum Beispiel eine feste Uhrzeit für die Laufrunde morgens zu suchen. Stellen Sie außerdem die Sportschuhe gut sichtbar neben die Tür, und legen Sie die Laufkleidung griffbereit hin. Natürlich werden Sie es besonders zu Beginn nicht sonderlich gut finden, früher als gewohnt aufstehen zu müssen. Doch je häufiger Sie dieselbe Routine wiederholen, umso weniger werden Sie darüber nachdenken. Irgendwann laufen Sie **automatisch** los. Fühlen Sie sich nach dem Lauf dann besser, wirkt das als Belohnung.

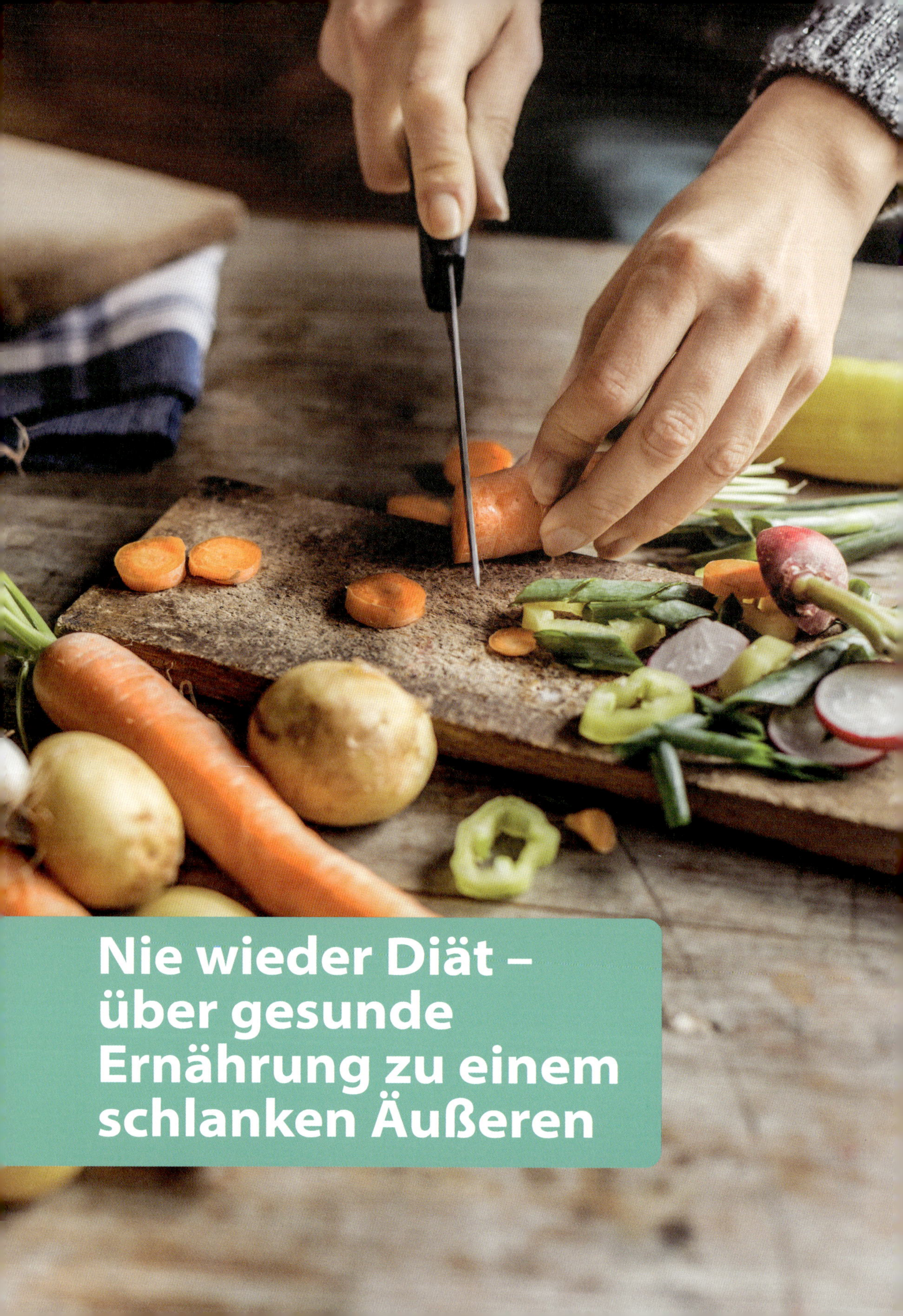

Nie wieder Diät – über gesunde Ernährung zu einem schlanken Äußeren

Du sollst fünf Portionen am Tag essen, so hieß es früher. Heute gilt: Iss nicht so oft. Sonst bleibt dein Blutzuckerspiegel den ganzen Tag erhöht – und das macht dich krank. Ein weiterer Glaubenssatz, der jahrzehntelang galt: Iss weniger Kalorien, als du verbrennst. Millionen Menschen zählten daraufhin akribisch die Kalorienangaben. Stand auf dem Pizzakarton »2800 kcal«„ bedeutete das: Finger weg. Spaß machte das selten. Und abgenommen hat davon dauerhaft fast keiner. Im Gegenteil. Die Deutschen sind in den letzten Jahrzehnten immer dicker geworden.

Also, alles Quatsch?

Die richtige Ernährung ist ein wichtiges Thema – und ein komplexes. Unsere Supermärkte sind voll mit Lebensmitteln. Das Angebot ist riesig. Studien zeigen, dass die meisten Menschen bis zu zehn Mal am Tag etwas essen. Das Gefühl von echtem, bohrendem Hunger kennt heute kaum noch jemand.

Ist das gut für uns?

Es gibt unendlich viele Untersuchungen und Forschungsarbeiten dazu. Mit den Suchworten »Ernährung« und »Studie« erzielt man bei Google 22.800.000 Treffer. Die Wahrheit zu finden, ist kompliziert. Ja, man kann sagen, früher war alles einfacher.

So wie bei meiner Großmutter Frida. Geboren 1911, machte sie sich herzlich wenig Gedanken darüber, was bei ihr auf den Tisch kam. Ihre einfache Regel war: Alles, was in meinem Garten wächst. Einkaufen im Supermarkt war sie fast nie. Fleisch gab es selten – und wenn, dann auch nur an Sonntagen. Vom Braten gab es dann auch nur zwei dünne Scheibchen pro Person. Satt essen musste man sich bei ihr vom Gemüse. Der Effekt: Frida war ihr Leben lang schlank – und wurde auch über 80 Jahre alt. Für ihre Generation war das sehr alt. Sie hat intuitiv fast alles richtig gemacht. Vielen von uns dagegen ist offensichtlich in den letzten Jahren das Gefühl dafür verloren gegangen, was uns guttut oder krank macht.

„Wir haben uns von großen Lebensmittelherstellern manipulieren lassen"

Per Zoom erreiche ich Tim Spector. Er ist britischer Epidemiologe vom King's College und forscht seit Jahrzehnten zum Thema »Gewicht und die körperlichen Vorgänge, die es regulieren«. Jetzt sitzt er in London vor einem kleinen Bücherregal und sagt gleich zu Beginn des Gesprächs: »Wir sind viele Jahre den falschen Empfehlungen gefolgt, wenn es ums Essen geht. Vieles, was wir glaubten, ist schlichtweg falsch oder gefährlich für unsere Gesundheit.«

Warum er zu diesem Urteil kommt? Spector überlegt kurz und sagt dann: »Wir haben uns von großen Lebensmittelherstellern manipulieren und verführen lassen.«

Rums!

Ja, Wissenschaft ist kompliziert. Und Ernährungswissenschaften sind ein relativ junges Forschungsgebiet. Erst in den 1970er-Jahren wurde damit begonnen – als die Supermärkte immer größer wurden und der Siegeszug der industriell hergestellten Lebensmittel begann. Eine Studie der Deakin University in Australien belegt, dass bis zu 30 Prozent aller jährlich veröffentlichten Studien über Lebensmittel und ihre Wirkung von der Lebensmittelindustrie finanziert werden. Was bedeutet das für die Ergebnisse? Können die überhaupt neutral sein? Nein, wohl nicht. Laut australischer Untersuchung fallen die Studien signifikant positiver aus als bei unabhängigen Untersuchungen.

Die zehn größten Nahrungsmittelhersteller der Welt haben im Durchschnitt einen Umsatz von über 40 Milliarden Dollar gemacht. Pro Jahr erwirtschaften Nestlé und Co. einen Gewinn von mehr als 100 Milliarden Dollar. »Natürlich sind sie eine Macht«, sagt Spector. Und fährt dann fort: »Wir haben uns sehr lange an der Nase herumführen lassen. Auch ich mache mir das zum Vorwurf.«

Aber Spector ist auch optimistisch. Er glaubt, dass ein Umdenken stattfindet und sich die Ernährungswissenschaften mehr und mehr von äußeren Einflüssen emanzipieren. Vor allem die Erkenntnisse über die große Bedeutung des Mikrobioms wächst gerade dramatisch.

Durch gute Ernährung zu einem gesunden Mikrobiom

Die Billionen Bakterien, die Magen, Darm und Haut besiedeln, gelten als neues Superorgan, das zahlreiche Vorgänge im Körper reguliert und steuert. »Es ist als hätten wir eine neue Leber entdeckt«, schwärmt Spector.

Der Bakterienrasen hilft dabei, Essen zu verdauen, er produziert wichtige Mineralstoffe und Vitamine. Und sogar unseren Hunger steuern die Winzlinge. Inzwischen wurde nachgewiesen, dass die Darmbakterien Normalgewichtiger viel reichhaltiger und diverser sind als die Übergewichtiger. Spector erklärt: »Wenn man sie schlecht behandelt, dann können sie alle Arten von Krankheiten auslösen – von Durchfall bis zum Krebs.« Dann gerät er regelrecht ins Schwärmen: »Jede dieser winzigen Mikroben in uns ist in der Lage, Hunderte Chemikalien und Stoffe zu produzieren. So entstehen bis zu 5000 Stoffe, die alle Bereiche unseres Körpers beeinflussen.«

Vor allem an eineiigen Zwillingen erforscht der Brite seit einigen Jahren das Mikrobiom und versucht unter anderem die Fragen zu beantworten, wie man es am besten gesund hält, warum es einen dick machen kann – und was es aus dem Gleichgewicht bringt. Zuletzt hat er in einer groß angelegten Studie die Ernährungsgewohnheiten und das Gewicht von 11.000 Zwillingen untersucht. Er sagt: »Schlechte Essgewohnheiten sind der größte einzelne Auslöser für die Mehrheit aller Zivilisationskrankheiten und sind damit verantwortlich für die Hälfte aller Toten jedes Jahr.« Ich frage ihn: »Welche Ernährung empfehlen Sie?«

Er überlegt kurz und redet schnell los: »Aus meiner Forschung sehe ich eindeutig, dass für uns eine Ernährung mit viel Gemüse und Obst am besten ist. Es ist wichtig, dass wir uns abwechslungsreich ernähren. Denn nicht alle Pflanzen sind gleich. Manche enthalten mehr für uns gesunde Stoffe wie Polyphenole. Grundsätzlich ist eine starke oder dunkle Färbung immer ein gutes Zeichen, dasselbe gilt für Bitterstoffe. Je mehr Pflanzensorten wir pro Woche essen, umso besser. Ballaststoffe sind gut für uns. Nüsse, Samen und Vollkorn auch. Dazu ab und zu fermentierte Lebensmittel und Vollfettjoghurt – denn die enthalten viele gute Bakterien und können unser Mikrobiom bereichern.«

Hört sich einfach an, ist aber sehr wirkungsvoll. Das wurde, so bestätigt auch Spector, in zahlreichen groß angelegten Studien belegt. Eine Langzeituntersuchung der Ben-Gurion-Universität in Israel zeigt, dass diese Art der Ernährung am effektivsten das ungesunde Bauchfett abbaut und auch das Leberfett reduziert. Die Gefahr für Arterienverkalkung, Herzinfarkt und Schlaganfall sank ebenfalls. Tim Spector sagt: »Egal, an welcher Stelle Sie im Leben gerade sind, die richtige Ernährung ist der Schlüssel zur Gesundheit.«

Welche Nahrungsmittel sind ungesund, welche gesund? Ernährungswissen und -tipps

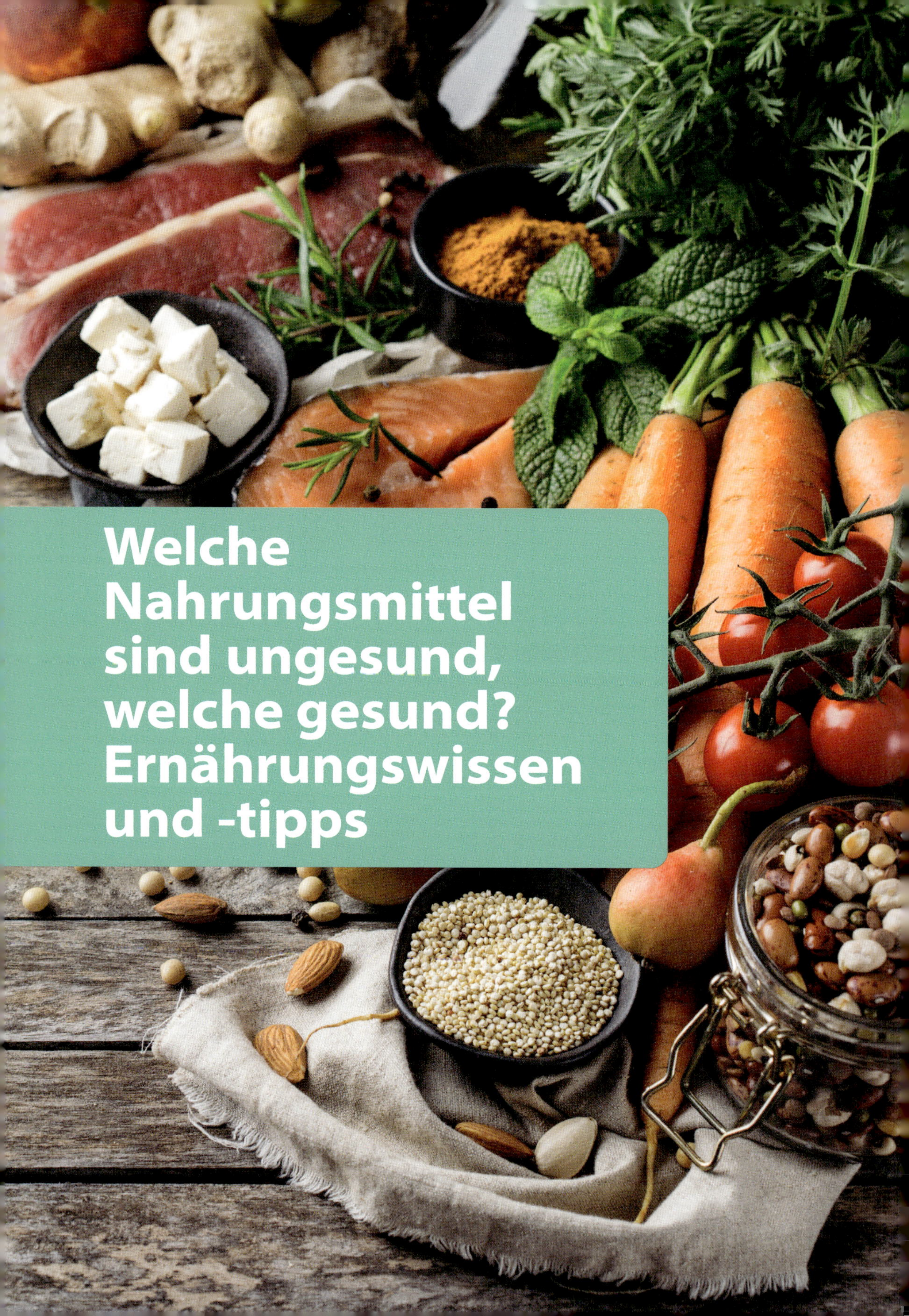

Zucker – die süße Kalorienbombe

Zucker gilt als einer der wichtigsten Treiber für Bauchfett. Ich habe das genau so erlebt. Lange machte ich mir keine Gedanken darüber, was ich esse. Ich treibe viel Sport, habe kein Übergewicht, da kann ich mir auch mal was gönnen – das war mein Motto. Gummibärchen, Schokolade, Eis und supersüße Getränke waren meine Leidenschaft. Natürlich merkte ich, dass sich im Laufe der Zeit vor allem am Bauch die Pölsterchen bildeten. Aber ich war ebenso gut darin, meine weichere Mitte einfach zu ignorieren. Solange das Gewicht stimmt, ist schon alles in Ordnung, sagte ich mir. Ist nicht so schlimm, mit Sport gleiche ich das bisschen Fett schon aus.

Beim jährlichen Check-up bei meiner Hausärztin dann aber der kleine Schock: Meine sonst immer guten Blutwerte waren in ihren Worten nur noch »okay«. Vor allem die Entzündungswerte und die Blutfettwerte wie Cholesterin und Triglyceride galten plötzlich als grenzwertig. Ein klarer Indikator, dass ich zu viel Fett in meinem Körper mit mir herumtrug.

Das ist nun fast vier Jahre her – und ich entschied mich damals von einem Tag auf den anderen, auf fast allen Zucker zu verzichten. Heute sind meine Blutwerte – mit den Worten meiner Hausärztin – wieder sehr gut und ich habe meinen Bauchumfang um sieben Zentimeter reduziert. Es war, als ob mein Körper eine Art dicke Hülle abschütteln würde. Meine Hosen waren viel zu weit, das freute den Änderungsschneider bei uns um die Ecke. Alles, ohne einen einzigen Tag einer strengen Diät zu folgen, sondern nur, weil ich konsequent auf Zucker verzichtet habe.

Wie der Zuckerbauch entsteht

Haben Sie sich mal die Mühe gemacht, das Kleingedruckte auf der Verpackung Ihrer Lebensmittel zu lesen? Ich habe das zu Beginn meines Zuckerverzichts ganz bewusst getan. Zum ersten Mal bei einem Birchermüsli mit Kirschen aus dem Biomarkt. Ich erschrak, als ich las, dass in 100 Gramm Müsli 45 Gramm Zucker enthalten waren. Machte in der 300-Gramm-Schale, die vor mir stand, in der Summe also 135 Gramm purer Zucker. Das entspricht 45 Stück Würfelzucker. Stellen Sie sich mal diesen Haufen vor! Unglaublich.

Die Weltgesundheitsorganisation (WHO) warnt schon lange vor den Gefahren und möglichen Schäden durch Zucker. Bereits 2015 wies sie ausdrücklich auf zuckerbedingtes

Übergewicht und die gesundheitlichen Folgen hin.

Die Empfehlung der WHO: Kinder und Erwachsene sollten pro Tag nicht mehr als zehn Prozent ihres Kalorienbedarfs mit Zucker aus Lebensmitteln und Getränken decken. Noch empfehlenswerter sei allerdings ein Wert von nur fünf Prozent, so die WHO. Das entspricht etwa 25 Gramm Zucker, also so viel wie zwei gestrichene Teelöffel. Vor allem auf die versteckten Zuckerfallen solle man besonders achten. So enthalte ein Löffel Ketchup alleine schon vier Gramm Zucker, eine 0,3-Liter-Dose Softdrink sogar bis zu 40 Gramm.

Abhängig von der Droge Zucker

Wir Menschen stehen auf Zucker. Auch das ist ein Erbe aus uralten Zeiten. Zucker war eine absolute Seltenheit. Nur manchmal stießen unsere Vorfahren auf Beeren oder ein Bienennest mit Honig. Dann war es aber ein Fest. Purer Zucker ist ein hervorragender Energiekick – er liefert dem Körper sofort viel Kraft. Und überschwemmt unser Gehirn auch noch mit Wohlfühlhormonen. Wunderbar. Es gibt Wissenschaftler und Wissenschaftlerinnen, die Zucker nachsagen, es sei ein ähnlich potentes Suchtmittel wie Alkohol oder gar Kokain.

Zucker ist aber auch eines der liebsten Produkte der modernen Lebensmittelindustrie. Die großen Hersteller wissen sehr genau um die süchtig machenden Eigenschaften des süßen Kristalls. Ein großer Teil ihres Erfolges ist erst durch Zucker möglich geworden. Denn wird der süße Stoff einem Lebensmittel zugesetzt, macht es das nicht nur haltbarer, sondern verstärkt auch noch den Geschmack. Die Wohlgefühle, die der Zucker bei uns auslöst, lassen uns immer wieder nach denselben Lebensmitteln greifen. Zucker ist eine Droge – und unser Gehirn mag sie besonders gerne.

Ist ein Lebensmittel stark zuckerhaltig, aktiviert das unser Belohnungssystem. Ob Eis oder Apfel – unser Gehirn unterscheidet ganz klar. Nur beim süßen Eis schüttet es eine kräftige Ladung des »Glückshormons« Dopamin aus. Beim Apfel bleibt dieser Kick weitestgehend aus. Später erinnert sich das Gehirn an diese Erfahrung – und steuert uns bei nächster Gelegenheit zielsicher zurück zur nächsten Zuckerbombe.

Der süße Kristall ist ein in industriellem Ausmaß erzeugtes Produkt. Dünger und Pestizide ermöglichen inzwischen gigantische Erträge. Auf einer Fläche von insgesamt 1000 mal 320 Kilometern werden heute weltweit Zuckerrüben und Zuckerrohr angebaut – eine Fläche fast so groß wie Deutschland. Die meisten Ernteflächen befinden sich in Brasilien. Vor allem aus Zuckerrohr wird Zucker gewonnen. Im Erntejahr 2019 wurden weltweit 1.949.310.108 Tonnen davon produziert. Damit ist Zuckerrohr die Nahrungspflanze mit der größten Erntemenge überhaupt. Dazu kommt dann noch Zucker, der aus Mais erzeugt wird. Im Durchschnitt konsumiert jeder Deutsche pro Jahr 35 Kilogramm Zucker, sechs Kilo davon alleine in süßen Getränken.

Zucker ist immer ungesund – trotzdem sollte man nicht auf Fruchtzuckerhaltiges verzichten

Der Verbrauch an Weißzucker sinkt derzeit leicht. Das klingt nach einer guten Nachricht. Ist es aber nicht, denn der Weißzucker wird nur durch andere Zuckertypen ersetzt. Eine große Rolle spielt dabei der konzentrierte Fruchtzucker aus Maissirup.

Es gibt verschiedene Arten von Zucker. Früher unterschied man noch in guten und schlechten, heute sagt die WHO: Egal ob Glukose (Traubenzucker) oder Fruktose (auch in Obst enthalten) – übermäßig genossen sind beide ungesund. Wer zu viel Glukose isst, schädigt das Insulinsystem und steigert das Risiko, an Diabetes zu erkranken. Zu viel Fruktose kann das Herz schädigen und die Leber verfetten. Die Medizin kennt inzwischen den sogenannten Zuckerbauch. Der entwickelt sich, wenn die Leber zu oft mit Fruktose durchgespült wird.

Bevor Sie jetzt aber frisches Obst aus Ihrem Speiseplan verbannen: Ja, da ist auch Zucker drin. Aber eben nicht nur, sondern auch gesunde Ballaststoffe, Nährstoffe, Vitamine und wichtige Fasern. Weil der Körper diese erst verdauen muss, gelangt der Zucker aus Obst viel langsamer ins Blut. Und kann dann von der Leber Schritt für Schritt verarbeitet werden. Das ist gesund.

Zucker tötet den Menschen

Der amerikanische Arzt Robert Lustig, einer der größten Aktivisten im Kampf gegen die Zuckerschwemme in Nahrungsmitteln, schreibt im Vorwort eines seiner Bücher: »Es tötet uns!« Er sagt: »Es sind nicht nur die Übergewichtigen, die unter dem übermäßigen Zuckerkonsum leiden, sondern auch 40 Prozent der Normalgewichtigen haben die gleichen Krankheiten.« Er warnt außerdem eindrücklich davor, dass viele gar nicht wissen, welche gesundheitlichen Probleme sie in sich tragen.

Fruchtzucker ist besonders heimtückisch. Er sättigt nicht und große

Teile davon werden in der Leber abgebaut – eine massive Belastung für das Filterorgan. Glucose ist dagegen ein besserer Energielieferant, kommt aber ebenso mit Nachteilen. Denn nach dem Konsum steigt der Blutzucker schnell und steil an. Die Bauchspeicheldrüse will dem entgegenwirken und schüttet vermehrt das Hormon Insulin aus. So soll der Zucker zur Energiegewinnung möglichst rasch in die Zellen gelangen. Dadurch fällt der Blutzucker schnell – der Körper missversteht das als Energiemangel – und signalisiert Hunger.

Wie ich meinen Appetit auf Zucker minimiert habe

Vier Jahre sind seit meinem selbst gewählten Zuckerverzicht vergangen. Ja, manchmal war es echt hart. Vor allem, wenn alle um mich herum Kuchen gegessen oder Süßigkeiten genascht haben. Aber wenn ich morgens oder abends in den Spiegel schaue, weiß ich, dass es sich lohnt. Ich habe in der Küche viel experimentiert. Im Corona-Lockdown hatte ich dafür mehr Zeit als sonst – eine Kantine gab es ja auch nicht.

Morgens gibt es bei mir jetzt Haferflocken mit Naturjoghurt und frischem Obst. Gesüßtes Müsli habe ich ganz aus der Küche verbannt. Ich habe gelernt, Semmelknödel selber zu machen. Und kann jetzt wunderbare Fisch-Köfte kochen und liebe Süßkartoffel-Chili. Meine Ernährung hat das bereichert. Ich hatte bislang nicht das Gefühl, auf etwas verzichten zu müssen.

Weil ich kaum mehr verarbeitete Lebensmittel verwende und darauf achte, dass keine Geschmacksverstärker in meinem Essen sind, habe ich das Gefühl, Gewürze und Eigenheiten von Lebensmitteln viel deutlicher wahrzunehmen. Da habe ich schon viele Überraschungen erlebt. Aus der Ernährungsforschung weiß man, dass sich das Belohnungssystem im Gehirn nach einiger Zeit neu verdrahtet und man die Lust auf Süßes verliert. Bei mir hat es etwa drei Monate gedauert, bis es so weit war. Heute kann eine Tüte Gummibärchen oder eine Packung Toffifee direkt und offen vor mir stehen – ich greife nicht danach. In demselben Tempo, in dem mein Bauch verschwunden ist, haben sich meine Blutwerte wieder verbessert.

Hinter diesen Namen verbirgt sich Zucker

Zucker hat viele Namen. Hauptsächlich, um zu verschleiern, wie viel davon in Lebensmitteln wirklich enthalten ist. Hier eine Liste, mit der Sie das süße Kristall in all seinen Formen auf Zutatenlisten erkennen können.

- Apfelsüße
- Dextrin Isoglucose/HFCS
- Dicksaft
- Fruchtextrakt, Fruchtpulver
- Fruchtpüree
- Fruchtsaftkonzentrat
- Fruchtsüße
- Fruktose
- Fruktose-Corn-Sirup
- Fruktose-Glukose-Sirup
- Gerstenmalzextrakt
- Getrocknete Früchte
- Glukose-Fruktose-Sirup
- Glukose
- Joghurtpulver
- Laktose
- Magermilch-/Vollmilchpulver
- Maltodextrin
- Maltose
- Malzextrakt
- Molkenpulver
- Oligofruktose/-sirup
- Polydextrose
- Süßmolkenpulver
- Traubensüße
- Weizendextrin

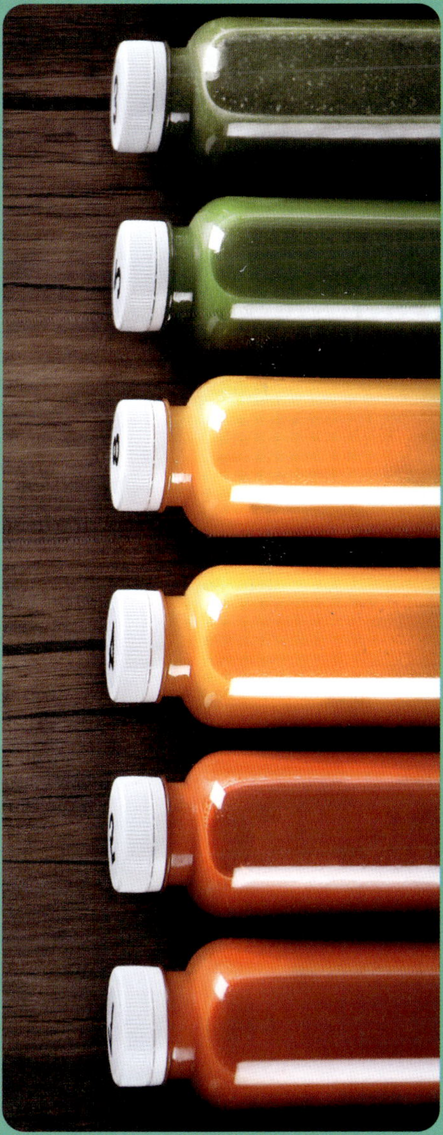

Achtung, Zuckerfallen!

In vielen Lebensmitteln steckt mehr Zucker, als man vermutet. Hier das Ergebnis meines Testkaufs – ohne Namen zu nennen.

1. Rotkohl Das Gemüse enthält die Vitamine C und B sowie Eisen und Kalzium. Es gilt als sehr gesund. In dem im Supermarkt verkauften stecken in einem 700-Gramm-Glas aber 77 Gramm Zucker. Das entspricht 25 Stück Würfelzucker.

2. Gewürzgurken Hier stecken zwölf Gramm in einem Glas. Angeblich, weil er die Gurken konserviert.

3. Krautsalat In 100 Gramm sind zwölf Gramm Zucker enthalten.

4. Currywurst Die Deutschen lieben diese Wurst. Aber sie steckt voller Zucker, pro Portion sind es etwa 24 Gramm.

5. Eistee Manche halten das kühle Getränk für eine gute Alternative zu Cola und Co. Aber in einem Liter sind 80 Gramm Zucker vermischt. Zuckerarmen Varianten dient meist Süßstoff als Ersatz, der steht aber im Verdacht, das Mikrobiom zu schädigen.

6. Müsli Die Frühstücksflocken werden als besonders gesund beworben, dabei stecken sie meist voller Zucker. Die Stiftung Warentest sagt: »Fast alle gehören wegen ihrem hohen Zuckergehalt ins Süßigkeitenregal, nicht in die Müsliabteilung.« Die Produkte bestehen meist aus 25 bis 50 Prozent Zucker. Manchmal werben sie mit dem Aufdruck »Mit Honig«, aus ernährungswissenschaftlicher Sicht ist das aber nicht besser. Oft werden in der Nährwerttabelle auch sehr kleine Portionen angegeben, um den Zuckergehalt besser aussehen zu lassen.

7. Joghurts Bis zu vier Stück Würfelzucker sind darin je 150 Gramm enthalten. Bei Produkten mit zusätzlichen Knusperflocken oder Flakes war es sogar noch mehr. Besser: Naturjoghurt, den man mit einem Teelöffel Marmelade süßt.

8. Fertigsaucen Auch Fertigsaucen sind meist gesüßt. Vor allem Barbecue-Saucen sind mit viel Zucker versehen – manche sogar bis zu einem Drittel. Schon ein Esslöffel davon entspricht drei Würfeln Zucker. Tomatensaucen enthalten im Durchschnitt weniger Zucker pro Glas – etwa einen halben bis einen Würfel pro Esslöffel. Aber davon isst man auch deutlich mehr.

Fette – gefährlich oder harmlos?

In meiner Familie brodelte lange ein Konflikt um die Frage »Butter oder Margarine?«. Ich habe von klein auf gelernt, dass Butter wegen des enthaltenen Fetts schlecht für die Adern sei. Und griff deswegen im Kühlregal im Supermarkt lange nach der Margarine. Mein Mann dagegen ist großer Liebhaber eines ordentlichen Butterbrotes zum Frühstück. Aus seiner Kindheit erinnert er sich an eine Fernsehsendung, in der Trickfiguren die Adern mit »guter Butter schmierten«.

Was wir bei uns am Küchentisch erlebt haben, wurde auch von Ernährungswissenschaftlern und -wissenschaftlerinnen in den vergangenen Jahren erbittert diskutiert. Die Meinungen wogten dabei von »Fette sind absolut schädlich« und man sollte sie wann immer möglich meiden bis zu »Total übertrieben. Alles ganz unschädlich«.

Wie Fett zu einer gesunden Ernährung beiträgt

Um endlich Klarheit bei dieser schwierigen Frage zu bekommen, habe ich den Experten Tim Spector gefragt. Der Arzt und Professor vom King's College in London erforscht seit vielen Jahren das Thema gesunde Ernährung sehr intensiv. Meine Frage lautete: »Herr Spector, ich habe gelernt, Fett ist ungesund. Es sei Treiber für das sogenannte ›tödliche Quartett‹ – so nennen Mediziner das Auftreten von Übergewicht, Bluthochdruck, gestörtem Fettstoffwechsel und erhöhtem Blutzuckerspiegel. Was haben Sie dazu herausgefunden?« Tim Spector: »Das ist Unsinn. Die aktuellen großen Studien zeigen, dass es einfach nicht stimmt. Fett ist nahezu überall drin. Lachs zum Beispiel hat viel davon, aber das heißt nicht, dass er ungesund ist. Die Idee, dass etwas schlecht ist, nur weil es Fett enthält, ist überholt. Es gibt keinen Beweis irgendwo auf dieser Welt, dass eine Diät mit wenig Fett irgendjemanden hat länger leben lassen. Das ist ein alter Mythos.«

Fett macht nicht gleich fett

Es ist etwa 50 Jahre her, dass Fett per se in Verruf geriet. Basierend auf einer einzigen Studie mit sehr dünner Datenlage entstand damals die sogenannte »Fett-Hypothese«. Ausgehend aus den USA wurde fettarmes Essen zum wichtigsten Prinzip der Ernährung erhoben. Fett wurde in den Empfehlungen durch stärkehaltige Lebensmittel wie Reis, Kartoffeln oder Brot ersetzt. Und tatsächlich: Der Anteil des wirklich beim Essen konsumierten Fettes sank anschließend – auch in Deutschland. Aber: Die Menschen wurden in der Folge nicht dünner und gesünder. Im Gegenteil, derzeit erleben wir einen rasanten Anstieg an Übergewicht. Vor allem der Bauchumfang wächst dramatisch.

Stimmt die These »Fett macht fett« also nicht? In der Tat, bislang konnte noch in keiner einzigen Studie nachgewiesen werden, dass der Wechsel von einer normalen Ernährung zu einer fettreduzierten überhaupt positive Auswirkungen auf die Zahl der Herzerkrankungen oder die Gesamtsterblichkeit gehabt hätte.

Deswegen hake ich bei Tim Spector nach: »Aus Ihrer Sicht ist Fett Bestandteil einer gesunden Ernährung?«

Tim Spector: »Es geht darum, dass wir Nahrungsmittel mit möglichst hoher Qualität zu uns nehmen. Das ist das Wichtigste, denn sie sind für uns am gesündesten. Olivenöl zum Beispiel. Mit seinen gesunden Fettsäuren ist es richtig gut für uns. Aber kaufen Sie unbedingt nur das gute, extra virgin und in hoher Qualität. Das billige Zeug ist verdünnt, da ist fast nichts mehr von der Pflanze drin und es hat damit kaum Wirkung.«

Fett ist also längst nicht so ungesund, wie lange behauptet wurde. Im Gegenteil, heute weiß man: Unser Körper braucht Fett, um zum Beispiel die Vitamine A, D, E und K aufnehmen zu können. Das in gelben Paprika enthaltene Vitamin A ist nur für den Organismus verwertbar, wenn man dazu zum Beispiel Olivenöl isst.

Fett ist außerdem ein guter Sattmacher. Denn es wird anders verdaut als Zucker oder Kohlenhydrate. Vor allem dauert es deutlich länger, die eng zusammenliegenden Fettmoleküle in Magen und Darm aufzuspalten.

Ernährungsexperte Tim Spector spricht noch ein weiteres eng mit Fett verbundenes Thema an. Er sagt: »Die These, Cholesterin sei schädlich, wurde mit der Zeit ersetzt durch die Aussage ›Alle Fette sind schlecht‹. Das war ein großer Fehler. Man muss sehr klar unterscheiden, von welcher Art Fett wir reden.«

Denn das Fett einer Salamipizza ist im Vergleich zu dem einer Avocado viel ungesünder. Fett wird aus drei Fettsäuren gebildet. Jede unterscheidet sich in Länge und Anzahl der möglichen Anknüpfstellen für andere Stoffe. Wichtig ist dabei die Unterscheidung in gesättigte und ungesättigte Fettsäuren.

Gesättigte Fettsäuren kann der Körper aus anderen Stoffen wie Glukose oder Eiweißen selbst herstellen. Deswegen werden sie in der Medizin auch »nicht essenziell« genannt. Ob sie für uns gesund oder ungesund sind, ist derzeit noch umstritten und muss weiter erforscht werden.

Gesättigte Fettsäuren für eine gesunde Ernährung

Als besonders gesund gelten Lebensmittel mit einem hohen Anteil ungesättigter Fettsäuren. Dabei unterscheidet man zwischen einfach und mehrfach ungesättigt. Der Körper kann sie nur in geringer Menge selbst herstellen, deswegen müssen sie über Nahrungsmittel zugeführt werden. Pflanzliche Lebensmittel, Nüsse, Samen und fetter Fisch enthalten besonders viele dieser Fettsäuren.

Ein hervorragender Lieferant ist auch Olivenöl. Eine umfangreiche Studie aus Spanien mit 2500 Teilnehmern hat belegt, dass in einer Gruppe, die neben mediterraner Kost noch täglich eine zusätzliche Portion Olivenöl aß, das Risiko für einen Schlaganfall um 30 Prozent niedriger war als bei fettarmer Ernährung.

Das aus Oliven gewonnene Öl enthält vor allem eine einfach ungesättigte Fettsäure, die sogenannte Ölsäure. Sie senkt zum Beispiel auch das Risiko für Herzerkrankungen und Entzündungen. Bei Frauen gibt es Hinweise, dass der Konsum von Olivenöl das Risiko für Brustkrebs reduziert. Allerdings nur, wenn man großzügig mit dem Olivenöl umgeht. Denn um eine positive Wirkung zu erzielen, sollte man etwa 50 Gramm Olivenöl pro Tag konsumieren.

Margarine – viel ungesünder als lange gedacht

In unserem Kühlschrank steht heute nur noch Butter. Margarinen enthalten nämlich oft chemisch hergestellte Transfette. Und die gelten unter Experten als wirklich böse. Sie sorgen dafür, dass Fett auch bei Raumtemperatur fest bleibt. Klingt praktisch, aber sie erhöhen das schlechte LDL-Cholesterin im Blut und reduzieren gleichzeitig das gesunde HDL-Cholesterin. Auch machen sie dick, besonders am Bauch. Gleichzeitig steigt der Gehalt an Triglyceriden im Blut. Sind sie erhöht, wächst das Risiko für kardiovaskuläre Krankheiten. Transfette sind noch dazu wichtige Treiber für Entzündungsprozesse sowie die Entstehung von Diabetes Typ 2. Inzwischen wissen viele um die Schädlichkeit von Transfetten. Natürlich reagiert die Lebensmittelindustrie darauf – mit neuen und vor allem noch billigeren Fetten. Diese neue Art wird in einem komplexen Prozess, der den Namen Interesterifizierung trägt, hergestellt. Aber auch vor ihnen warnt Tim Spector: »Es sind industriell hochverarbeitete Produkte, wir wissen fast nichts über sie und ihre Interaktionen mit unserem Körper und seinen Abläufen, trotzdem kommen sie inzwischen in vielen Lebensmitteln zum Einsatz.«

Die wichtigsten Öle und ihre Bestandteile im Überblick

Es gibt viele Öle, die eine ähnlich positive Wirkung haben wie Olivenöl. Ein Überblick:

Rapsöl: Es wird von der Deutschen Gesellschaft für Ernährung empfohlen als »Öl der Wahl«. Es enthält im Vergleich zu anderen am wenigsten gesättigte Fettsäuren, ist aber reich an einfach ungesättigten Fettsäuren, Omega-3- und Omega-6-Fettsäuren. Diese gelten allesamt als sehr gesund. In Rapsöl steckt auch viel Vitamin E – dem eine antioxidative Wirkung nachgesagt wird. Es soll Zellschäden und Entzündungen verhindern.
Pro Tag werden zwei bis drei Esslöffel Rapsöl empfohlen. Zum Braten eignet sich auch raffiniertes Rapsöl.

Leinöl: Leinöl wird aus Leinsamen hergestellt und ist ein guter Lieferant für Omega-3-Fettsäuren. Dem Öl werden viele positive Eigenschaften zugeschrieben. So soll Leinöl dazu beitragen, dass die Adern flexibel bleiben und ebenfalls Entzündungen vorbeugen. Empfohlen wird ein Esslöffel Leinöl pro Tag. Bereits nach drei Monaten der täglichen Einnahme können sich Blutfett- und Cholesterinwerte deutlich bessern. Bereits seit der Antike wird Leinöl gegen Bauchschmerzen und Durchfall angewendet.

Walnussöl: Es enthält viele einfach und mehrfach gesättigte Fettsäuren wie zum Beispiel Omega-3. Und gilt deshalb als besonders gut für die Herzgesundheit. Außerdem enthält es Biotin (Vitamin B_7), das das gesunde Wachstum von Haut, Haaren und Nägeln unterstützt. Zum Kochen ist es aber nicht geeignet, da es nicht hitzebeständig ist. Es sollte besser als Salatöl oder über Gemüse verwendet werden.

Bei diesen Ölen besser vorsichtig sein:

Kokosöl: Ihm wird oft heilende Wirkung zugesprochen und es wird von manchen als wahres Superfood angepriesen. Aber die Realität ist eine andere: Kokosöl ist nicht das gesündeste Öl und

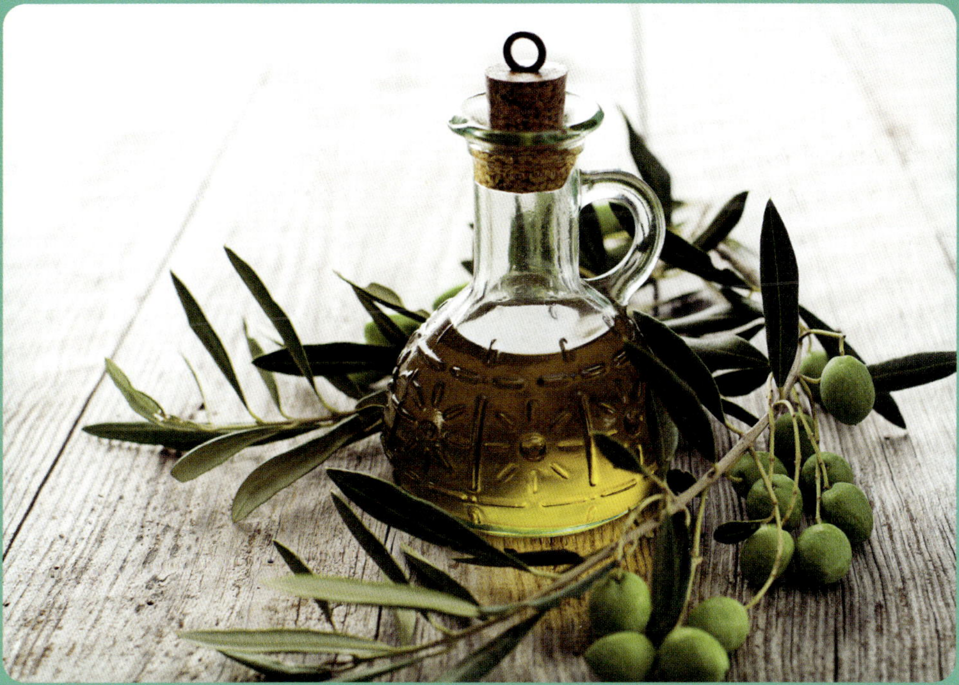

sollte auch nur gelegentlich verzehrt werden. Vor allem weil es reich an gesättigten Fettsäuren ist. Laut Stiftung Warentest, die Kokosöle untersucht hat, schöpfen bereits zwei Teelöffel das Tagesbudget für gesättigte Fettsäuren zu zwei Dritteln aus.

Palmöl und Palmkernöl: Diese beiden Öle enthalten hohe Mengen gesättigte Fettsäuren und wirken deswegen negativ auf die Blutfette. Palmöl steht aber auch in der Kritik, weil bei seiner Verarbeitung krebserregende Stoffe entstehen können. Wird Palmöl stark erhitzt, bilden sich sogenannte 3-MCPD-Fettsäureester.

Außerdem hat Palmöl einen sehr hohen Gehalt an Glycidol-Fettsäureestern. Bei der Verdauung kann daraus Glycidol abgespalten werden. Den Stoff stuft das Bundesinstitut für Risikobewertung als krebserregend ein.

Auch MCPD steht im Verdacht, das Krebsrisiko zu erhöhen. In Tierversuchen verursachte es Tumore und schädigte Leber, Nieren und Hoden. Deswegen sollte dieser Stoff mit der Nahrung möglichst wenig aufgenommen werden.

Was Olivenöl so gesund macht

Olivenöl zählt zu den wichtigsten Zutaten der mediterranen Ernährung. Auch in deutschen Supermärkten ist das Angebot inzwischen groß. Die Qualitätsunterschiede sind aber riesig. Ein Leitfaden:

In der EU wird Olivenöl in acht unterschiedlichen Güteklassen produziert. In Deutschland werden davon meist nur drei Güteklassen verkauft. »Natives Olivenöl extra« oder »extra vergine« ist die höchste Güteklasse. »Natives Olivenöl« und »Olivenöl« bilden die zweite und dritte.

Olivenöl sollte kühl, dunkel und in einem fest verschlossenen Behälter aufbewahrt werden. Im Kühlschrank wird es meist flockig, bei Raumtemperatur dann wieder flüssig. Der Qualität des Öls schadet das nicht. Richtig gelagert, kann es bis zu zwei Jahren haltbar sein.

1. Güteklasse: Natives Olivenöl extra

Dieses Öl wird immer kalt gepresst. Das heißt eine Temperatur von 27 Grad Celsius darf dabei nicht überschritten werden. Diese Art der Herstellung gilt als schonend und soll die wichtigen Inhaltsstoffe des Olivenöls erhalten. Laut Verordnung gibt es eine Liste von 15 Punkten, die bei der Herstellung und dem Geschmack des Öls beachtet werden müssen. Wird auch nur einer nicht erfüllt, darf das Öl nicht in dieser Güteklasse verkauft werden.

Natives Olivenöl extra muss ein Mindestmaß an Fruchtigkeit haben. Man unterscheidet hier in vier verschiedene Geschmacksstufen: leicht, mittel, intensiv und grün.

Aber Vorsicht: Die qualitativen Unterschiede in dieser Kategorie sind groß. Olivenöl ist das meistverfälschte Lebensmittel in der EU. 2019 beschlagnahmten die deutsche und italienische Polizei 150.000 Liter gepanschtes Olivenöl. Außerdem sind die Mindeststandards der europäischen Olivenölverordnung sehr gering. Es gibt kaum mehr ein Öl, das sie nicht erfüllt, so sagt Ökotest. »Raffinierte Erzeuger könnten im Rahmen des Gesetzes – also legal – Öle so geschickt mischen, dass sie die Werte der Güteklasse ›nativ extra‹ erreichen«, so urteilen die Experten.

Umso wichtiger ist es, beim Kauf auf die Farbe zu achten. Ein gutes Olivenöl ist hellgrün bis grüngelb. Ist es dunkel oder tiefgelb, sollten Sie die Finger davonlassen.

Hochwertiges Olivenöl riecht nach frischem Gras, Gartenkräutern, Artischocken und natürlich Oliven. Ein leicht scharfer Geschmack, der im Hals brennt, ist ein Hinweis auf die hohe Qualität des Olivenöls, ebenso wie ein bitterer Geschmack. Ist es dagegen geschmacklos, deutet das meist auf mindere Wertigkeit hin.

2. Güteklasse: Natives Olivenöl

Auch hierbei handelt es sich um kalt gepresstes Öl. In den allermeisten Fällen stammt es aus der zweiten Pressung der Oliven. Es enthält deswegen auch weniger gesunde Pflanzenstoffe.

3. Güteklasse: Olivenöl

Dies ist eine Mischung aus nativem und raffiniertem, also gereinigtem und heiß gepresstem Olivenöl. Bei der Warmpressung kommen auch Lösungsmittel zum Einsatz, um die Ausbeute möglichst zu erhöhen. Um diese wieder zu entfernen, muss das Öl erhitzt werden. Hohe Temperaturen zerstören neben Vitaminen auch die mehrfach ungesättigten Fettsäuren und den Geschmack.

Manche Olivenöle tragen auch noch regionale Ursprungsangaben. Die strengsten Auflagen gelten für die geschützte Bezeichnung: g.U., auch P.D.O. oder D.O.P. genannt. Das Öl wird verpflichtend in nur einer Gegend oder sogar an einem Ort hergestellt, verarbeitet und abgefüllt. Das garantiert eine hohe Frische der Oliven.

Die Bezeichnung g.g.A. ist weniger streng. Sie ist ebenfalls geschützt und macht eine geografische Angabe zum Öl. Es reicht aber aus, wenn entweder Erzeugung, Verarbeitung oder Abfüllung in einem bestimmten Gebiet stattgefunden haben.

Fleisch: Essenziell für unsere Entwicklung oder schädlich für den Körper?

In meiner Jugend gab es den klassischen Sonntagsbraten. Das war ein Festessen. Wir nahmen uns immer viel Zeit dafür und saßen so manchmal noch ein, zwei Stunden später am Tisch und redeten über alles, was wir in den Tagen zuvor erlebt hatten. Oft gab es Schweinefleisch, manchmal Rind, ab und zu Huhn. An ganz besonderen Tagen gab es sogar Hasenbraten. Eigenhändig geschlachtet von meiner Großmutter im Garten. Wochenlang hatten mein Bruder und ich die Tiere gefüttert und ihnen lustige Namen gegeben, jetzt wurden Klopfer und Co. gegessen. Auf dem Land, wo ich groß geworden bin, lernte man früh, dass für einen Braten Tiere geschlachtet werden müssen. Sogar solche, mit denen man noch kurz vorher gekuschelt hat. Auch deshalb ist ein Stück Fleisch auf dem Teller bis heute für mich immer etwas Besonderes.

Schnelle Entwicklung durch Fleisch

Heute ist Fleisch längst kein Luxusgut mehr, sondern meist billige Massenware. Im Jahr 2020 wurden in Deutschland pro Kopf fast 60 Kilo davon verzehrt. Damit zählen wir zu den Ländern mit dem höchsten Fleischverbrauch weltweit. Um die Nachfrage decken zu können, wurden alleine hierzulande 55 Millionen Schweine, 3,4 Millionen Rinder und 703 Millionen Geflügeltiere geschlachtet. Die Massentierhaltung gilt als einer der größten Verursacher für schädliche Treibhausgase. Die Abkehr davon wäre ein wesentlicher Schritt zur Verlangsamung der Erderwärmung. Nur darüber könnte man ganze Bücher schreiben.

Aber in diesem Kapitel soll es darum gehen, wie gesund – oder ungesund – Fleisch für den Menschen ist. Und welchen Einfluss der Verzehr auf das gefährliche Bauchfett hat.

Lange ging man in der Wissenschaft davon aus, dass der Konsum von Fleisch wichtig für die beschleunigte Entwicklung der Menschheit war. Erst durch den Konsum von Fleisch wurde die Größenzunahme des Gehirns möglich – so die Annahme. Inzwischen wissen wir viel mehr über die damalige Lebenswelt. Und es wird immer klarer, dass auch zu Urzeiten bei unseren Vorfahren Fleisch nur sehr selten auf dem Speiseplan stand. Inzwischen glauben zwar viele Experten, dass vor allem das tierische Protein für den Wachstums- und Entwicklungsschub maßgeblich war. Aber sie schließen längst nicht aus, dass derselbe Fortschritt auch nur mit pflanzlichem Protein möglich gewesen wäre.

Krank durch hohen Fleischkonsum

In einem Zeitungsartikel über Ernährung las ich kürzlich den Satz: »Das beste Fleisch ist Fruchtfleisch.« Gesagt hat ihn der Ernährungswissenschaftler Claus Leitzmann. Es ist seine Art zu sagen: »Esst weniger Fleisch!«

Recht hat er. Denn ein regelmäßiger und hoher Konsum von Fleisch ist verantwortlich für viele Zivilisationskrankheiten wie Herzinfarkt, Schlaganfall, Diabetes, Bluthochdruck, Arthrose, Arthritis, Demenz und Alzheimer. Darmkrebs, Brust- und Prostatakrebs werden wohl auch durch den Verzehr von Fleisch begünstigt. Wer täglich mindestens 100 Gramm rotes Fleisch von Rind, Schwein oder Lamm isst, dessen Sterblichkeitsrisiko steigt um 30 Prozent. Weißes Fleisch, also Geflügel, schneidet zumindest bei den Herzerkrankungen ein bisschen besser ab. Bei Übergewicht und Krebs ist es gleichermaßen schlecht wie rotes Fleisch.

Einige der heute populären Abnehmmethoden wie zum Beispiel die Steinzeitdiät propagieren einen hohen Fleischkonsum. Kurzfristig kann man damit sicher sein Gewicht reduzieren. Die Schäden einer solchen Diät sind aber groß.

Auslöser für die Nebenwirkungen sind hauptsächlich die tierischen Proteine. Zu ihnen pflegt unser Körper ein sehr zwiespältiges Verhältnis. Diese Eiweiße sind wichtige Nährstoffe für uns, sie machen lange satt, haben relativ wenige Kalorien und lassen den Blutzucker nicht ansteigen. Wir können ohne sie nicht überleben, denn unser Körper braucht Proteine für allerlei Abläufe. Sie transportieren zum Beispiel wichtige Nährstoffe, regulieren den Stoffwechsel und bilden Baustoffe für Herz, Gehirn und Muskeln.

Unser Körper ist nicht in der Lage, Proteine zu speichern, deswegen müssen wir sie über die Nahrung zu uns nehmen. In Hungerphasen werden sie aus den Muskeln als sogenannte Reserveenergie freigesetzt. Dieses Notfallprogramm hält uns zwar am Leben – gesund ist es aber nicht.

Ebenso ungesund ist es, wenn wir zu viele Proteine aufnehmen. Die Deutsche Gesellschaft für Ernährung empfiehlt für Erwachsene täglich 0,8 Gramm pro Kilogramm Körpergewicht und Tag. Bei einer erwachsenen Person mit 70 Kilogramm Gewicht wären das rund 60 Gramm. Mehr macht uns krank und soll sogar die vorzeitige Alterung vorantreiben. Als noch schädlicher gilt laut neuester

Forschungsergebnisse verarbeitetes Fleisch, also Wurst. Denn darin sind meist viele zusätzliche krank machende Stoffe wie Pökelsalze, Nitrate und viele gesättigte Fette enthalten. Schon ab 50 Gramm Wurst pro Tag erhöht sich das Risiko für Darmkrebs statistisch um 18 Prozent, für Herz-Kreislauf-Leiden sogar um 42 Prozent. Die Weltgesundheitsorganisation WHO ging kürzlich sogar so weit und stellte rotes und verarbeitetes Fleisch wegen seiner Krebsgefahr auf eine Stufe mit Zigaretten. Trotzdem ist Fleisch so beliebt wie nie zuvor.

Fleischkonsum ist nicht »männlich«

Es sind vor allem Männer, die heute noch immer auf ihr Steak und Wurstbrot bestehen. Sie essen mit durchschnittlich täglich 160 Gramm doppelt so viel Fleisch wie Frauen.

Die Gründe dafür, so vermuten Experten, sind psychologischer Art. Männer bevorzugen noch immer ein Ernährungsverhalten, das gekennzeichnet ist durch eine Vorliebe für starke Kost: sättigend, deftig, stark gewürzt und mit Biss. Weniger geschätzt werden Speisen, die als mild, leicht, lau oder irgendwie labberig gelten. Ein herausragendes Symbol für Männlichkeit ist in vielen Gesellschaften das Fleisch. Es ist wie kein anderes Nahrungsmittel von einer Aura der Macht und Stärke umgeben. Es geht sogar so weit, dass laut Umfragen Männer glauben, Fleisch sei besonders gut für ihre Libido. Ihnen sei hier gesagt: Männer, die sich fleischarm oder vegetarisch ernähren, haben einen höheren Spiegel des männlichen Geschlechtshormons Testosteron und leiden deutlich weniger unter Erektionsstörungen als Fleischesser.

Die Fakten gegen einen allzu hohen Konsum von Fleisch sind überwältigend. Da gibt es nichts mehr zu diskutieren, möchte man meinen. Aber: Auch bei diesem Bereich der Lebensmittelindustrie handelt es sich um einen äußerst lukrativen Markt. Es ist also keine Überraschung, dass es auch immer wieder Studien gibt, die die angebliche Unschädlichkeit von Fleisch nachgewiesen haben sollen. So wie Ende 2019. Laut einer US-Metastudie, die zahlreiche andere Studien zusammenfasst, gebe es keine Beweise, dass Fleisch ungesund sei, hieß es da.

Die Schlagzeilen waren groß, der Tenor: endlich ohne Sorgen Fleisch essen. Eine Aussage, die alle Ernährungsempfehlungen der letzten Jahrzehnte über den Haufen geworfen hätte – wäre sie wahr gewesen. Schnell kamen aber erhebliche Zweifel an der Untersuchung auf. Ernährungsexperte Tim Spector, der die

Ergebnisse umfassend analysiert hat, sagt: »Einer der Autoren der Studie wurde von der US-Agrar-Lobby finanziert, die sich unter anderem für mehr Rinderzucht in Texas einsetzt.«

Es gibt sehr grundsätzliche Mängel und Fehler in der Auswertung der Daten hinter der Studie. Die Autoren haben vier andere Studien zusammengefasst. Drei bestätigten, dass ein niedrigerer Fleischkonsum gesünder sei – dennoch zogen sie den fleischfreundlichen Schluss. »Aus meiner Sicht wirft das erhebliche Zweifel an den Ergebnissen auf«, so Spector. Eine Meinung, die er mit fast allen Experten und Expertinnen weltweit teilt.

Spector betrachtet Fleisch vor allem wegen seiner Wirkung auf das Mikrobiom als kritisch. »Hoher Fleischkonsum führt dazu, dass sich im Darmmikrobiom potenziell aggressive Bakterien stark vermehren«, erklärt er. Vor allem Geflügel und Schwein werde in der Massentierhaltung häufig übermäßig mit Antibiotika behandelt. Im schlimmsten Fall übertragen sich Rückstände der Medikamente dann auch auf die Menschen.

Fleisch kann psychische Erkrankungen heilen

Fleisch komplett vom Speiseplan verbannen will Spector aber trotzdem nicht. Im Gegenteil: »Kleine Portionen hochwertigen Fleischs können sogar eine positive Wirkung auf den Körper haben.« Studien aus Australien weisen darauf hin, dass ein niedriger Fleischkonsum das Risiko für mentale Probleme wie Depressionen und Ängste reduziert. Warum das wohl so ist, muss noch genau erforscht werden.

Aber vor allem die Auswahl des Fleisches scheint dabei eine wichtige Rolle zu spielen. Fleisch von mit Soja und Mais ernährten Tieren ist weniger nahrhaft als solches von mit Gras gefütterten. Dieses enthält vor allem deutlich mehr für die mentale Gesundheit wichtige Omega-3-Fettsäuren. Dasselbe gilt für Eisen und Vitamin B_{12}, die ebenfalls für die Gehirngesundheit von großer Bedeutung sind.

Mit Blick auf die Daten und seine eigene umfangreiche Forschung empfiehlt Tim Spector deshalb: »Werden Sie Flexitarier – also Vegetarier, der nur ab und zu Fleisch isst.« Und: »Achten Sie dann auf gute Tierhaltung. Aus gesundheitlicher Sicht ist es tausendmal besser, einen hochwertigen Hamburger zu essen, als irgendwas von mit Antibiotika vollgepumpten Tieren.«

Übrigens: Eiweiß aus pflanzlichem Ursprung verträgt unser Körper auch in größeren Mengen viel, viel besser. Woran das liegt, darüber gibt es bisher nur Vermutungen: vielleicht an der Zusammensetzung der Aminosäuren oder an sekundären Pflanzenstoffen – also anderen Bestandteilen der Pflanzen, die Zellfunktionen und den Kreislauf schützen. Gute Proteinquellen sind Linsen, Edamame, Pilze wie Shiitake, Brokkoli oder Bohnen.

Je weniger Fleisch, desto besser, so bestätigt der Blick in die derzeitigen Forschungsergebnisse. Falls der Verzicht besonders schwerfällt, kann ein schrittweiser Entzug helfen. Verbannen Sie es nicht von einem Tag auf den nächsten komplett von ihrem Speiseplan, sondern gehen Sie schrittweise vor. Und wenn es dann am Ende beim gelegentlichen Sonntagsbraten oder Sonntagsschnitzel bleibt, ist schon viel erreicht.

Gute Alternative? Was im Fleischersatz steckt

Fast acht Millionen Menschen in Deutschland ernähren sich inzwischen vegetarisch oder vegan – Tendenz steigend. Darauf reagieren natürlich auch die Lebensmittelkonzerne und fluten den Markt mit immer neuen Fleischalternativen. Mit großem Erfolg: Laut Statistischem Bundesamt wurden im ersten Quartal 2020 rund 20.000 Tonnen pflanzliche Burger, Aufstriche und Grillgut auf Basis von Tofu, Soja und Co. hergestellt. Patties sind dabei die meistverkaufte Fleischalternative, vor Veggie-Würstchen.

Haferflocken, Jackfruit, Sojakleie, Kichererbsen, Seitan, Erbsenprotein, Weizeneiweiß, Chashewkerne und sogar Paniermehl – die Liste der Stoffe, aus denen vegetarische Burger hergestellt werden, ist lang. Die fleischlosen Klopse ähneln im Geschmack auch immer mehr echtem Fleisch. Aber sind sie auch eine gesunde Alternative? Stiftung Warentest hat kürzlich 18 Burger-Patties genauer untersucht und gab neun davon die Note gut. In einigen wurden allerdings Schadstoffe in Form von Mineralölrückständen nachgewiesen. In einem Produkt wurde im Fettanteil Glycidyl-Ester gefunden, aus dem der Körper das vermutlich krebserregende Glycidol freisetzt, und 3-MCPD-Ester, die sich in möglicherweise krebserregende 3-MCPD umwandeln.

Aber auch sonst sind die Fleischersatzprodukte nicht allzu gesund. Denn in den Patties steckt oft jede Menge Hightech, es sind hochverarbeitete Lebensmittel. Stiftung Warentest beschreibt die Herstellung so: »Typischerweise verkneten Maschinen konzentrierte und isolierte Eiweiße – meist aus Hülsenfrüchten oder Weizen – mit Verdickungsmitteln, Gewürzen, Salz, Aromen und färbenden Zutaten etwa aus Roten Beten oder Johannisbeeren. Das Ganze wird

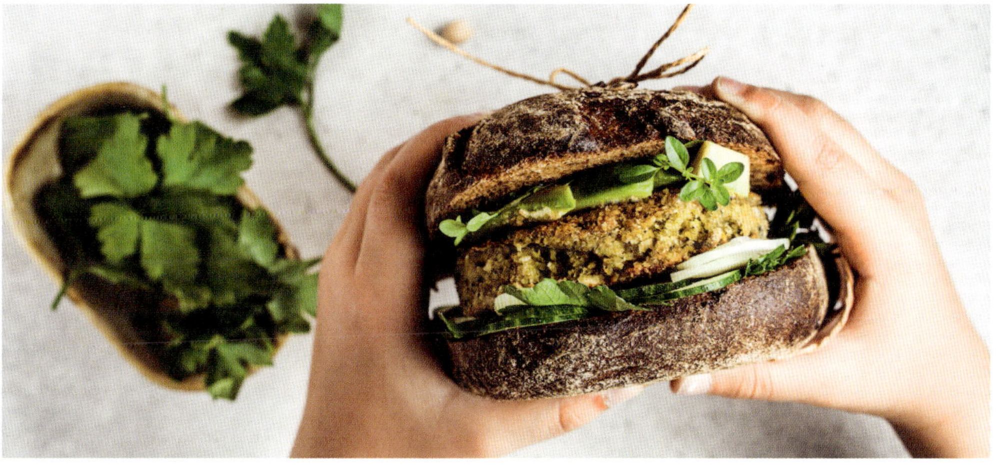

dann mit viel Druck durch Düsen eines sogenannten Extruders gedrückt. Heraus kommt eine formbare Masse.«

Fettig und salzig – keine gute Alternative

Manche Produkte bestehen aus sehr viel Fett. Der besonders populäre »Beyond Burger« enthielt laut Warentest 21,5 Gramm pro 100 Gramm. Das war der höchste Wert aller untersuchten Produkte. Auch die Qualität der Fette ist ein großes Problem. Die Burger von Aldi und Lidl enthalten demnach mehr als 60 Prozent der schädlichen gesättigten Fettsäuren. In den Aldi-Patties war außerdem noch viel Salz: 2,3 Gramm pro Stück. Das entspricht einem Drittel der sechs Gramm, die die Deutsche Gesellschaft für Ernährung als tägliches Maximum nennt.

Insgesamt enthalten Veggie-Burger vergleichsweise wenig Eiweiß. Auch der Eisengehalt ist deutlich niedriger als bei Fleisch. Der Nährstoff ist besonders wichtig für die Blutbildung. Soja und Erbsen enthalten zwar ein bisschen Eisen, aber der Körper kann es aus Pflanzen viel schlechter verwerten. Deswegen setzen manche Hersteller ihren Produkten Eisen sowie Vitamin B_{12} künstlich zu. Denn vor allem dieses Vitamin, das unser Körper für die Zellteilung benötigt, kommt in Pflanzen fast nicht vor.

Deswegen sind solche Ersatzprodukte keine gute Alternative für Fleisch. Vor allem wegen der vielen Zusatzstoffe, die nötig sind, um aus der Eiweißmasse ein schmackhaftes Lebensmittel zu machen. Die Rückwirkungen und Reaktionen des Körpers darauf sind nicht erforscht. Die Erfahrung mit anderen Lebensmitteln hat gezeigt, dass das Mikrobiom höchst empfindlich reagiert und leicht aus seinem gesunden Gleichgewicht gerät, wenn es mit solch künstlichen Nahrungsmitteln gefüttert wird.

Einfach und schnell – Fertiggerichte

Natürlich ist es praktisch, eine Pizza aus dem Tiefkühlfach zu nehmen und in den Ofen zu schieben. 15 Minuten später ist sie fertig. Man braucht keine frischen Zutaten, muss nicht mühsam Hefeteig kneten und nach dem Essen nicht noch die Küche putzen.

Nicht ohne Grund sind Pizzen seit Jahren das beliebteste Fertiggericht in Deutschland. Alleine 2019 wurden 362.000 Tonnen verkauft. Der Anteil von Industrieessen an der Ernährung hierzulande ist laut Schätzungen in den vergangenen Jahren auf etwa 60 Prozent gestiegen. Instantsuppen, Tiefkühlgerichte oder Fast Food – solche Lebensmittel werden mit dem Versprechen beworben, dass sie kaum Arbeit machen und fast augenblicklich verzehrt werden können.

Schnell macht dick – so schlecht bekommt uns Fertigessen

Die schnelle Zubereitung ist furchtbar praktisch. Aber haben Sie einmal auf die Kalorienangaben für eine Tiefkühlpizza geschaut? Schon eine halbe Portion mit dünnem Teig und sparsam belegt, enthält über 500 Kilokalorien. Das ist bereits deutlich mehr, als Ernährungswissenschaftler und -wissenschaftlerinnen für ein komplettes Mittagessen empfehlen. Und wer isst schon nur eine halbe Pizza?

Aber noch viel wichtiger: Die Herstellung all dieser Gerichte hat kaum mehr etwas mit Kochen, wie wir es kennen, zu tun. Sondern gleicht eher einem chemischen Prozess. Ausgefeilte Lebensmitteltechnik ist dafür notwendig. In der Ernährungswissenschaft werden sie daher auch als »hochverarbeitet« oder »industriell verarbeitet« bezeichnet. Zutaten werden ultrahocherhitzt, zu Pulver zermahlen und neu zusammengemixt. Sogenannte Lebensmittelzusätze wie Emulgatoren, Verdickungsmittel, Säureregulatoren, Dextrose, modifizierte Stärke, Farbstoffe und Geschmacksverstärker sorgen dann für das immer gleiche Aussehen und den immer gleichen Geschmack. So werden selbst die billigsten Bestandteile zu einer schmackhaften Mahlzeit.

Schnell zubereitet und zu schnell verdaut

Ernährungsexperte Tim Spector steht so hergestellten Lebensmittel extrem skeptisch gegenüber. Er sagt: »Aufgrund ihrer Bestandteile sind sie für den Körper wie vorverdaut, er braucht dann weniger Aufwand und Energie, um sie aufzuspalten«. In der Summe bedeutet das: Er speichert nach einer solchen Mahlzeit noch mehr Fett – vor allem am Bauch.

In mehreren großen Studien wurde nachgewiesen, dass Menschen, die oft zu hochverarbeiteten Lebensmitteln greifen, häufiger übergewichtig sind und mit höherer Wahrscheinlichkeit an Depressionen, Herz-Kreislauf-Erkrankungen oder Krebs leiden. Ihre Sterblichkeit ist insgesamt erhöht.

Auf die Frage, woran das liegt, antworte Experte Spector: »Die Forschung weist derzeit klar darauf hin, dass sich diese Art der Ernährung schlecht auf die Bakterien im Darm auswirkt.« Industriekost enthält in der Regel viel zu viel Fett, zu viel Salz und Zucker, aber dafür kaum Ballaststoffe. Dieser Mix ist nicht gut für unseren Organismus. So befüllt, kommt es zu Fehlfunktionen. Dass die Bestandteile durch chemische, mechanische und thermische Arbeitsschritte verändert wurden, scheint dabei das größte Problem zu sein. Unser Verdauungssystem kann sie leichter erschließen. Das ist aber nicht gesund für das Mikrobiom.

Denn das Überangebot an Energie führt dazu, dass aus dem Dickdarm nützliche Bakterien von schädlichen verdrängt werden. Diese haben leichtes Spiel, denn der Mangel an Ballaststoffen schwächt die guten Bakterien bereits.

»So gefüttert, kippt das Gleichgewicht im Mikrobiom ganz schnell«, erklärt Spector. Die Folgen sehen wir dann nicht nur bei Gewicht und Bauchumfang, sondern an vielfältigsten Auswirkungen auf den Stoffwechsel, auf das Herz und sogar auf das Gehirn.

Fertigessen macht Hunger auf mehr

Noch auf eine andere Art scheint das Fertigessen uns auszutricksen. So konnten Forscher messen, dass die Essgeschwindigkeit bei Industriekost wesentlich höher ist als bei einer selbst gekochten Mahlzeit. Im schlimmsten Fall so schnell, dass wir gar nicht merken, dass wir längst satt sind. Außerdem wurde im Blut der Testpersonen auch weniger des sättigenden Hormons Peptid YY gefunden. Dafür war der Gehalt des Hunger auslösenden Hormons Ghrelin erhöht.

Aber auch die vielen in Fertigessen enthaltenen Zusatzstoffe sind unter Wissenschaftlerinnen und Wissenschaftlern umstritten. Spector warnt: »Wir wissen von fast keinem der Stoffe, wie er langfristig wirkt und was genau passiert, wenn man sie in größeren Mengen konsumiert.« Der Arzt hat vor einigen Jahren seinen damals

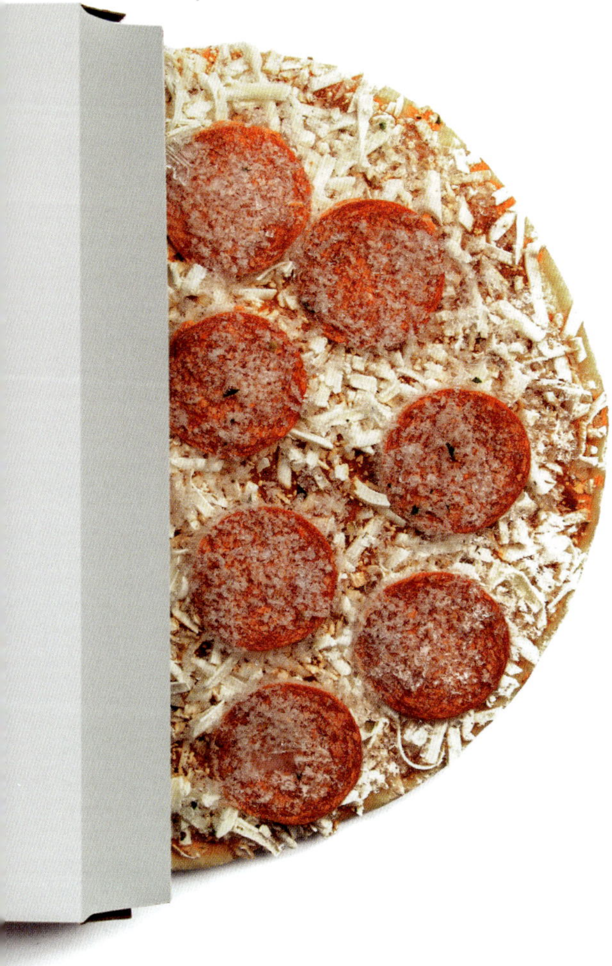

20-jährigen Sohn Tom für ein zehntägiges Fast-Food-Burger-Experiment engagiert. Bereits nach zehn Tagen nur mit Hamburgern und Chicken Nuggets war Toms Mikrobiom deutlich weniger divers. Rund 40 Prozent Bakterienarten verlor er in dieser kurzen Zeit. Die Nahrungsmittel, die hauptsächlich aus Mais, Getreide, Soja, Fleisch plus vielen Zusatzstoffen bestehen, wirkten lange nach. »Bis sich das Mikrobiom meines Sohnes wieder erholt hatte, vergingen Jahre«, so Spector. Er lacht kurz und sagt dann: »Tom hat mich sehr regelmäßig daran erinnert, was ich ihm angetan habe.«

Aber Industrieessen ist nicht nur schlecht. So gibt es zum Beispiel bestimmte Arten von in Dosen eingemachten oder tiefgefrorenen Früchten und Gemüse wie zum Beispiel Bohnen. Der größte Vorteil: Sie werden unmittelbar nach der Ernte weiterverarbeitet, dadurch werden ihre Vitamine weitestgehend erhalten. Inzwischen sind viele der Produkte auch mit weniger oder gar keinem zusätzlichen Zucker erhältlich.

Ebenfalls in die Kategorie »hochverarbeitet« fallen Milchprodukte. Im Grunde sind Milch und Co. allesamt in irgendeiner Form bearbeitet. Um länger haltbar zu sein und mögliche Keime abzutöten, werden sie pasteurisiert. Auch Käse wird während der Herstellung erhitzt, vermischt, zerschnitten und gepresst. Außerdem werden Zutaten wie Salz oder Lab hinzugegeben. Aber meist werden sie sehr sparsam eingesetzt und sind natürlichen Ursprungs, sodass die Qualität der Lebensmittel nicht leidet.

Spector hat einen wichtigen Tipp: »Wenn Sie vor der Entscheidung stehen, was Sie essen wollen, dann fragen Sie sich: Kannten meine Großeltern das schon? Ist die Antwort Nein, dann lassen Sie die Finger davon.«

Auf diese Zusatzstoffe sollten Sie achten

Oft sind die Bezeichnungen verwirrend. Zusatzstoffe sind heutzutage in fast allen Lebensmitteln zu finden. Wie sie im Körper wirken, ist unklar. Hier eine Übersicht über die wichtigsten.

E 466 – Karboxymethyzellulose Dient der Bindung von Flüssigkeiten und sorgt für eine bessere Durchmischung der Inhaltsstoffe. Zu finden in Eis, Desserts, Backwaren, Fleisch- und Fischerzeugnissen. Kommt auch als Überzugsmittel und Füllstoff für Diätprodukte zum Einsatz. Kann nicht vom Körper verwertet werden und gelangt unverändert in den Dickdarm. Wirkt dort schädlich auf das Mikrobiom und kann Entzündungen auslösen.

E 433 – Polysorbat Hellgelbes Öl, das als Stabilisator eingesetzt wird. Zu finden in Backwaren, Kaugummi, Speiseeis, Schokolade, Suppen und Diätprodukten. Sorgt für die Streichfähigkeit von Margarine. Steht im Verdacht, die Schleimhaut im Dickdarm zu schwächen, dadurch können Stoffe in den Körper gelangen, die dort eigentlich nicht vorgesehen sind. Schwächt das Mikrobiom und führte in Tierversuchen zu erhöhten Entzündungswerten.

E 171 – Titandioxid Weißer Farbstoff, der für Dragees, Kaugummis und Glasuren benutzt wird. Zählt zu den Nanopartikeln. Aber auch E 171 scheint die Darmwand in ihrer Struktur zu verändern. Könnte so für die Entstehung von Entzündungen, Autoimmunerkrankungen und sogar Krebs mitverantwortlich sein. Sollte eigentlich nicht zum Einsatz kommen, weil in seiner Wirkungsweise nur schlecht erforscht.

E 954 – Saccharin, E 951 – Aspartam, E 955 – Sucralose, E 950 – Acesulfam-K Diese Süßstoffe sind sehr beliebt. Aber auch sie schädigen wohl die Darmflora. Scheinen nach dem Konsum Hunger auszulösen.

Hefeextrakt Echtes Hefeextrakt ist ein bewährtes Würzmittel. Aber von vielen Herstellern wird es als Geschmacksverstärker und zur Aromatisierung eingesetzt. Damit sollen die Verbraucher über die minderwertige Qualität von Nahrungsmitteln hinweggetäuscht werden. Weil viele das inzwischen wissen, geben einige Unternehmen wieder den künstlichen Stoff Glutamat hinzu, verschleiern ihn aber in der Zutatenliste als Aroma – und schreiben dann auf die Verpackung »Ohne Zusatz von Hefeextrakt«. Um einer lebensmittelrechtlichen Beanstandung zu entgehen, wird das Glutamat mit allerlei Aromastoffen vermischt.

E 623 – Calciumdiglutamat Künstlich aus genveränderten Bakterien hergestellter Geschmacksverstärker. Einige Menschen reagieren empfindlich darauf und leiden nach dem Konsum an Kopfschmerzen. Täuscht über die tatsächliche Qualität von Lebensmitteln hinweg und gilt in der Industrie als »Joker«. In Tierversuchen wurde die Schädlichkeit von Glutamat für das Mikrobiom nachgewiesen. Viele Versuchstiere, die regelmäßig Glutamat verzehrten, litten an Übergewicht.

Wichtige Nährwerte auf einen Blick

Mit dieser Tabelle können Sie die Nährwertangaben auf Lebensmitteln besser einschätzen:

	gering	mittel	hoch
Fett	bis 3 g	3–17,5 g	über 17,5 g
gesättigte Fettsäuren	bis 1,5 g	1,5–5 g	über 5 g
Zucker	bis 5 g	5–22,5 g	über 22,5 g
Salz	bis 0,3	0,3–1,5 g	über 1,5 g

Für Getränke gelten bei Fett, gesättigten Fettsäuren und Zucker die halben Werte. Quelle: Verbraucherzentrale.de

Hilfreiche Ampel: Der Nutri-Score und wie er funktioniert

Oft ist nur schwer zu erkennen, wie gesund ein Nahrungsmittel ist. Es gibt viele verschiedene Skalen und Bewertungsmethoden. Die Angaben auf der Verpackung sind häufig verwirrend und manchmal sogar widersprüchlich. Der Nutri-Score soll nun Abhilfe schaffen. Was steckt dahinter?

Seit einigen Monaten ist auf vielen Verpackungen hierzulande eine kleine Ampel mit Buchstaben aufgedruckt. Dabei handelt es sich um den sogenannten Nutri-Score. Er soll den Kunden bei der Bewertung und Auswahl von Lebensmitteln helfen. In Frankreich, wo er erfunden wurde, ist er schon seit 2017 im Einsatz, in Deutschland seit Herbst 2020. Er besteht aus einer fünfstufigen Farbskala mit den Buchstaben A bis E. Das grüne A steht für die beste und das rote E für die schlechteste Nährwertbilanz. Gesättigte Fettsäuren, Salz, Zucker und Energiegehalt verschlechtern die Bewertung. Ballaststoffe, Eiweiß, Obst, Gemüse und Nüsse verbessern sie.

Der Nutri-Score soll helfen, Produkte innerhalb einer Kategorie leichter vergleichbar zu machen. Die Bewertung bezieht sich immer auf 100 Gramm oder 100 Milliliter. So erkennt man zum Beispiel auf einen Blick, welcher Joghurt der gesündere ist. Über Nahrungsmittelgrenzen hinweg funktioniert das System nicht.

Berechnet wird der Nutri-Score von den Herstellern selbst. Der Einsatz ist in Deutschland freiwillig. Werden Produkte eines Unternehmens damit gekennzeichnet, müssen spätestens zwei Jahre später alle Waren der Firma den Nutri-Score tragen. So soll verhindert werden, dass nur die gesunden Lebensmittel damit ausgezeichnet werden.

Die Erfahrungen mit dem Nutri-Score aus Frankreich sind sehr positiv. Mehr als 40 Studien haben sich inzwischen mit der Wirkung der Skala beschäftigt. Im direkten Vergleich mit anderen Systemen zeigt der Nutri-Score die besten Ergebnisse. Seit der Einführung im Jahr 2017 ist die durchschnittliche Kalorienaufnahme in Frankreich um neun Prozent gesunken und es gibt 3,4 Prozent weniger Todesfälle durch Herz-Kreislauf-Erkrankungen.

Aber auch der Nutri-Score hat seine Schwächen. Stellt der Hersteller zum Beispiel von Zucker auf Süßstoffe um, verbessert das die Bewertung. Dabei sind die künstlichen Zuckerersatzstoffe sehr umstritten, weil sie nicht gesünder sind. Doch es gibt auch positive Überraschungen. Sogar vermeintlich schlechte Lebensmittel wie Pommes können den Höchstwert A erreichen. Viele dieser Produkte werden heute inzwischen im Backofen statt der klassischen Fritteuse gegart, und haben deswegen einen erheblich geringeren Fettgehalt als früher. Das wirkt sich dann insgesamt positiv auf den Kaloriengehalt aus.

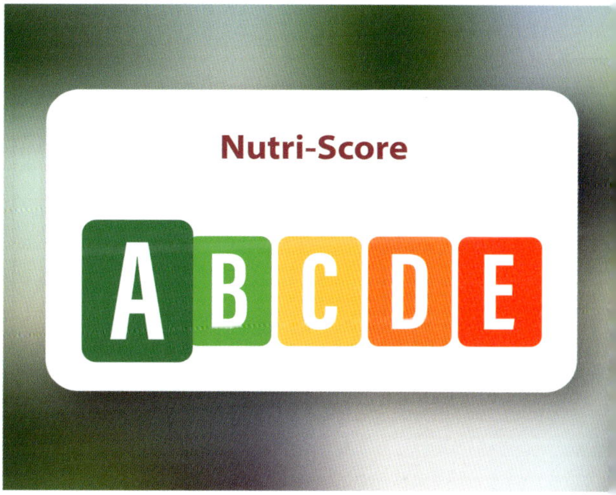

Kohlenhydrate: Bösewicht oder wichtiger Treibstoff?

Der menschliche Körper ist kein einfacher Motor, der Energie – egal, wo sie herkommt – immer gleich verarbeitet. Im Gegenteil, er verwertet die Energie höchst unterschiedlich. Dieser Grundsatz ist wichtig, wenn man über Kohlenhydrate und ihre Bedeutung in einer gesunden Ernährung spricht. Denn auch bei den Kohlenhydraten ist es wichtig, zwischen gesunden und ungesunden zu unterscheiden.

In den vergangenen Jahren haben Bestseller wie *Weizenwampe* oder *Dumm wie Brot* mit ihrer pointierten Darstellung die angebliche Schädlichkeit von Kohlenhydraten überbetont. Dabei weiß man heute sicher, dass es auch bei Kohlenhydraten von zentraler Bedeutung ist, woher sie kommen, welche es sind und wie viele man zu sich nimmt.

Zugegeben: Ernährung ist kompliziert. Und es ist verlockend, ein Lebensmittel anhand nur eines Bestandteils zu beurteilen. Aber wussten Sie, dass eine Banane unglaublich viel Fruktose enthält? Ein Zucker, der im Ruf steht, ungesund zu sein. Gleichzeitig liefert die gelbe Frucht aber noch rund 600 weitere Chemikalien, die in großen Teilen sehr gesund für uns sind – und sogar die negativen Effekte der Fruktose aufheben könnten. Ist eine Banane nun gut oder schlecht?

Ähnlich ist es bei Kohlenhydraten. Sie sind Hauptenergielieferanten für den Körper. Kohlenhydrate bestehen aus Zuckermolekülen und werden im Körper zu Glukose umgewandelt – ein Zucker, der dann als Energie genutzt wird. Der größte Teil der Kohlenhydratenergie wird für den Grundumsatz des Körpers benötigt. Die aus ihnen gewonnene Energie ist der Treibstoff für Körperfunktionen wie Atmung, Herzschlag, Stoffwechsel oder eine konstante Körpertemperatur.

Kohlenhydrate zählen zu den sogenannten Makronährstoffen. Diese werden im Verdauungstrakt aufgespalten, dann über das Blut zu den Körperzellen transportiert und dort verwendet.

Komplexe Kohlenhydrate für eine höhere Gehirnleistung

Vor allem für das Gehirn sind Kohlenhydrate sehr wichtig. Denn über den Blutstrom gelangt die Glukose dorthin und der Einfachzucker dient als Energielieferant für das Denk- und Steuerungsorgan. Speichern kann das Gehirn die Glukose aber nicht. Um fehlerfrei zu funktionieren, braucht es deswegen eine beständige Zufuhr. Was passiert, wenn die Versorgung unterbrochen wird, zeigt eine kleine Studie aus den USA. Forscher der Tufts University im Bundesstaat Massachusetts verordneten ihren Probanden eine Ernährung mit stark reduzierter Kohlenhydratzufuhr. Insgesamt fünf Mal testeten sie die Gehirnleistungen der Teilnehmer. Die Probanden, die sich von wenig Kohlenhydraten ernährten, schlossen in den Tests, in denen das Gedächtnis eine Rolle spielte, schlecht ab. Außerdem verlangsamte sich ihre Reaktionszeit. Die leitende Forscherin Holly A. Taylor sagt: »Die Studie zeigt, dass das Essen, das jemand zu sich nimmt, einen unmittelbaren Effekt auf die geistigen Leistungen des Betreffenden hat.«

Komplexe Kohlenhydrate sind am nachhaltigsten. Sie sind zum Beispiel enthalten in Obst, Gemüse und Vollkornprodukten, also Lebensmitteln, die auch viele Vitamine, Mineralstoffe, sekundäre Pflanzenstoffe und Ballaststoffe enthalten, aber einen geringen Fettgehalt haben.

Diese Polysaccharide bestehen aus Mehrfachzuckern, die der Körper erst aufspalten muss, deswegen gehen sie auch langsamer und gleichmäßiger ins Blut über. Das verhindert einen schnellen Anstieg des Blutzuckerspiegels sowie ein schnelles Abfallen. Wir sind deutlich länger satt. Eine hauptsächlich auf Vollkorn basierende Ernährung reduziert das Risiko für Schlaganfall und Herzinfarkt um etwa 20 Prozent, für Diabetes sogar um 50 Prozent – wohl vor allem, weil, wer viel Vollkorn isst, auch seltener an Übergewicht und gefährlichem Bauchfett leidet. Weitere gute Lieferanten für diese gesunden Kohlenhydrate sind Hülsenfrüchte wie Erbsen und Bohnen, Äpfel, Birnen, Kiwis, Beeren, Haferflocken, Nüsse, Samen, Bulgur und Vollkornnudeln.

Gefährliche Kohlenhydrate in Form von Zucker

Problematisch dagegen sind die einfach aufgebauten Kohlenhydrate. Sie sind häufig in Weißbrot, Softdrinks und allen Nahrungsmitteln zu finden, die Industriezucker enthalten. Sie können vom Körper schnell verarbeitet werden, das Hormon Insulin transportiert die Glukose vom Blut in die Körperzellen. Der Blutzucker schwankt extrem. Das führt zu einem starken Hungergefühl. Außerdem wandelt der Körper sie rasch in Fett um, das sich vor allem am Bauch ansammelt. Darüber hinaus bedienen sie das Belohnungszentrum im Gehirn. Wir sind regelrecht süchtig danach.

Tückisch ist, dass Zucker heute in vielen Lebensmitteln »versteckt« wird – meist mit dem Ziel, den Geschmack aufzupeppen. Schauen Sie mal bei Gelegenheit, wie viel Zucker in Müsli, Fertigpizza, Sushi oder Ketchup enthalten ist. Ich bin mir sicher, Sie werden überrascht sein.

Eine wichtige Orientierungshilfe bei der Frage, wie gut die Kohlenhydrate eines Lebensmittels sind, ist der sogenannte glykämische Index (GI). Er wird in Prozent angegeben und zeigt, wie schnell ein Lebensmittel den Blutzucker ansteigen lässt und wie lange es satt macht. Er basiert immer auf dem Verzehr von 50 Gramm Kohlenhydraten eines Lebensmittels. Als Basiswert dient der Blutzuckeranstieg nach Aufnahme von 50 Gramm Glukose. Ihr GI ist auf 100 Prozent festgelegt.

Ab über 70 Prozent gilt der GI als hoch. Ein mittlerer GI liegt zwischen 55 und 70 Prozent. Bei einem Wert unter 55 Prozent spricht man von einem niedrigen GI.

Lebensmittel mit hohem GI	
Traubenzucker	100
Weißer Reis	87
Kartoffeln (gar)	78
Pommes	75
Weißbrot	73

Lebensmittel mit mittlerem GI	
Vollkornbrot, fein	70
Zucker	68
Rosinen	64
Müsliriegel	61
Basmatireis	58
Haferflocken	55

Lebensmittel mit niedrigem GI	
Vollkornbrot (ganze Körner)	52
Salzkartoffeln	50
Möhren	47
Äpfel	38
Spaghetti al dente	38
Linsen	30

Das größte Problem bei den Kohlenhydraten ist, dass auch hier einiges aus dem Gleichgewicht geraten ist. Über die Jahre stieg der durchschnittliche tägliche Konsum immer weiter. Und in vielen Fällen wird die Menge, die unser Körper gut verarbeiten kann, um ein Vielfaches überschritten. Gleichzeitig wuchs der Anteil von Kohlenhydraten in Form von Einfachzucker stark. Für jeden und jede, der oder die ihren Bauchumfang verringern möchte, ist es deswegen viel wichtiger hinzuschauen, was man isst, als Kalorien zu zählen.

Ein einfaches Beispiel dafür ist Weißbrot. Das dafür benutzte Korn wurde so gemahlen und verarbeitet, dass alle wertvollen Bestandteile wie das B-Vitamin Folsäure, Magnesium, Selen oder Omega-3-Fette komplett entfernt wurden. Übrig bleibt nur noch die Stärke, also pure Energie in Form von Einfachzucker. Ernährungsexperten bewerten Weißbrot deswegen heute als Süßigkeit. Wer zu Vollkornbrot greift, umgeht diese Ernährungsfalle problemlos. Denn das Korn bekommt uns gut – und wir sind davon viel länger satt.

Fisch: Weniger ist mehr

Besonders gut für Herz und Gefäße sind die Omega-3- und Omega-6-Fettsäuren. Vor allem Omega-3 kennen viele als Bestandteil von fetten Fischen wie Heringen oder Makrelen, aber auch als Inhaltsstoff von Walnüssen, Flohsamen und Algen. Die Schutzwirkung dieser Fettsäuren ist groß. Sie senken das Herzinfarktrisiko, den Blutdruck und sind entzündungshemmend. Außerdem reduzieren sie wohl auch das Risiko für eine Demenzerkrankung.

Vor allem der Konsum von Fisch hat aber eine Schattenseite. Die Meere sind heute überfischt und können kaum mehr den Hunger der Weltbevölkerung stillen. Weltweit werden pro Kopf und pro Jahr jetzt schon 22 Kilo Fisch verzehrt. Viele Arten sind von der Ausrottung bedroht. Eine Steigerung des Fischkonsums wäre wohl ihr endgültiger Untergang.

Deswegen kommt unser Fisch heute bereits häufig aus Farmen. Lachs, Forelle, Tilapia, Shrimps und Co. werden dort in Massen gezüchtet. Das mag zwar auf den ersten Blick die Populationen in den Meeren entlasten, schädigt das Ökosystem aber trotzdem schwer. Für die Aufzucht der Fische werden viele Kilo anderer kleiner Fische getötet. Um zum Beispiel den eher farblosen Zuchtlachs so gut aussehen zu lassen wie Wildlachs, wird er mit Shrimps, Algen und Krebsen gefüttert. Man muss etwa 1,5 Kilo Fische verfüttern, um ein Kilo gezüchteten Lachs zu erhalten.

Außerdem kommen in vielen dieser Fischaufzuchten regelmäßig Antibiotika zum Einsatz – sogar noch häufiger als in der Massentierhaltung von Schweinen und Rindern. Fast 90 Prozent der aus Aquakulturen stammenden Fische kommen heute aus Asien. Dort sind die Gesundheits- und Umweltvorschriften lax. Es ist also keine Überraschung, dass in vielen Stichproben Rückstände dieser Medikamente gefunden werden. Außerdem wurde in den letzten Jahren in Fisch immer mehr Mikroplastik nachgewiesen.

Was also tun? Der britische Ernährungsexperte Tim Spector empfiehlt: »Wenn Sie Fisch essen, dann sollten Sie keine Billigwaren nehmen. Achten Sie auf die Herkunft und versuchen Sie, so wenig wie möglich aus Aquakulturen zu kaufen. Es ist besser, seltener Fisch zu essen, als schlechten.«

Auch für die, die ganz auf Fisch verzichten wollen, gibt es gute Alternativen. Omega-3-Fettsäuren sind enthalten in Leinöl, Leinsamen, Rapsöl, Walnüssen, Sojaöl, Weizenkeimöl oder grünem Blattgemüse. Auch Algen sind eine gute Quelle für diese sehr gesunde Fettsäure. Sonnenblumen-, Distel- und Sesamöl sind tolle Quellen für Omega-6-Fettsäuren, aber auch Olivenöl, Weizen und Chiasamen.

Milch: Besser als gedacht

Über Milch und ihre Wirkung auf den menschlichen Körper gibt es viele widersprüchliche Geschichten. Ob sie gut für uns ist oder uns krank macht, darüber wird seit vielen Jahren intensiv gestritten. Lange galt: Milch sichert die Eiweiß-, Vitamin- und Mineralstoffversorgung zuverlässig und gesund. Im Überschwang war sogar vom »weißen Gold« die Rede.

Und heute? Milch soll nun plötzlich krank machen, sie sei Auslöser von Allergien und Diabetes, soll für spröde Knochen und sogar Krebs sorgen. Viele Inhaltsstoffe von Milchprodukten stehen heute unter Verdacht, schädlich für den Menschen zu sein. Dick sollen sie uns außerdem machen. Es wird gestritten über Fettsäuren, Cholesterin, Laktose, Proteine und Hormone. Ist das »weiße Gold« in Wahrheit also ein Teufelszeug?

Ganz klar: nein! Die neueste Forschung ist eindeutig. Milch sorgt nicht für Übergewicht, sondern hat insgesamt nur wenig Einfluss auf das Körpergewicht. Auch verengen Milchprodukte nicht die Herzkranzgefäße. Im Gegenteil: Es gibt Hinweise, dass sie das Risiko für Bluthochdruck, Diabetes Typ 2 oder Schlaganfall sogar senken. Auch für die Mehrheit der Krebsarten konnte keine schädliche Wirkung festgestellt werden. Milchkonsum scheint das Risiko für Dickdarm-, Brust- und Magentumore eher zu senken.

Vor allem wegen des enthaltenen Fettes wurde Milch in den letzten Jahren von vielen gemieden. Denn sie besteht zu 70 Prozent aus gesättigten Fettsäuren. Die sollen wiederum schlecht für die Cholesterinwerte im Blut sein. Nur konnte bei Milch diese negative Wirkung nicht nachgewiesen werden. Und sogar Vollfettjoghurt scheint die Blutwerte zu verbessern.

Experten vermuten nun, dass die Struktur der Fetttröpfchen dafür von großer Bedeutung ist. Denn die besteht nicht nur aus Fett, sondern auch aus Phosphor und Proteinen. Bleibt sie erhalten, scheint Milchfett gesund zu sein. Bei Butter, in deren Herstellungsprozess die Fetttröpfchen zerstört werden, kann das schädliche Cholesterin bei einem übermäßigen Konsum dagegen ansteigen.

Käse und Joghurt bringen noch einen weiteren Vorteil. Sie enthalten viele lebendige Milchsäurebakterien, die unser Mikrobiom bereichern. Ungezuckerter Joghurt hilft deswegen auch beim Abnehmen, ebenso wie Kefir.

Milchersatz: Was in den Drinks steckt

Es gibt inzwischen sehr viele Milchersatzprodukte. Grundsätzlich gilt: Je mehr Zusatzstoffe sie enthalten, umso schlechter sind sie für das Mikrobiom. Als Milch darf laut EU-Verordnung nur ein Produkt bezeichnet werden, das aus einem Euter gewonnen wurde. Deswegen werden die Ersatzprodukte in der Regel als »Drink« bezeichnet.

Laktosefreie Milch: Ist kein Milchersatz, aber erfreut sich wachsender Beliebtheit. Schmeckt süßer als reguläre Milch. Der Milchzucker Laktose ist von Natur aus in Kuhmilch enthalten. Er besteht aus zwei Zuckermolekülen, nämlich aus Schleimzucker (Galaktose) und Traubenzucker (Glukose). Das Enzym Laktase, das bei vielen Menschen im Dünndarm vorkommt, spaltet die Laktose in ihre beiden Bestandteile, die dann über die Darmschleimhaut ins Blut aufgenommen werden können. Bildet der Dünndarm kaum oder sogar gar keine Laktase, kann der Milchzucker nicht verdaut werden. So gelangt er dann in den Dickdarm, wo ihn Bakterien zu Milchsäure, Essigsäure und verschiedenen Gasen wie zum Beispiel Methan und Kohlendioxid verarbeiten. Diese führen zu den typischen Beschwerden einer Laktoseintoleranz wie Völlegefühl, Bauchkrämpfe, Blähungen und Durchfall. Laktosefreie Milch wird mit dem Enzym Laktase behandelt. So wird der Milchzucker bereits vorab in seine zwei Bestandteile aufgespalten. Deswegen schmeckt diese Milch auch süßer. Studien haben gezeigt, dass die Laktoseintoleranz vor etwa 7500 Jahren entstand – zu der Zeit, als sich die Milchwirtschaft entwickelte. In den meisten Fällen sind die Ursachen für die Unverträglichkeit genetisch. Aber: Ärztinnen und Ärzte beobachten zunehmend das Phänomen, dass viele Patientinnen und Patienten annehmen, laktoseintolerant zu sein, es in Wahrheit aber nicht sind. Keine Überraschung also, dass etwa 80 Prozent der Käufer von laktosefreien Produkten gar nicht unter der Milchzuckerunverträglichkeit leiden. Ob man wirklich an der Unverträglichkeit leidet, kann nur durch einen aufwendigen medizinischen Test beim Arzt herausgefunden werden.

Sojadrink: Er besteht hauptsächlich aus den beiden Bestandteilen Soja und Wasser. Dunkler als Kuhmilch. Leichter Bohnengeruch und auch -geschmack.

Die Bohnen werden püriert und aufgekocht, danach werden die festen Bestandteile herausgefiltert. Außerdem werden noch Aromen, Konservierungsstoffe und Zucker zugesetzt, um den Geschmack zu verbessern. Manchen Produkten werden auch noch Mineralstoffe und Vitamine beigemischt.

2018 untersuchte die Stiftung Warentest 15 Sojadrinks und stellte fest, dass der Proteingehalt ähnlich hoch ist wie bei Vollmilch. Außerdem enthielten Sojadrinks gesunde Omega-3-Fettsäuren. Im Test wurde in einigen Proben das Schwermetall Nickel gefunden. Soja kann allerdings bei Erdnuss- und Birkenpollenallergikern zu Reaktionen führen. Mit Blick auf die Umweltbilanz schneidet Sojamilch deutlich besser als Kuhmilch ab. Ihre Herstellung verursacht nur gut ein Drittel des Treibhauseffekts von Vollmilch. Außerdem kommen die Bohnen, anders als bei Futtersoja, meist aus europäischer Herstellung. Es werden dafür keine Regenwälder gerodet.

Mandeldrink: Ein Glas mit 250 Millilitern enthält etwa ein bis zwei Gramm Proteine, zwei bis drei Gramm Fett und etwa sechs Gramm Zucker. Vitamine und Mineralstoffe sind in Mandelmilch kaum zu finden, weil sie hauptsächlich aus Wasser besteht. Sie enthält aber auch keinerlei Cholesterin, dafür aber recht viel gute ungesättigte Fettsäuren. Sie ist also nicht ungesund – aber enthält auch keine Nährstoffe und Vitamine. Von Natur aus ist ein Mandeldrink glutenfrei. Nuss-Allergiker können auf Mandelmilch reagieren. Mandeln verbrauchen in der Herstellung sehr viel Wasser. Das führt vor allem in den trockenen Anbaugebieten wie Kalifornien oder Spanien zu erheblichen Problemen. Laut einer Berechnung werden pro Liter Mandelmilch 917 Liter Wasser verbraucht.

Reisdrink: Sehr süßer Geschmack, aber relativ wässrige Konsistenz. Für die Herstellung des Getreidedrinks wird Vollkornreis gekocht, püriert und anschließend mit Wasser gemischt und gefiltert. Dann wird die Stärke im Reis fermentiert und in Zucker umgewandelt. Durch die Fermentation entsteht ein natürlich-süßer Geschmack. Danach wird der Flüssigkeit Pflanzenöl zugefügt – manche Hersteller geben zudem Salz, Zucker, Stabilisatoren oder pflanzliche Verdickungsmittel dazu. Nach dem Emulgieren ist der Reisdrink fertig. Ungesund ist Reismilch nicht. Doch der pflanzlichen Milch fehlen die Inhaltsstoffe, die Kuhmilch so gesund machen. Proteine, Nährstoffe und gesunde Fette sind so gut wie nicht enthalten. Magnesium, Eisen und Kalzium gehen durch das Filtern verloren. Bei der Herstellung bildet sich recht viel Zucker. Immerhin enthält Reismilch aber viele Ballaststoffe. Die Ökobilanz ist eher mau, da die Reisfelder geflutet werden und daraus große Mengen klimaschädliches Methan entweichen.

Haferdrink: Schmeckt stark nach Hafer. Süß, manchmal mit bitterem Nachgeschmack. Haferdrinks enthalten etwa ein Drittel so viel Eiweiß wie Kuhmilch. Bei der Herstellung entsteht durch den Abbau des Hafers viel Zucker. Kalzium und Vitamine dagegen sind nicht enthalten und müssen zugesetzt werden. Klarer Vorteil gegenüber Milch: viele ungesättigte Fettsäuren und viele Ballaststoffe. Die Herstellung von Hafermilch ist deutlich umweltfreundlicher als von Milch. Der Hafer kommt in der Regel aus Deutschland oder Europa.

Fasten und worauf es bei dem gesunden Verzicht ankommt

Neben einer hauptsächlich aus Obst und Gemüse bestehenden Ernährung sind längere Pausen zwischen den Mahlzeiten nach heutigem wissenschaftlichen Stand extrem wichtig und gesund. Denn auch hier kommen wieder unsere Gene aus Urzeiten zum Tragen. Wollte man damals Fleisch, musste man den Rehbock in stundenlanger Jagd zu Tode hetzen. Und waren alle Beeren und Kräuter in einer Gegend abgeerntet und verzehrt, musste man weiterziehen und neue Nahrungsquellen suchen. Hunger war die Regel, satt sein die Ausnahme. Aber das war gesund für uns. Der Ernährungsforscher Tim Spector sagt: »Unser Organismus braucht Auszeiten, in denen es nichts zu essen gibt. Sonst wird er krank.« Die Realität heute ist eine andere. Essen ist jederzeit in großen Mengen verfügbar. Laut Untersuchungen der Deutschen Gesellschaft für Ernährung konsumieren wir bis zu zwölf Mal am Tag Lebensmittel – entweder als Snack oder ganze Mahlzeit. Und natürlich steigt mit jedem Griff zu Pizza, Nudeln, Chips und Co. die Gefahr, die täglich gesunde Kalorienzahl zu überschreiten.

Dabei nutzt unser Körper längere Essenspausen sehr effektiv. Er verarbeitet seine Reserven. Wir verlieren an Gewicht. Außerdem werden, wenn nichts verdaut wird, wichtige Zellreinigungsprozesse gestartet. Der Fachbegriff dafür heißt Autophagie. Dahinter verbirgt sich eine Art körpereigene Müllabfuhr. Zellen, die über einen längeren Zeitraum keine Nahrung bekommen, beginnen aufzuräumen. Sie entsorgen alte, beschädigte Eiweiße, die sich angesammelt haben. In einem Recyclingverfahren setzen sie die dann zu neuen Proteinen zusammen.

Besonders stark geschädigte Zellen werden sogar komplett verdaut. Vor allem auf den Alterungsprozess scheint dieser Mechanismus positiv zu wirken. Denn je älter wir werden, desto größer werden die Abfallhaufen in unseren Zellen. Gibt man dem Körper nun nicht die Zeit aufzuräumen, überfordert das unseren Organismus. Der japanische Wissenschaftler Yoshinori Ōsumi erhielt für die Erforschung dieses Mechanismus 2016 den Nobelpreis für Medizin.

Es gibt viele Fastenmethoden. Eine sehr bekannte ist das klassische Heilfasten nach Buchinger. Sie geht auf den Arzt Otto Buchinger zurück und ist im Grunde eine Nulldiät. Es dürfen lediglich kalorienfreie Getränke wie Wasser oder Tee getrunken werden. Dazu ist der Verzehr von Gemüsebrühe und einer geringen Menge Eiweiß erlaubt. Die Fastendauer beläuft sich auf zwei bis vier Wochen.

Diese Methode wird sowohl zur Prävention als auch bei bestimmten Krankheiten angewendet. Sie sollte aber unter ärztlicher Aufsicht stattfinden, die Belastung für den Körper ist groß. Buchinger verstand seine Fastenkur auch als Kur für die Seele und empfahl, sich in der Zeit des Verzichts den schönen Dingen wie Musik, Büchern, Natur oder Meditation zu widmen.

Wirkt der Stressaufbau durch Essensverzicht positiv oder negativ?

Natürlich purzeln durch den Nahrungsentzug die Pfunde. Aber weil Fasten im Grunde eine Radikaldiät ist, ist sie für den langfristigen Abbau von Gewicht nicht geeignet. Der Körper reagiert mit Stress und stellt um auf ein Notprogramm. Der Stoffwechsel fährt herunter. Wird wieder normal gegessen, droht dann der Jo-Jo-Effekt. Außerdem werden die Nieren stark belastet. Nierensteine und Gichtanfälle können die Folge sein.

Aber auch das Heilfasten nach Buchinger hat große positive Effekte. Denn es löst eine Art heilenden Reiz für den Organismus aus. Die Stresshormone Cortisol, Adrenalin und Noradrenalin werden ausgeschüttet. Über die kurze Fastenphase können sie einen positiven Effekt haben. Die Folgen: Der Blutdruck sinkt, das Herz schlägt langsamer, Muskelzellen regenerieren sich. Der Fettabbau setzt sogenannte Ketone frei, die die Stimmung aufhellen und Entzündungen hemmen. Außerdem werden in fast allen Körperzellen Gene und Enzyme aktiviert, die für den Schutz und die Reparatur von Körperzellen und der darin enthaltenen Erbsubstanz zuständig sind.

Extrem populär ist derzeit das Intervallfasten, auch intermittierendes Fasten genannt. Das ist eine Ernährungsform, die sich, anders als Diäten, auch für einen längeren oder sogar dauerhaften Einsatz eignet. Die 16:8-Methode ist wohl die am weitesten verbreitete. Es wird dabei 16 Stunden gefastet und acht Stunden ganz normal gegessen. So fällt in der Regel eine Mahlzeit aus. Frühstück oder Abendessen – jeder kann für sich wählen, was ihm oder ihr am besten bekommt. Bei Frauen sagt man inzwischen, dass auch eine 14-stündige Fastenphase ausreicht. Denn deren Zuckerspeicher in der Leber sind kleiner als bei Männern. Die Fettverbrennung wird dann schon früher aktiviert. Empfohlen sind wöchentlich zwei Fastentage.

Der Vorteil: In der Essensphase muss man nicht verzichten, es ist al-

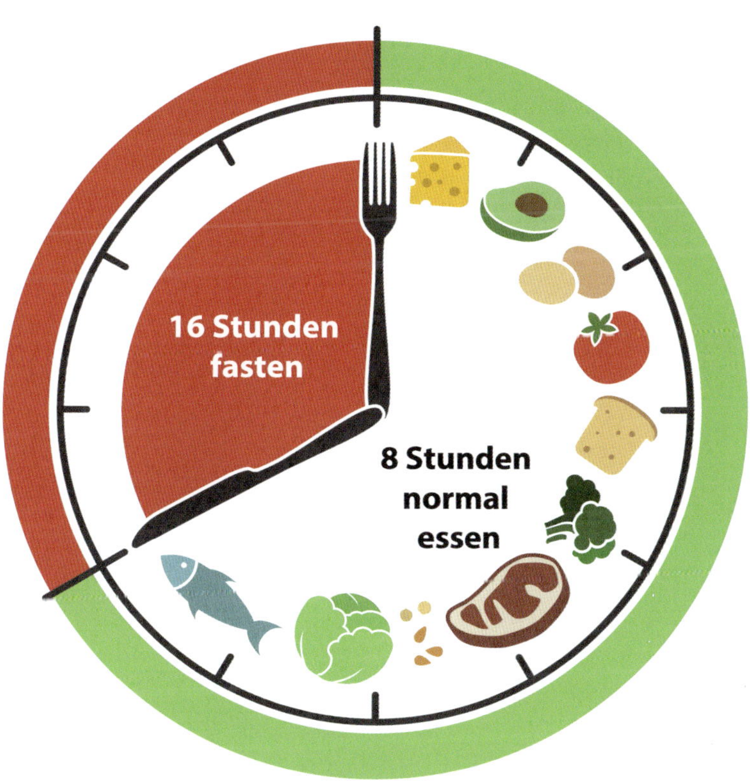

les erlaubt, worauf man Lust verspürt. Natürlich sollte man dabei auch versuchen, sich gesund zu ernähren. Viele regelmäßige Intervallfaster berichten von Gewichtsverlust, das wurde auch in Studien gezeigt. Vor allem haben sie deutlicher und nachhaltiger abgenommen als Testpersonen, die eine normale Diät gemacht haben. Der Stoffwechsel wird nicht gedrosselt. Man fühlt sich weiterhin leistungsfähig und es kommt zu keinem Heißhunger.

Es gibt auch Hinweise, dass Intervallfasten den Grundumsatz an Energie heraufsetzen könnte – und damit eine erneute Gewichtszunahme bremst. Blutzucker und Blutfettwerte verbessern sich. Es könnte sein, dass regelmäßiges Intervallfasten auch Diabetes Typ 2 und bestimmten Krebsarten vorbeugt. Aber: Das sind alles erste Hinweise, es muss weitergeforscht werden. Vor allem zum gesundheitlichen Nutzen und zur vorbeugenden Wirkung von Intervallfasten auf Krankheiten wie Bluthochdruck, Schlaganfall, Herzinfarkt oder Multiple Sklerose und Demenz werden gerade umfangreiche Studien gemacht. Bis es belastbare Ergebnisse gibt, wird es aber noch einige Zeit dauern.

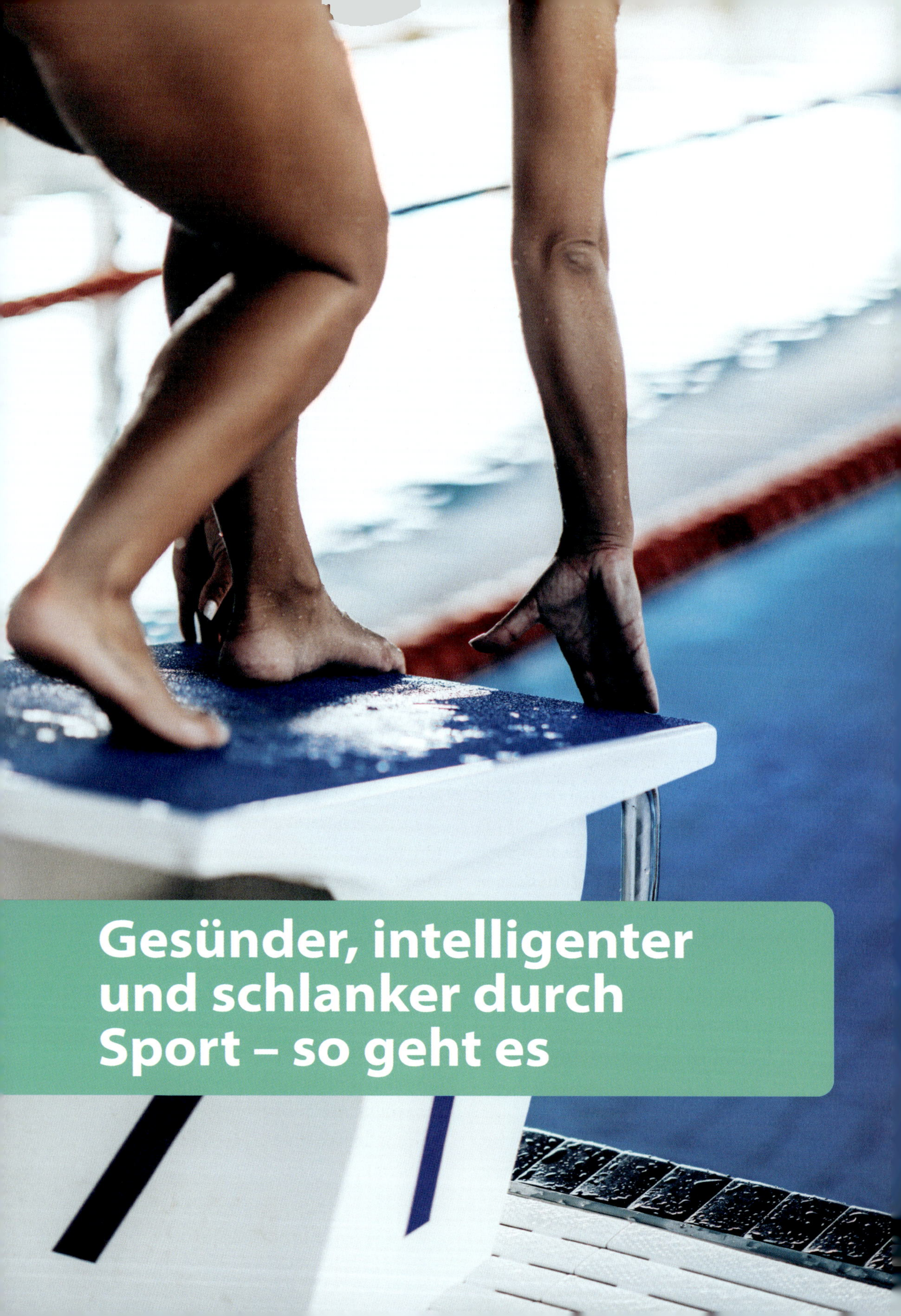

Gesünder, intelligenter und schlanker durch Sport – so geht es

Mit körperlicher Fitness Krankheiten entgegenwirken

Es klingelt nur einmal, schon nimmt Thomas Wessinghage meinen Anruf an. Er ist unterwegs, Windböen pusten laut in sein Handymikrofon. Wessinghage, einst Europameister im 5000-Meter-Lauf, ist Orthopäde und Sportmediziner. Als Chefarzt arbeitete er in mehreren Kliniken und blieb auch dort dem Thema Bewegung verbunden. Er war für die Reha vor allem nach Gelenkersatzoperationen zuständig. Für den Mediziner gibt es keinen Zweifel: »Bewegung gehört zum Konzept des Lebens. Unser Organismus braucht Aktivität, damit er fehlerfrei funktioniert.« Lange folgten Mediziner aber einem anderen Motto: Wer gesund werden will, muss sich schonen. Ärzte und Ärztinnen verordneten gerne Bettruhe. Je schwerer das Leiden, desto strenger die Schonung.

Ein Irrglaube, den Sportmediziner und Kardiologen inzwischen eindeutig widerlegt haben. Wer Sport treibt, der verringert das Risiko, überhaupt erst an Leiden wie Herzinfarkt, Schlaganfall, Diabetes, Rückenschmerzen, Depressionen oder sogar Krebs zu erkranken. Vor allem, weil sich bei körperlich Aktiven nur wenig oder kein überschüssiges Fett im Bauchraum ansammelt. Und so deutlich weniger entzündliche und krank machende Prozesse im Körper entstehen. Vor allem beim Bauchfett gilt: Ist es erst einmal da, hilft Bewegung sehr effektiv dagegen. Laut einer Studie von Forschern aus Belgien und der Schweiz lässt vor allem Ausdauertraining den Bauchumfang schrumpfen. Männer, die zum Beispiel regelmäßig laufen oder schwimmen gehen sowie sich gesund ernähren, verloren im Untersuchungszeitraum 40 Quadratzentimeter Fett am Bauch. Das entspricht etwa zwei Schnapsgläsern voll. Bei Frauen waren es 30 Quadratzentimeter – eineinhalb Schnapsgläser also.

Thomas Wessinghage lebt vor, was er postuliert. Sein persönlicher Fitnesstracker ist heute noch analog. In seiner Küche sammelt er seit Jahren Notizbücher. Penibel notiert er darin, wie aktiv er war. Tag für Tag. Distanz, Zeit, Tempo schreibt er auf. Ob Rudern, Radfahren oder Laufen, alles ist verzeichnet. »Wenn ich das zusammenzähle, habe ich etwa fünfeinhalb Mal die Welt umrundet«, sagt der 69-Jährige. Etwa 220.000 Kilometer hat er geschafft. Vor ein paar Wochen sind zum Ausdauertraining noch Klimmzüge dazugekommen. »Erst ging nur einer, jetzt schaffe ich vier.« Ein wichtiger Indikator, sagt er. »Wenn ich weiß, wie fit ich bin, dann habe ich auch ein Gefühl dafür, wie es um meine Gesundheit bestellt ist.«

Jedes bisschen mehr Bewegung macht einen Unterschied

Spricht man mit Wessinghage länger, merkt man, dass er das Wort »Sport« bewusst vermeidet. Das würde viele nur verschrecken, meint er. Er will die Hemmschwelle so niedrig wie möglich halten. Denn schon, wer sich ein wenig mehr bewegt, profitiert. Der Mediziner kommt ins Schwärmen, wie richtig dosiertes Training etwa die Bildung von weißen Blutkörperchen anregt – einer wichtigen Säule eines starken Immunsystems.

Er erläutert, wie das Herzvolumen rasch und nachhaltig wächst, wenn aktive Muskeln regelmäßig mehr Energie und Sauerstoff anfordern. Dass der Kick des Trainings den Organismus sogar anregt, Schäden im Gefäßsystem zu reparieren. So sprießen um Engstellen herum Umleitungen – natürliche Bypässe, vom Körper selbst gemacht. Fragt man heute Wissenschaftler*innen und Forscher*innen in aller Welt, ist die Botschaft eindeutig: Die Zeit, in der man glaubte, Alterungsprozesse und chronische Erkrankungen mit Ruhe und Schonung begegnen zu können, ist vorbei.

Der Aufwand ist dabei überraschend gering. Am wichtigsten ist es, dass man regelmäßig etwas tut. Dann profitiert man am stärksten. Studie um Studie wurde inzwischen die positive Wirkung von Bewegung belegt. Es sind Kleinigkeiten, die bereits helfen: Treppensteigen statt mit dem Aufzug fahren, Fenster putzen oder zu Fuß zum Supermarkt gehen – jeder Schritt zählt, Gesundheitsexperten empfehlen 10.000 Schritte täglich.

Wer inaktiv war und losläuft, spürt schnell, wie Fettpolster schrumpfen, und wird es auch schon bald auf der Waage sehen. Schon 30 Minuten moderate Bewegung am Morgen senken den Blutdruck für 24 Stunden – selbst wenn man dann den Rest des Tages faul auf dem Sofa sitzen würde. Die Verbesserung beim systolischen Blutdruck – also dem Wert, der die Elastizität der Gefäßwände in den großen Arterien misst – war durchaus vergleichbar mit der Wirkung eines Hochdruckmedikaments.

Die körperlichen Abläufe dahinter können Mediziner immer besser erklären. So wirkt Bewegung auf das sogenannte Endothel, die innere Gewebeschicht, mit der Blutgefäße ausgekleidet sind. Wer sich körperlich belastet, sorgt dafür, dass dem Gefäßinneren mehr Stickstoffmonoxid zur Verfügung steht. Außerdem entstehen beim Sport Botenstoffe, die im Körper antientzündlich wirken. Auch deswegen sinkt bei aktiven Menschen das Risiko für Herzinfarkte und Herz-Kreislauf-Erkrankungen.

Um noch besser zu verstehen, warum Sport so gut für uns ist, schauen wir uns im Folgenden kurz die Vorgänge in den Muskeln an. Sie lassen uns lächeln und atmen. Sie umspannen fast sämtliche Knochen, umhüllen wichtige Organe wie den Magen, den Darm und die Blase. Das Herz selbst ist ein großer Muskel. Muskeln machen Bewegung erst möglich. Sie bilden aber auch ein Organsystem, das Botschaften sendet und so den Körper zwingt, sich zu stärken, zu erneuern und zu heilen.

Treiben wir Sport, verbrennt das Energie. Außerdem produzieren die Muskelfasern dabei Eiweißstoffe, die Organen, Gewebe und Zellen Befehle übermitteln. Jede körperliche Aktivität stärkt die Knochen und hält auch den Knorpel zwischen den Gelenken gesund. durch die Aktivität, schüttet der Organismus Botenstoffe aus, die wiederum Abläufe aktivieren, die Schmerzen in Gelenken und rheumatische Entzündungen lindern oder biochemische Abläufe in den Zellen beeinflussen. Immer besser versteht die Medizin die wunderbare Heilkraft der Bewegung.

Brauchen Menschen, die sich viel bewegen, auf diese Weise also nie wieder einen Arzt? So wird es nicht sein. Höchstwahrscheinlich aber benötigen Sie ihn seltener und später im Leben.

Verschleiß entsteht durch Nichtstun

Aus seiner langen Erfahrung als Mediziner kennt Thomas Wessinghage den Zusammenhang zwischen Sport und Verschleiß. Er ist aber anders, als viele ihn jetzt erwarten mögen. Der Experte sagt: »Wenn ich auf meine vielen Patienten mit künstlichen Hüft- und Kniegelenken schaue, dann sind das in der überwiegenden Mehrheit diejenigen, die sich in ihrem Leben zu wenig bewegt haben.«

Unsere Gelenke, Sehnen und Muskeln brauchen einfach regelmäßige Bewegung. Knochen sind kein lebloser Stützapparat, sondern sie sind durchzogen von Blutgefäßen und Nerven. Das Skelett erneuert sich ständig, im Laufe von etwa zehn Jahren sogar einmal komplett. Im Alter verlangsamt sich der Prozess, es können Schwachstellen entstehen. Aber Bewegung kurbelt die Regeneration wieder an. So weiß man heute, dass zum Beispiel Knochen durch Belastung dichter und stabiler werden. Die leichten Schläge, die sie beim schnellen Laufen bekommen, festigen sie. Das schützt sehr effektiv vor Osteoporose, also der gefürchteten Entkalkung der Knochen. Gerade Senioren kann das vor Brüchen bewahren.

Rund 200 Gelenke gibt es im menschlichen Körper. Wie kleine Puf-

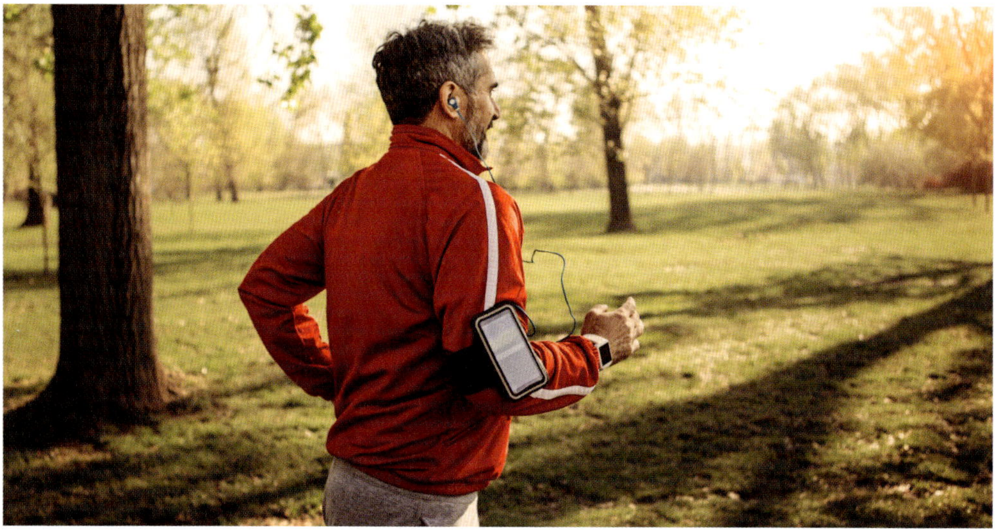

fer verhindert Knorpel dazwischen, dass Knochen aufeinander reiben. Aber um gesund zu bleiben, müssen auch sie belastet werden. Denn im Knorpel gibt es keine Blutgefäße. Er muss immer wieder mittels Bewegung wie ein Schwamm durchgeknetet und mit Flüssigkeit und Nährstoffen durchspült werden. Das heute noch oft zitierte Vorurteil, Laufen oder Walken sei Auslöser für Gelenkverschleiß etwa in Knie oder Hüfte, ist längst widerlegt. Im Gegenteil: »Das Schlimmste, was man einem Gelenk antun kann, ist, ihm die Bewegung zu nehmen«, sagt der Orthopäde Wessinghage.

Aus seiner Sicht gibt es niemanden, der nicht aktiv werden kann und der nicht davon profitiert. Egal wie alt – es ist nie zu spät. Man müsse eben nur die passende Betätigung finden. Der ehemalige Leistungssportler sagt: »Schon 10 bis 15 Minuten mit dem Hund rauszugehen, bringt positive körperliche Effekte, die wissenschaftlich belegt sind.« Richtig, wer zum Beispiel eine Viertelstunde täglich locker trabt, verringert sein Risiko, an einem Herzinfarkt zu sterben, um 20 Prozent. Und verlängert sein Leben um durchschnittlich drei Jahre.

Laufen ist toll – solange man es nicht übertreibt

Aber besonders für den Bewegungsapparat ist es dabei wichtig, am Anfang nicht zu übertreiben. Während das Kreislaufsystem recht schnell regeneriert, brauchen Knochen, Muskeln und Co. Monate, um sich an die neue Belastung zu gewöhnen. Damit die Gelenke langfristig funktionsfähig bleiben, gilt es deswegen, sie zu belasten – aber nicht zu überlasten. Und ihnen Zeit zur Regeneration zu geben. Wessinghages Appell: »Leute, lauft, aber macht es richtig, seid nicht zu ambitioniert, überschätzt eure eigenen Fähigkeiten nicht, hört die Signale eures Körpers.«

Wessinghage stellt vor allem für Neusportler strenge Regeln auf: »Sie sollten für zwei Monate jeden zweiten Tag für 20 Minuten schnellen Schrittes spazieren gehen.« Selbst diese kleinen Etappen zeigen Wirkung. »Der Blutdruck sinkt um bis zu fünf Punkte. Der Cholesterinwert um bis zu sieben Punkte. Das wird mit dem Umfang des Trainings immer besser. Bis zu einer gewissen Grenze.«

Nach der ersten Gewöhnung kommt die Steigerung. Wessinghage sagt: »Am besten zwei Minuten am Stück laufen. Danach eine Minute langsam gehen. Und dieses Intervall zehn Mal wiederholen.« Dann von Woche zu Woche die Laufzeit steigern. Fünf, zehn Minuten, irgendwann eine halbe Stunde. Die wichtigste Regel: »Nicht zu schnell rennen.« Denn dann vergeht schnell erst der Spaß und dann die Lust. Das richtige Tempo ist leicht gefunden, auch dafür hat der erfahrene Läufer Wessinghage einen einfachen Tipp: »Wem es nicht mehr gelingt, Sätze mit mehr als zwei Worten zu sprechen, muss Tempo rausnehmen.«

Testen Sie Ihre Fitness

Um Ihre körperliche Fitness bewerten zu können, sind die fünf Bereiche Ausdauer, Beweglichkeit, Gleichgewicht, Kraft und Kraftausdauer wichtig. Mit diesen einfachen Tests können Sie herausfinden, wie fit Sie sind – und wo Sie vielleicht noch schwächeln.

Ausdauer: Für diesen Ausdauertest brauchen sie eine etwa 30 Zentimeter hohe Stufe. Wenn Sie eine Pulsuhr besitzen, erleichtert das die Messung. Ansonsten können Sie auch manuell am Handgelenk den Puls kontrollieren.

Beginn: Ruhepuls (RP) messen und aufschreiben.
Der Test dauert drei Minuten. Setzen Sie zuerst den einen, dann den anderen Fuß auf die Stufe. Steigen Sie anschließend nacheinander wieder herunter.

Tempo: Regelmäßig, aber so schnell wie möglich.
Nach drei Minuten den Belastungspuls (BP) messen. Nach einer Minute Ruhe (EP) noch einmal. Beide Werte notieren.

Auswertung: Berechnen Sie Ihren Wert mit folgender Formel: (RP + BP + EP – 200)/10

MÄNNER	20 bis 29 Jahre	30 bis 39 Jahre	40 bis 49 Jahre	50 bis 59 Jahre
sehr gut	< 10	< 10	< 9	< 9
gut	10 bis 12	10 bis 12	9 bis 11	9 bis 11
mittel	13 bis 15	13 bis 14	12 bis 14	12 bis 13
schwach	16 bis 17	15 bis 17	15 bis 16	14 bis 16
sehr schwach	> 17	> 17	> 16	> 16
FRAUEN	**20 bis 29 Jahre**	**30 bis 39 Jahre**	**40 bis 49 Jahre**	**50 bis 59 Jahre**
sehr gut	< 11	< 11	< 10	< 9
gut	11 bis 14	11 bis 14	10 bis 12	9 bis 12
mittel	15 bis 16	15 bis 16	13 bis 14	13 bis 14
schwach	17 bis 18	17 bis 18	15 bis 76	15 bis 16
sehr schwach	> 18	> 18	> 17	> 16

Beweglichkeit:

Stellen Sie sich aufrecht hin. Die Beine sind geschlossen und die Knie bleiben die ganze Zeit gestreckt. Beugen Sie sich mit ausgestreckten Armen so weit wie möglich nach vorne und versuche Sie, mit den Fingerspitzen den Boden zu berühren.
Wie viel Abstand haben Ihre Fingerspitzen zum Boden?

- ❍ Sie berühren mit der Hand oder mit den Fingerspitzen den Boden. Sehr gut!
- ❍ Sie haben zum Boden einen Abstand von 5 bis 10 Zentimetern. Gut!
- ❍ Sie haben einen Abstand von 10 bis 20 Zentimetern. Okay, Ihre Beweglichkeit ist vermindert.
- ❍ Sie haben zum Boden einen Abstand von 20 bis 30 Zentimetern. Sie sind nur sehr eingeschränkt beweglich.
- ❍ Sie haben einen Abstand von mehr als 30 Zentimetern. Ihre Beweglichkeit ist stark vermindert. Sie müssen diesen Bereich trainieren.

Gleichgewicht: Testdurchführung:

Stellen Sie sich etwa schulterbreit hin. Ihr Lieblingsbein bleibt stehen, das andere heben Sie vom Boden ab, bis auf etwa Höhe des Knöchels des Standbeins. Die Arme sind vor der Brust verschränkt. Messen Sie die Zeit, bis einer der folgenden Punkte eintritt:

1) Kontakt des angehobenen Beines mit dem Standbein oder Bodenkontakt oder
2) nach 45 Sekunden – der Test ist zu Ende.
Nach einer kleinen Pause können Sie die Übung nun mit geschlossenen Augen wiederholen.

Auswertung

	Test mit geöffneten Augen	Test mit geschlossenen Augen
sehr gut	❍ 35–45 Sekunden	❍ >10 Sekunden
gut	❍ 20–34 Sekunden	❍ 6–9 Sekunden
mittel	❍ 10–19 Sekunden	❍ 3–5 Sekunden
schwach	❍ < 9 Sekunden	❍ < 2 Sekunden

Kraft:

Für diesen Test benötigen Sie einen Hocker oder Stuhl.
Stellen Sie sich etwa schulterbreit hin. Überkreuzen Sie Ihre Arme vor dem Brustkorb. Setzen Sie sich aufrecht hin. Dann stehen Sie auf – ohne Schwung zu holen. Setzen Sie sich wieder hin, möglichst in die Stuhlmitte. Das Gesäß muss die Fläche berühren.
So oft wie möglich in 60 Sekunden wiederholen und mitzählen. Achtung: Beim Auftreten von Herzbeschwerden, Druck auf der Brust oder Atemnot muss der Test abgebrochen werden.

Auswertung:

MÄNNER	sehr schwach	eher schwach	durch-schnitt	gut	sehr gut
20 bis 24 Jahre	27	41	50	57	72
25 bis 29 Jahre	29	40	48	56	74
30 bis 34 Jahre	28	40	47	56	72
35 bis 39 Jahre	27	38	47	58	72
40 bis 44 Jahre	25	37	45	53	69
45 bis 49 Jahre	25	35	44	52	70
50 bis 54 Jahre	24	35	42	53	67
55 bis 59 Jahre	22	33	41	48	63
60 bis 64 Jahre	20	31	37	46	63
65 bis 69 Jahre	20	29	35	44	60
70 bis 74 Jahre	19	27	32	40	59
75 bis 79 Jahre	16	25	30	37	56
FRAUEN	**sehr schwach**	**eher schwach**	**durch-schnitt**	**gut**	**sehr gut**
20 bis 24 Jahre	31	39	47	55	70
25 bis 29 Jahre	30	40	47	54	68
30 bis 34 Jahre	27	37	45	51	68
35 bis 39 Jahre	25	37	42	50	63
40 bis 44 Jahre	26	35	41	48	65
45 bis 49 Jahre	25	35	41	50	63
50 bis 54 Jahre	23	33	39	47	60
55 bis 59 Jahre	21	30	36	43	61
60 bis 64 Jahre	20	28	34	40	55
65 bis 69 Jahre	19	27	33	40	53
70 bis 74 Jahre	17	25	30	36	51
75 bis 79 Jahre	13	22	27	30	43

Quelle: Population-based reference values for the 1-min sit-to-stand testtest; Alexandra Strassmann et al. (2013). DOI: 10.1007/s00038-013-0504-z. Source: PubMed

Kraft-Ausdauer-Test/ Rumpfmuskulatur:

Machen Sie so viele Sit-ups wie möglich innerhalb einer Minute. Dafür legen Sie sich flach auf den Rücken. Die Knie sind etwa rechtwinklig gebeugt, die Füße stehen flach auf dem Boden. Die Hände sollten auf den Oberschenkeln ruhen. Bewegen Sie den Oberkörper so weit wie möglich nach oben Richtung Knie – aber nicht bis in den aufrechten Sitz. Nicht am Nacken oder Kopf ziehen und den unteren Rücken auf dem Boden lassen. Kehren Sie dann in die Ausgangsposition zurück.

MÄNNER	18 bis 25 Jahre	26 bis 35 Jahre	36 bis 45 Jahre	46 bis 55 Jahre	56 bis 65 Jahre	66+ Jahre
sehr gut	> 49	> 45	> 41	> 35	> 31	> ?
gut	44 bis 49	40 bis 45	35 bis 41	29 bis 35	25 bis 31	22 bis 28
überdurchschnittlich	39 bis 43	35 bis 39	30 bis 34	25 bis 28	21 bis 24	19 bis 21
durchschnittlich	35 bis 38	31 bis 34	27 bis 29	22 bis 24	17 bis 20	15 bis 18
unterdurchschnittlich	31 bis 34	29 bis 30	23 bis 26	18 bis 21	13 bis 16	11 bis 14
schlecht	25 bis 30	22 bis 28	17 bis 22	13 bis 17	9 bis 12	7 bis 10
sehr schlecht	< 25	< 22	< 17	< 13	< 9	< 7
FRAUEN	**18 bis 25 Jahre**	**26 bis 35 Jahre**	**36 bis 45 Jahre**	**46 bis 55 Jahre**	**56 bis 65 Jahre**	**66+ Jahre**
sehr gut	> 43	> 39	> 33	> 27	> 24	> 23
gut	37 bis 43	33 bis 39	27 bis 33	22 bis 27	18 bis 24	17 bis 23
überdurchschnittlich	33 bis 36	29 bis 32	23 bis 26	18 bis 21	13 bis 17	14 bis 16
durchschnittlich	29 bis 32	25 bis 28	19 bis 22	14 bis 17	10 bis 12	11 bis 13
unterdurchschnittlich	25 bis 28	21 bis 24	15 bis 18	10 bis 13	7 bis 9	5 bis 10
schlecht	18 bis 24	13 bis 20	7 bis 14	5 bis 9	3 bis 6	2 bis
sehr schlecht	< 18	< 13	< 7	< 5	< 3	< 2

Quelle: https://www.leichtathletik.detraining/ trueathletes–at-home/ training-drinnen-draussen/dlv-fitness-test

Wann sich eine sportärztliche Untersuchung lohnt

Wer älter als 35 Jahre ist oder längere Zeit keinen Sport getrieben hat, sollte sich zunächst von einem Arzt untersuchen lassen. Vor allem Sportmediziner sind dafür besonders geeignet. So können bisher unentdeckte oder neu entstandene Krankheiten des Herz-Kreislauf-Systems und des Bewegungsapparats ausgeschlossen werden.

Es ist dabei vor allem wichtig, die Belastbarkeit des Herzens prüfen zu lassen. Denn bislang nicht diagnostizierte oder bemerkte Krankheiten am Herzen können bei körperlicher Belastung schnell gefährlich werden.

Auch die Gelenke sollten Sie anschauen lassen. Vor allem, wenn Sie früher bereits Verletzungen daran hatten. Außerdem sollte eine sportmedizinische Untersuchung folgende Punkte umfassen: Vorgespräch, Untersuchung der Lunge, Belastungs-EKG mit Blutdruck, Erheben von Blutfetten, Blutzucker, Entzündungswerten, Harnsäure und Urinstatus. Im Idealfall erhalten Sie im Abschlussgespräch einen individuell auf Sie zugeschnittenen Trainingsplan. Einige gesetzliche Krankenkassen übernehmen inzwischen die Kosten für diese Untersuchungen.

Sport im Alter – die beste Medizin

»Jeder hat es selbst in der Hand, wie er altert. Wir können durch Sport die Alterung wesentlich verlangsamen«, sagt der Sportmediziner Hans-Georg Predel von der Deutschen Sporthochschule Köln. »Mit dem richtigen Training kann man im Idealfall 20 Jahre lang 60 sein.« Der Grundstein für dermaßen nachhaltige Fitness lässt sich schon Jahrzehnte früher legen. Die Sportlichkeit hält sich dann robust. Und die Investition ist, genau wie bei einem langjährigen Sparplan, in jungen Jahren geringer als später im Leben.

Die Weltgesundheitsorganisation WHO rät zu mindestens zweieinhalb Stunden Bewegung pro Woche. Die Forderung ist moderat. Doch: »Je älter man wird, umso mehr Zeit muss man investieren«, sagt Predel. »Bis wir 50, 60 Jahre sind, können wir das nebenbei arrangieren, danach sollte Bewegung ein zentraler Punkt im Leben sein. Beweglichkeit, Gleichgewicht, Kraft und Kraftausdauer – nur wenn wir dieses Paket der motorischen Beanspruchung komplett trainieren, erhalten wir die volle Funktionsfähigkeit des Körpers.«

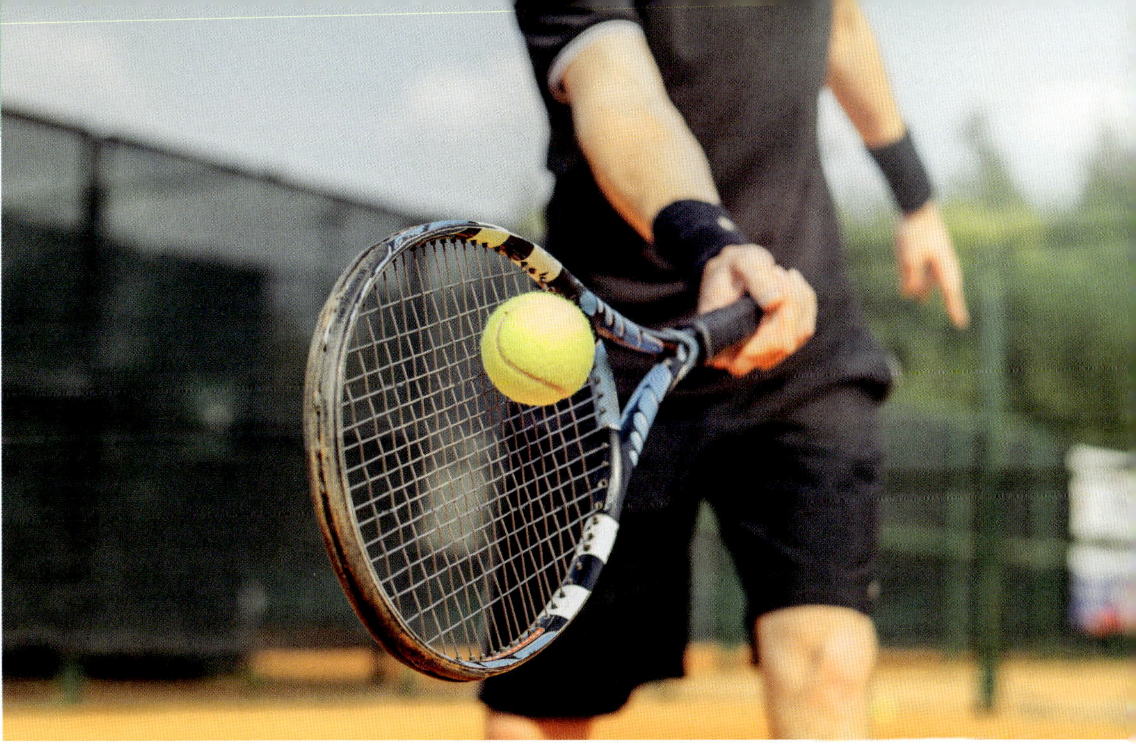

Sex oder Rasenmähen – was ist besser für den Bauch?

Laufen ist die Sportart, die am effektivsten Kalorien verbrennt. Ein erwachsener Mann mit einem Gewicht von 75 Kilogramm verbraucht bei einer halbstündigen Laufrunde in mittlerem Tempo um die 400 Kalorien. Das entspricht etwa zwei kleinen Portionen Pommes bei McDonald's. Um diesen Wert schwimmend zu erreichen, muss man 35 Minuten seine Bahnen ziehen.

Boxen ist ähnlich kräftezehrend, aber wohl nicht jedermanns Sache. Die Zahl der Läufer in Deutschland ist um ein Vielfaches höher als die derer, die zum Boxtraining gehen.

Fußball ist auch eine beliebte Sportart, aber mit Blick auf die Kalorien weniger intensiv. Um 400 Kalorien zu verlieren, muss man etwa 45 Minuten Fußballtraining absolvieren. Tennisspieler müssen dafür 50 Minuten auf dem Platz stehen, Basketballer sogar 55. Golfer, denen ja viele nachsagen, keine Sportler zu sein, schaffen dieselbe Kalorienzahl in 70 Minuten.

Besser, als mit den Schlägern über den Rasen zu spazieren, ist es, ihn zu mähen. Es dauert eine Stunde, und die 400 Kalorien sind verbrannt. Staubsaugen muss man dafür etwa 100 Minuten. Noch weniger effektiv als Hausarbeit ist übrigens Sex. Drei Stunden müsste man Geschlechtsverkehr haben, um Vergleichbares zu schaffen.

Geistige Fitness durch Sport

Die Psychologin Verena Klusmann ist eigentlich Expertin für geistige Fitness. Zu diesem Thema forscht sie seit Jahren an der Uni Hamburg. Aber sie beginnt unser Gespräch erst einmal mit Bewegung. Denn auch das Gehirn liebt es, aktiv zu sein. Die 40-Jährige sagt: »Für unsere kognitive Leistungsfähigkeit ist regelmäßiges körperliches Training ein Segen.«

Wie effektiv, das konnten Klusmann und ihr Team in einer aufwendigen Studie nachweisen. Die Teilnehmerinnen eines intensiven Sportprogramms mit Ausdauer- und Muskeltraining profitierten dabei in ihrer geistigen Leistungsfähigkeit vergleichbar mit denen eines Computerkurses.

Der Einfluss von körperlicher Aktivität auf das Gehirn und seine Aktivität und Leistungsfähigkeit wird erst seit relativ kurzer Zeit intensiv erforscht, aber die Ergebnisse sind schon jetzt spektakulär.

Die biochemischen Botenstoffe aus der Muskulatur wirken nicht nur auf die Physis, sondern auch auf Gehirn und Psyche. So hilft Bewegung sogar, den Aufbau des Gehirns anzupassen und zu verändern. Denn die Muskeln setzen bei Anstrengung besondere Stoffwechselprodukte frei, die das Nervenwachstum sowie die Ummantelung der Nervenfasern regelrecht düngen. Das Gehirn kann neue Verbindungen zwischen Nervenzellen knüpfen. Es wird bei Sport mit mehr Sauerstoff und Nährstoffen versorgt, neue Synapsen, Gefäße und Nerven bilden sich. Der Hippocampus kann wachsen, also jener Bereich, in dem die Bildung des Gedächtnisses stattfindet. Denkfähigkeit und Konzentrationsfähigkeit steigen.

Die Folgen sind spür- und messbar. Sportlich aktive Kinder zum Beispiel sind besser in der Schule als inaktive. Aerobes Ausdauertraining kurbelt bei Erwachsenen die sogenannte Neurogenese an, die Neubildung von Nervenzellen im Gehirn. Das beugt Alzheimer, Demenz, Parkinson und zahlreichen anderen neurologischen Krankheiten vor.

Inzwischen ist sehr gut belegt, dass Depressionen sich durch regelmäßige körperliche Aktivität fast genauso gut behandeln lassen wie mit Psychopharmaka oder Gesprächstherapie. Auch auf Ängste hat Bewegung wohl eine ähnlich positive Wirkung. Der Psychiater Alexander Taube bestätigt das und wagt die Prognose: »Mit großer Wahrscheinlichkeit hätten wir es mit viel weniger Fällen psychischer Erkrankungen zu tun, wenn wir dafür sorgen würden, dass sich alle von klein auf mehr bewegen.«

„Sport ist wie eine Atempause für das Gehirn"

Auf die Psyche wirkt Sport besonders vielfältig. Heute verstehen Experten die dafür sorgenden Abläufe immer besser. So sinkt bei Bewegung etwa die Aktivität im Stirnhirn, dem präfrontalen Kortex. Deshalb lassen Grübeln, Nachdenken oder Ärger spürbar nach. Die neuronalen Ressourcen werden jetzt im Kortexareal benötigt, dem Bereich, der für die Bewegungssteuerung und Körperwahrnehmung zuständig ist.

»Das ist wie eine tatsächliche Atempause für das Gehirn«, sagt Taube. Ein Phänomen, das besonders Läufer gut kennen, da jeder schnelle Schritt ein vom Gehirn perfekt orchestrierter und gesteuerter Ablauf ist. Dann wirken auch noch die bei Bewegung ausgestoßenen Botenstoffe wie Balsam für die Stimmung. Wer regelmäßig körperlich aktiv ist, wird mit besserer Laune belohnt und leidet seltener an Depressionen.

Wie amerikanische Forscher herausfanden, findet sich im Körper von sportlichen Menschen das Neuropeptid und Protein VGF, welches das Gehirn resistenter gegen Stress macht. Gleichzeitig sinkt der Spiegel des Stresshormons Cortisol. Das macht ausgeglichener. Aber damit noch nicht genug: Die Aminosäure Tryptophan, eine Vorstufe des Wohlfühlhormons Serotonin, wird besser ins Gehirn transportiert. Am Ende hilft sie dabei, Emotionen zu verarbeiten, und sorgt für mehr Ausgeglichenheit – die perfekte Gute-Laune-Mischung.

Der Psychiater Alexander Taube hat schon oft gesehen, wie mächtig Bewegung wirkt. Er sagt: »Eine Vielzahl unserer seelischen Erkrankungen erwachsen aus unserer Bewegungsarmut.« Epidemiologischen Studien zufolge sind in Deutschland 28 Prozent der Bevölkerung von einer psychischen Erkrankung betroffen. »Da müssen wir dringend etwas tun«, sagt Taube. Deshalb fordert er, dass an Schulen die Zahl der Sportstunden massiv ausgebaut werden sollte. »Ich glaube, dass es so möglich wäre, dass ein Großteil der Bevölkerung erst gar nicht mehr behandlungsbedürftig werden würde.«

Trainingspläne zum Laufen und Schwimmen

30 Minuten Laufen. Trainingsplan für Einsteiger

Das Ziel ist es, nach zehn Wochen 30 Minuten ohne Unterbrechung laufen zu können. Achten Sie darauf, Ihr eigenes Tempo zu finden. Es geht ausdrücklich nicht darum, eine bestimmte Kilometerzahl zu schaffen. Die ist im Grunde egal. Ergänzen Sie das Lauftraining mit Gymnastik und Stretching – so sind Sie am besten vor Verletzungen geschützt. Vor allem eine stabile Rumpfmuskulatur ist dabei wichtig. Pro Woche sind immer drei Trainingseinheiten vorgesehen. Machen Sie danach jeweils mindestens einen Tag Pause. Ihr Körper soll sich schrittweise an das Training gewöhnen und Zeit zur Regeneration erhalten.

1. Woche Eine Einheit dauert 16 Minuten – mit jeweils 2 Minuten Laufen und Gehen im Wechsel. In allen Wochen wiederholen Sie das Training drei Mal.

2. Woche Diese Woche sind Sie immer 15 Minuten aktiv – jeweils 3 Minuten Laufen und 2 Minuten Gehen im Wechsel.

3. Woche Weiter geht es mit 16 Minuten pro Einheit – diesmal mit jeweils 3 Minuten Laufen und 1 Minute Gehen im Wechsel.

4. Woche Sie steigern den Trainingsumfang jetzt auf 20 Minuten – jeweils 3 Minuten Laufen und 1 Minute Gehen im Wechsel. Achten Sie auch weiterhin darauf, ein Tempo zu laufen, in dem Sie sich wohlfühlen. Ihr Puls sollte spürbar steigen, aber Sie sollten sich weiter gut unterhalten können.

5. Woche Es bleibt bei 20 Minuten – aber jetzt mit je 4 Minuten Laufen und 1 Minute Gehen im Wechsel.

6. Woche Das Pensum steigt in dieser Woche auf 24 Minuten pro Einheit – diesmal mit jeweils 5 Minuten Laufen und 1 Minute Gehen im Wechsel.

7. Woche Jede Einheit dauert 24 Minuten – mit jeweils 7 Minuten Laufen und 1 Minute Gehen im Wechsel.

8. Woche Sie haben es fast geschafft. Jetzt sind Sie bereits bei einer Trainingseinheit mit 27 Minuten angekommen, mit jeweils 8 Minuten Laufen und 1 Minute Gehen im Wechsel.

9. Woche Das Ziel ist nah. Ihr Pensum steigt auf 30 Minuten pro Einheit – jeweils 14 Minuten Laufen und dazwischen 2 Minuten Gehen.

10. Woche Geschafft! Glückwunsch. Sie können jetzt ohne Pause 30 Minuten am Stück laufen.

Eine Stunde Laufen. Trainingsplan für Fortgeschrittene

Eine Stunde am Stück laufen

Auch bei diesem Trainingsplan geht es nicht darum, eine bestimm te Kilometerzahl zu schaffen. Ziel ist es, für 50 Minuten in seinem ganz eigenen Tempo zu laufen. Auch hier wird drei Mal pro Woche trainiert. Regeneration ist wichtig. Achten Sie auf Ihren Puls – und überfordern Sie sich nicht. Wer mit der nötigen Gelassenheit läuft, wird schnell spüren, wie gut die Bewegung auf Körper und Geist wirkt.

1. Woche	**Erstes Training**	Zehn Mal 1 Minute Laufen und 1 Minute Gehen im Wechsel.
	Zweites Training	Erst 1 Minute Laufen, dann 1 Minute Gehen, gefolgt von 2 Minuten Laufen und 1 Minute Gehen. Diesen Rhythmus fünf Mal wiederholen.
	Drittes Training	Laufen Sie zwei Minuten, dann gehen Sie eine Minute. Diesen Ablauf insgesamt zehn Mal absolvieren.
2. Woche	**Erstes Training**	Heute laufen Sie 2 Minuten, gehen 1 Minute, dann laufen Sie 3 Minuten gefolgt von 1 Minute Gehen. Wiederholen Sie diesen Rhythmus fünf Mal.
	Zweites Training	Laufen Sie 2 Minuten, dann gehen Sie 1 Minute – und wiederholen diese Übung zehn Mal.
	Drittes Training	Sie starten mit 3 Minuten Laufen, dann gehen Sie 1 Minute. Daran schließt sich ein 5-minütiger Lauf an. Gefolgt von 1 Minute Gehen. Wiederholen Sie das drei Mal.
3. Woche	**Erstes Training**	Weiter geht es mit der langsamen Steigerung. Laufen Sie 5 Minuten am Stück, dann gehen Sie 1 Minute. Wiederholen Sie den Rhythmus sechs Mal.
	Zweites Training	Heute gibt es nur zwei Durchgänge. Laufen Sie 5 Minuten, dann gehen Sie 1 Minute. Nun laufen Sie 10 Minuten und gehen 1 Minute.
	Drittes Training	Laufen Sie 10 Minuten, gefolgt von 1 Minute Gehen. Wiederholen Sie das drei Mal.

4. Woche	**Erstes Training**	Diese Woche startet mit einem 10-minütigen Lauf. Dann gehen Sie 1 Minute – gefolgt von 15 Minuten Laufen. Sie haben dann 1 Minute, um sich beim Gehen ein bisschen zu erholen. Zum Ende laufen Sie noch einmal 10 Minuten – gefolgt von 1 Minute Gehen.
	Zweites Training	Heute laufen Sie 15 Minuten, gehen 1 Minute und laufen dann 10 Minuten. Diesen Rhythmus machen Sie zwei Mal.
	Drittes Training	Die Übung heute ist 15 Minuten Laufen gefolgt von 1 Minute Gehen. Alles bitte drei Mal wiederholen.
5. Woche	**Erstes Training**	Sie biegen auf die Zielgerade ein. Heute laufen Sie erst 10 Minuten, dann gehen Sie 1 Minute. Nun geht es weiter mit 20 Minuten Laufen, 1 Minute Gehen. Gefolgt von 10 Minuten Laufen und 1 Minute Gehen. Geschafft!
	Zweites Training	Sie beginnen mit einem 10-minütigen Lauf und 1 Minute Gehen. Danach laufen Sie 25 Minuten am Stück, gefolgt von 1 Minute Gehen. Es geht dann weiter mit 10 Minuten Laufen und 1 Minute Gehen.
	Drittes Training	Auch heute steigert sich die Zeit, die Sie am Stück laufen, noch einmal. Los geht es mit 10 Minuten Laufen und 1 Minute Gehen. Danach folgt ein 30-minütiger Lauf plus 1 Minute Gehen. Und zum Schluss der Woche laufen Sie dann noch einmal 10 Minuten und gehen danach 1 Minute.
6. Woche	**Erstes Training**	Sie starten mit fünf Minuten Laufen und einer Minute Gehen. Dann laufen Sie 40 Minuten und Gehen eine Minute.
	Zweites Training	Heute laufen Sie 10 Minuten und gehen 1 Minute. Dann laufen Sie 30 Minuten, gehen wieder 1 Minute. Und zum Schluss laufen Sie noch einmal 10 Minuten.
	Drittes Training	Es ist so weit: Sie laufen 60 Minuten am Stück. Achten Sie auf Ihre Atmung, seien Sie entspannt und genießen Sie den langen Lauf.

500 Meter Schwimmen. Trainingsplan für Einsteiger

Ähnlich wie Laufen verbrennt Schwimmen sehr gut Energie. Außerdem baut man durch das Training im Wasser schonend Muskulatur auf. Das ist vor allem bei Gelenkproblemen und auch Übergewicht ein großer Vorteil. Schwimmen ist aber deutlich zeitaufwendiger. Man benötigt ein Schwimmbad, muss sich an Öffnungszeiten halten und hat Wegstrecken zum Training.
Ziel des Trainingsplans ist es, nach neun Wochen 500 Meter am Stück schwimmen zu können. Wählen Sie für das Training den Schwimmstil, der Ihnen am besten liegt. Wer unter Rückenproblemen leidet, sollte am besten Rückenschwimmen. Das entlastet die Lendenwirbelsäule. Beim Tempo sind Sie frei. Es geht nicht darum, die Strecke besonders schnell zu schaffen. Hauptsache, Sie halten durch. Sie haben pro Woche drei Trainingstage. Gönnen Sie sich zwischen den Einheiten mindestens einen Tag Ruhe zur Erholung.

1. Woche In dieser Woche schwimmen Sie in allen drei Trainingseinheiten 5 x 50 Meter – dazwischen immer eine Pause machen. Die Länge können Sie je nach Grad ihrer Ermüdung anpassen.

2. Woche Jetzt schwimmen Sie in jeder der drei Einheiten schon 3 x 100 Meter. Die Pausen können Sie wieder individuell anpassen.

3. Woche Es geht weiter mit 3 x 100 Metern pro Training – auch dazwischen machen Sie jeweils eine Pause.

4. Woche In dieser Woche gibt es zwei Einheiten mit 4 x 100 Metern plus Pausen dazwischen. Beim dritten Training schwimmen Sie 3 x 150 Meter.

5. Woche Zwei Einheiten mit 3 x 150 Metern und Pausen. Dann das dritte Training mit 4 x 150 Metern.

6. Woche Sie steigern sich weiterhin schrittweise. Die ersten beiden Einheiten umfassen 4 x 150 Meter mit Pausen. Die vierte geht dann über 3 x 200 Meter – plus Pausen.

7. Woche Sie haben große Fortschritte gemacht. Ihr Ziel ist es in dieser Woche zwei Einheiten mit 3 x 200 Metern plus Pausen zu schaffen. Das dritte Training geht über 3 x 250 Meter.

8. Woche Zielgerade! Sie schwimmen an zwei Tagen 3 x 250 Meter mit Pausen. Am dritten Tag dann 4 x 250 Meter.

9. Woche Geschafft! Glückwunsch. Nach zwei Einheiten mit 4 x 250 Metern plus Pausen, schwimmen Sie am letzten Trainingstag zum ersten Mal 500 Meter ohne Unterbrechung.

Die schöne Lüge vom Sixpack

Der Traum vom Waschbrettbauch – ich habe ihn auch schon geträumt. Und Sie? Vielleicht als Sie am Kiosk oder im Buchhandel mal wieder die Überschrift gelesen haben: »Sixpack in sechs Wochen«. Oder »So werden Ihre Bauchmuskeln bikinifit«.

Kann das funktionieren? Die Antwort ist eindeutig: nein – in fast allen Fällen nicht. Das Versprechen ist unrealistisch und noch dazu ungesund. Um in sechs Wochen wirklich zu einem Sixpack zu kommen, muss in den allermeisten Fällen eine brutale und einseitige Diät eingehalten werden. Es sind nicht Sit-ups und Crunches alleine, die das Bauchfett schrumpfen lassen. Denn bei dieser Art des Trainings werden nur wenige Muskeln aktiviert. Und der Körper baut kaum Fett ab. Aber der Anteil des Körperfetts ist entscheidend, wenn man einen sichtbaren Waschbrettbauch haben möchte. Damit sich die Muskeln am Bauch zeigen, sollte der Fettanteil nicht höher als 14 Prozent liegen. Selbst bei jungen und gut trainierten Männern liegt dieser Wert in Deutschland im Durchschnitt bei 18 Prozent. Bei Frauen sogar bei 25 Prozent. Mit kontinuierlichem und hartem Training dauert es mindestens neun Wochen, bis das Sixpack sichtbar wird.

Wer seinem Körper kontinuierlich wenig Energie zuführt, wird irgendwann einen niedrigen Körperfettanteil erreichen. Dieses Ziel ist aber in den allermeisten Fällen nur durch eine radikale Hungerkur plus Training zu erreichen. Diäten, die dem Körper bewusst Essen entziehen und auf einer einseitigen Ernährung basieren, sind bekanntermaßen ungesund – und führen in der Regel zum gefürchteten Jo-Jo-Effekt. Außerdem haben Frauen es von Natur aus schwerer. Sie unterliegen viel stärkeren Hormonschwankungen. Je nach Zyklus lagern sie automatisch Wasser ein. Sinkt der Körperfettanteil zu stark, drohen zahlreiche gesundheitliche Probleme. Es entsteht oft ein Mangel an Nährstoffen, Mineralstoffen und Vitaminen. Bei Frauen bleibt in solchen Fällen häufig die Regelblutung aus. Der Körper versucht mit allen Mitteln, Energie zu sparen.

Was also tun? Um den Speck am Bauch gesund zu schrumpfen, hilft am besten eine Kombination aus gesunder Ernährung plus Kraft- und Ausdauertraining. Je mehr Körpermasse bewegt wird beim Sport, desto höher auch der Energieverbrauch. Beim Ausdauertraining verbrennt man nicht nur während der Aktivität kräftig Kalorien und Fett, sondern auch in den Stunden danach. Laut einer Studie der University of South Australia wird man so bis zu 14 Stunden nach dem

Training etwa 300 zusätzliche Kilokalorien los. Die Einheiten sollten aber nicht weniger als 30 Minuten lang sein und man muss mehrmals pro Woche aktiv werden. Die effektivsten Sportarten sind Laufen, Schwimmen oder Radfahren (siehe auch Kapitel »Sex oder Rasenmähen – was ist besser für den Bauch?«).

Mit mehr als nur Bauchtraining zu einer definierten Mitte

Um irgendwann doch noch ein Sixpack zu bekommen, reicht es längst nicht aus, nur den Bauch zu trainieren. Erst ein Ganzkörper-Krafttraining sorgt für mehr Muskelmasse – und die verbrennt sogar in Ruhe deutlich mehr Energie als Fett. Und das wirkt letztendlich auch auf den Bauch und seine Pölsterchen.

Ich habe vor drei Monaten begonnen, mein Lauftraining durch Kraftübungen zu ergänzen. Liegestütze, Crunches, Kniebeugen und Co. haben mir bisher nie sonderlich Spaß gemacht. Aber als Läuferin hoffe ich, von einem stabilen Muskelkorsett zu profitieren. Zum Start habe ich mir auf YouTube einen Online-Trainer gesucht. Das Prinzip ist denkbar einfach: Er macht vor, ich mache mit, dazwischen feuert er an und hilft beim Durchhalten. Der größte Vorteil: Fast alle der Übungen funktionieren mit dem eigenen Körpergewicht und können sogar im heimischen Wohnzimmer gemacht werden. Eine Yogamatte reicht aus, und los geht's.

Mein Trainer und ich hüpfen, wir rollen, wir machen Sit-ups, bis die Muskeln brennen – manchmal sogar noch länger. Wir haben Abs-, Leg- und Booty Days – Bauch, Beine, Po.

Ich sehe zwar längst kein Sixpack bei mir, aber ich spüre, wie meine Körpermitte fester wird. Beim Laufen bemerke ich, wie gut mir die neue Stabilität schon jetzt bekommt. Und das Training ist eine Investition in die Zukunft. Denn im Alter ist eine gute Muskulatur am gesamten Körper entscheidend dafür, ob man, wenn man an einer Bordsteinkante stolpert, stürzt und sich Knochen bricht – oder sich abfängt und dann unbeirrt weiterläuft.

Eines soll hier auch nicht verschwiegen werden: Ein Sixpack und eine gesunde Muskulatur müssen ein Leben lang trainiert werden. Rastet man, verschwinden sie sehr schnell – ohne Training bereits nach acht bis zehn Tagen. Muskelproteine werden abgebaut, die Energiespeicher der Muskeln geplündert. Auf Dauer legt der Körper kleinere Nerven- und Blutbahnen still, die zu den Muskeln führen.

Bauchtraining für Einsteiger und Fortgeschrittene

Mit diesen Übungen können Sie Ihre Bauchmuskulatur stärken. Sie lassen sich beliebig und je nach Können miteinander kombinieren. Ziel ist eine tägliche Trainingseinheit von mindestens sechs Minuten. Wer sich mehr fordern will, kann das Training auch auf bis zu 15 Minuten verlängern. Am wichtigsten ist es, regelmäßig zu trainieren. Um die Fettverbrennung anzukurbeln und so den Bauch noch deutlicher schrumpfen zu lassen, kann man die Übungen nüchtern vor dem Frühstück machen. Dabei sollte jede Übung mindestens 30 Sekunden und maximal eine Minute gemacht werden. Sie können das Bauchtraining gut nach dem Lauf- oder Schwimmtraining machen.

1. Bicycle

Legen Sie sich flach auf den Rücken und heben Sie den Kopf leicht an. Kinn geht Richtung Brust, die Lendenwirbelsäule liegt flach auf. Ihre Arme sind seitlich am Körper ausgestreckt. Heben Sie die Beine ausgestreckt vom Boden ab. Das linke dann Richtung Körper, bis der Oberschenkel gerade über der Hüfte steht. Die Wade ist im 90-Grad-Winkel. zum Oberschenkel. 15 Sekunden halten. Dann die Beine wechseln.

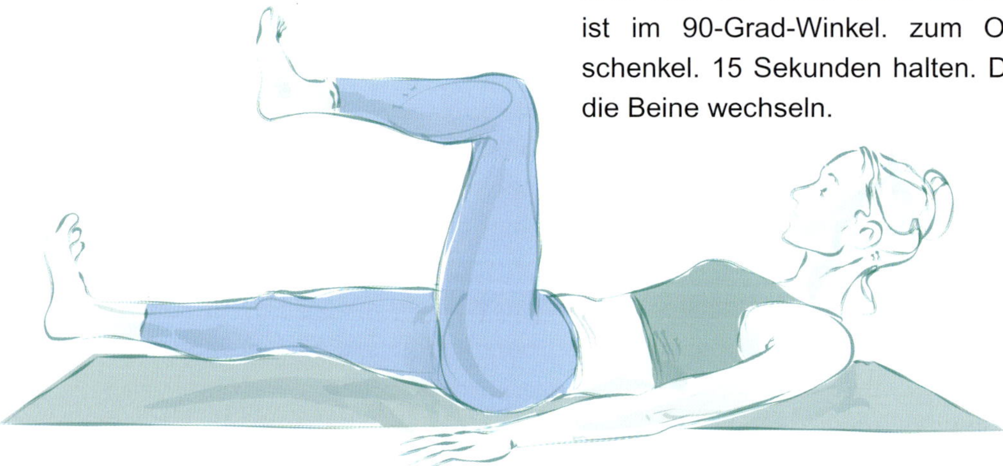

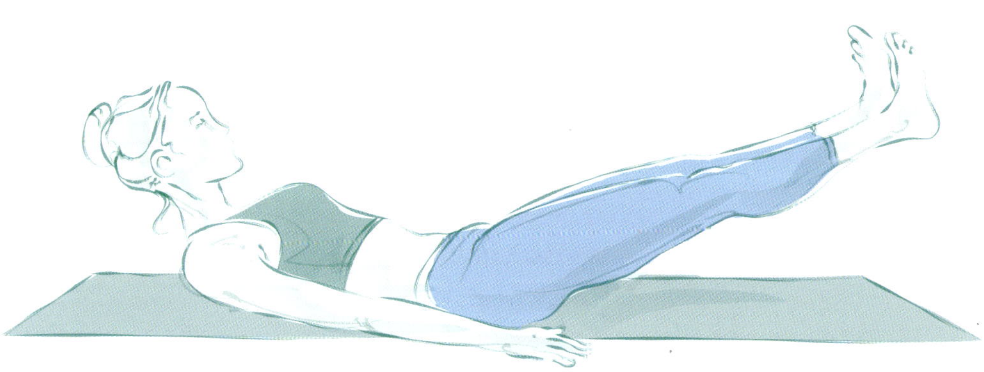

2. Leg Lifts

Flach auf den Boden legen. Den Kopf anheben, Kinn Richtung Brust. Die Arme seitlich am Körper ausstrecken. Beine sind gerade. Dann vom Boden abheben, kurz halten und wieder nach unten absenken. Bevor sie den Boden berühren, wieder nach oben anheben.

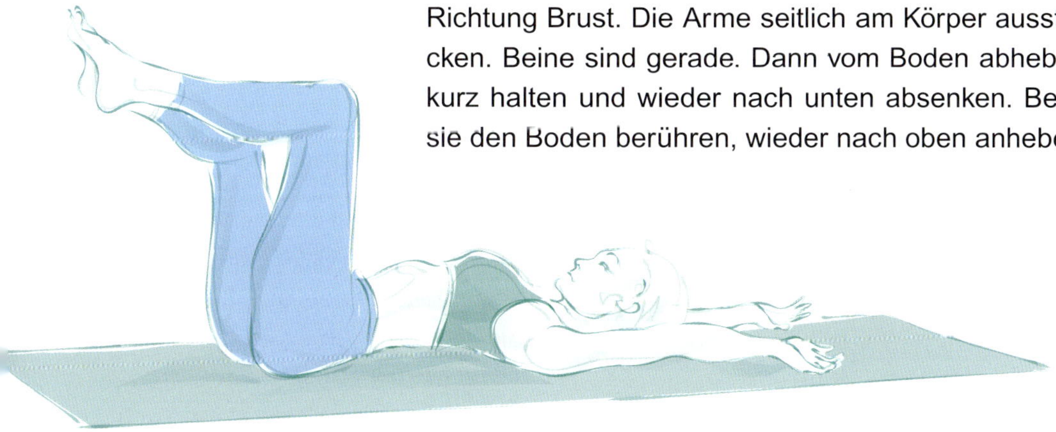

3. Toe Touch

Dieselbe Ausgangsposition. Beine dann so anwinkeln, dass die Oberschenkel im 90-Grad-Winkel über der Hüfte stehen. Die Knöchel sind zusammen, die Knie voneinander lösen. Strecken Sie die Arme über den Kopf hinweg nach hinten. Dann heben Sie den Oberkörper mit Schwung an und berühren mit den ausgestreckten Händen Ihre Knöchel oder Zehen.

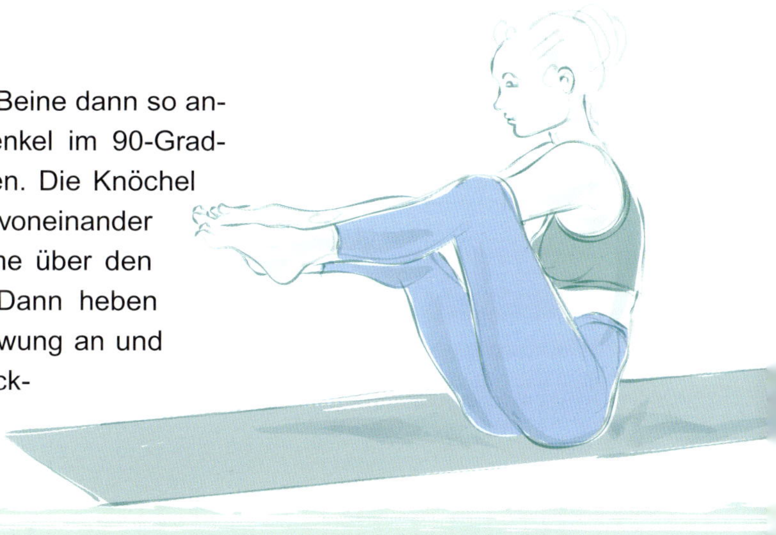

4. Reverse Crunch

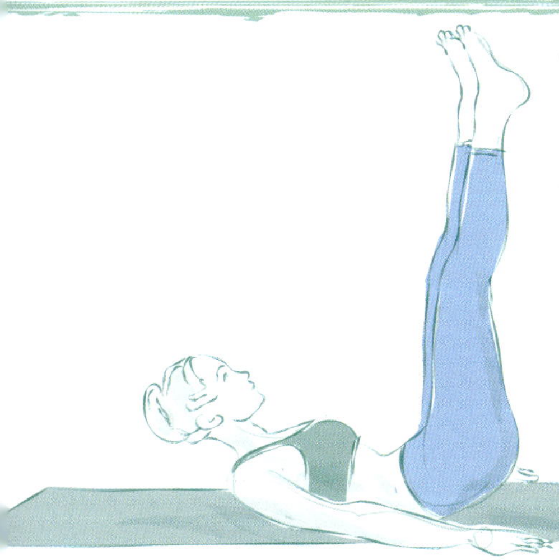

Beine nach vorne ausstrecken und ein paar Zentimeter vom Boden abheben. Dann die Beine nach oben zur Decke strecken, bis die Oberschenkel gerade über der Hüfte stehen. Halten und nun den Po je nach Kraft 10 bis 20 Zentimeter vom Boden abheben und wieder absenken.

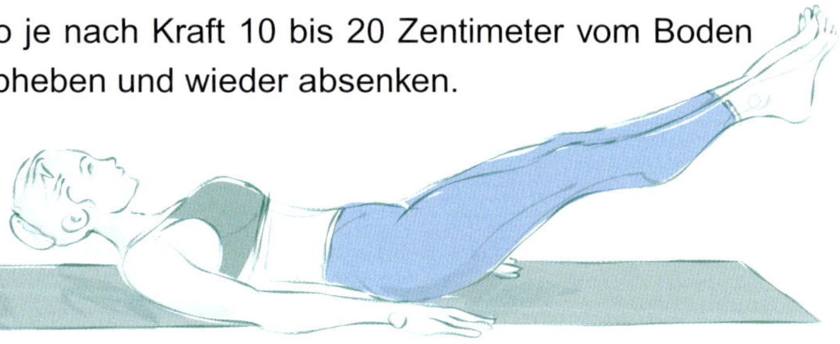

5. Yes or No

Beine vom Boden abheben und gerade nach vorne ausstrecken. Dann seitlich öffnen, bis sie ein V bilden. Kurz so halten, die Beine bleiben die ganze Zeit in der Luft. Dann wieder in der Mitte zusammenführen.

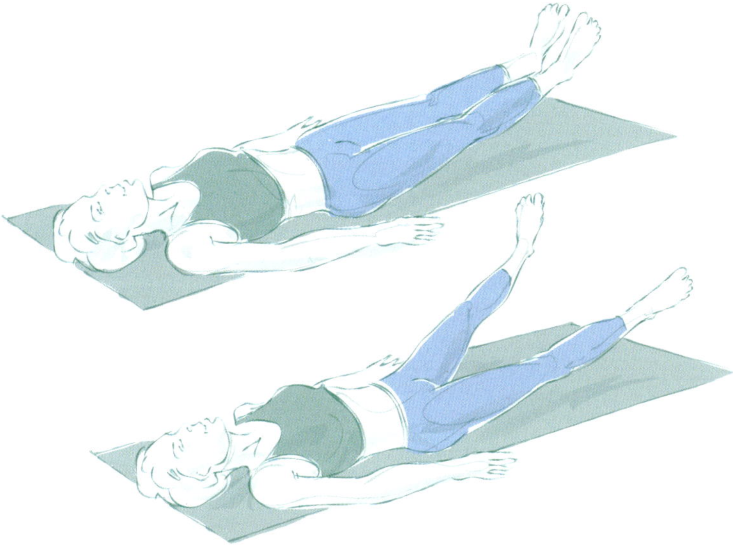

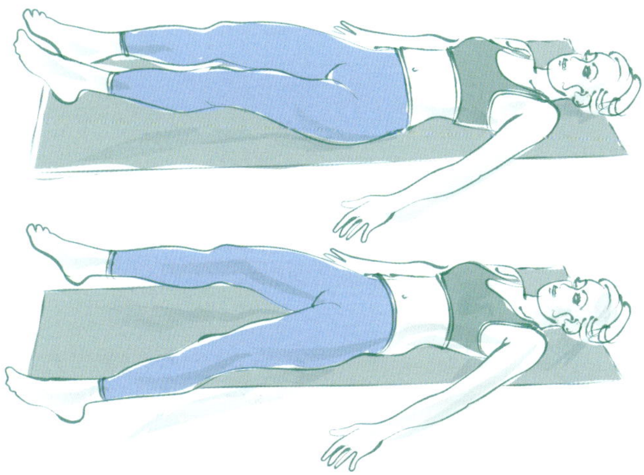

6. Side Kick

Beine sind nach vorne ausgestreckt und leicht vom Boden abgehoben. Dann ein Bein langsam seitlich wegstrecken und mit der Ferse kurz den Boden berühren. Dann wieder beide Beine in der Mitte zusammenführen. Die Seite wechseln.

7. Suitcases

Die Schultern liegen auf dem Boden, die Arme sind über den Kopf hinweg nach hinten ausgestreckt, die Beine sind gerade nach vorne ausgestreckt und leicht vom Boden abgehoben. Mit dem Schwung der Arme bewegen sich Oberkörper und Beine aufeinander zu. Die Beine werden dabei angewinkelt. Beim Zusammentreffen in der Mitte umfassen die Arme die Knie.

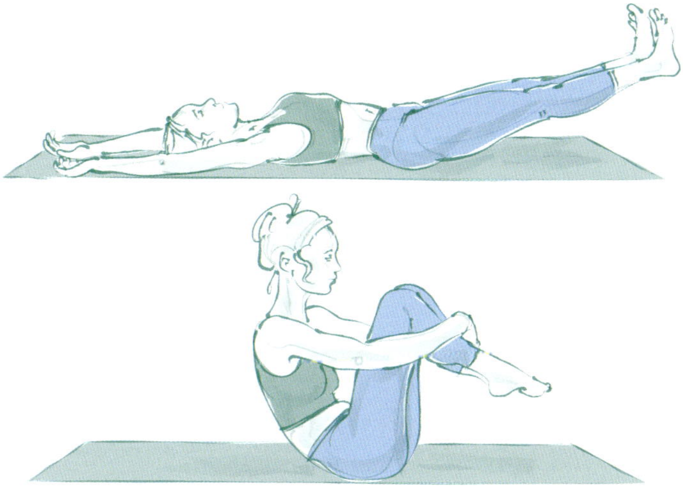

8. V-ups

Auch hier sind die Arme nach hinten über den Kopf ausgestreckt. Die ausgestreckten Beine liegen auf dem Boden auf. Mit dem Schwung der Arme bewegen sich der Oberkörper und die ausgestreckten Beine aufeinander zu und beim Zusammentreffen mit den Händen kurz die Schienbeine oder Knöchel berühren.

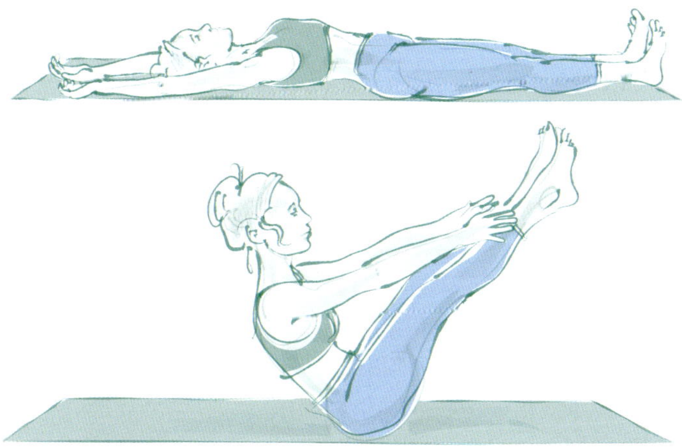

9. Sit-ups

Die klassische Bauchübung. Beine sind angewinkelt, Fersen stehen auf dem Boden. Arme vor dem Oberkörper verschränken. Wer will, kann dabei sein T-Shirt umfassen. Oberkörper kommt nach oben, bis die Ellenbogen über den Knien sind.

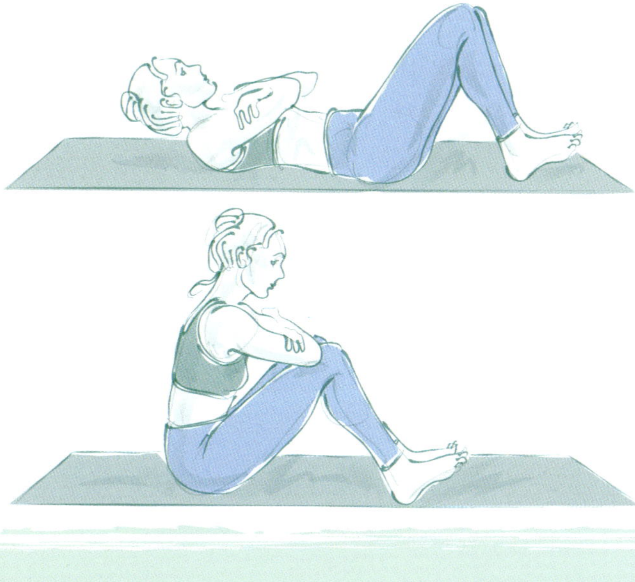

10. Straight Leg Sit-ups

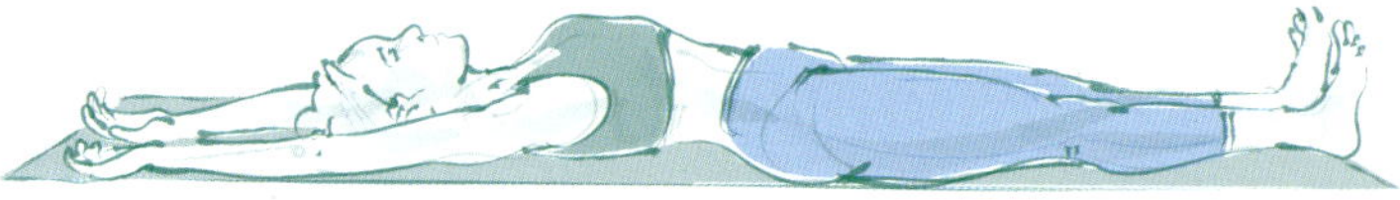

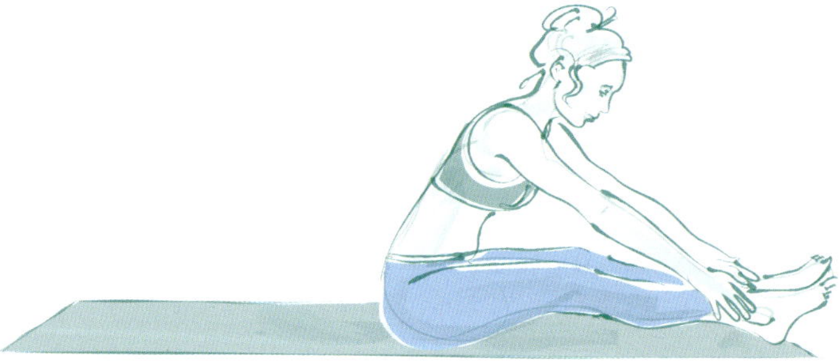

Legen Sie sich lang ausgestreckt auf den Boden. Die Arme sind über den Kopf hinweg nach hinten ausgestreckt. Beine sind geschlossen. Heben Sie nun mit Schwung den Oberkörper an und setzen Sie sich so auf, dass Sie mit den Fingerspitzen Ihre Knöchel berühren.

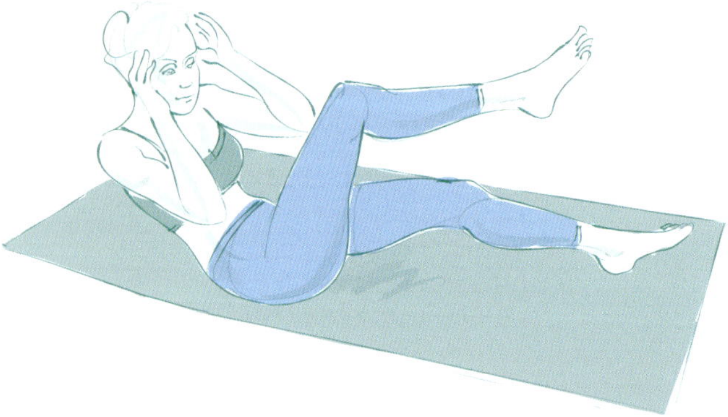

11. Single Leg Suitcases

Ausgangsposition wie bei den Suitcases. Mit der rechten Hand an den Hinterkopf fassen. Beine sind ausgestreckt und leicht vom Boden abgehoben. Oberkörper abheben, sodass sich das linke Knie und der rechte Ellenbogen in der Mitte treffen. Nach der Hälfte der Trainingszeit die Seite wechseln.

12. Plank

In der Bauchlage die Unterarme parallel zum Körper auf den Boden bringen. Ellenbogen auf Höhe der Schultern, die Füße aufstellen und den Körper anheben. Wichtig: Hüfte und Schultern müssen auf einer Höhe sein. Bauch einziehen und anspannen. Hohlkreuz vermeiden und eine Minute halten.

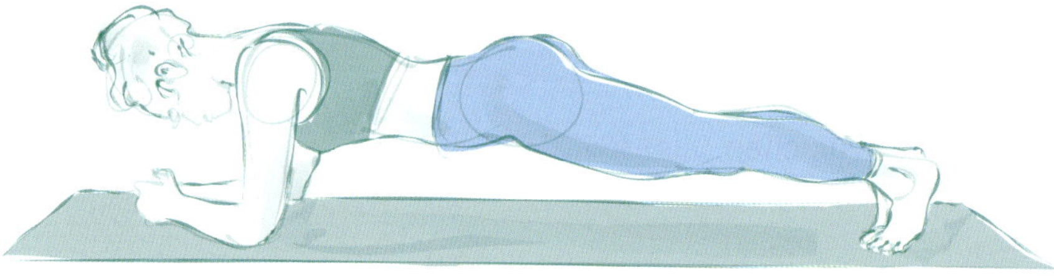

13. Side Plank

Stützen Sie sich auf den rechten Unterarm. Der Ellenbogen befindet sich direkt unter der Schulter. Setzen Sie nun den linken Fuß vor den rechten, stützen Sie sich auf Füße und Unterarm und heben Sie langsam Ihr Becken an. Heben Sie die Hüfte an, bis Ihr Körper von Kopf bis Fuß eine Linie bildet.

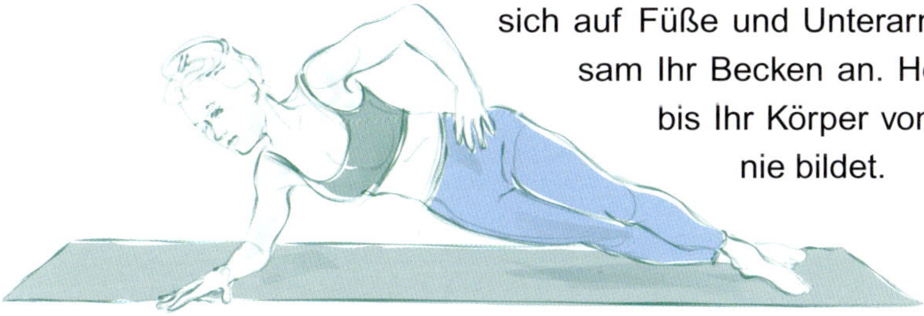

14. Burpees

In der klassischen Variante starten Sie den Burpee im hüftbreiten Stand. Dann beugen Sie sich vor, bringen die Hände zum Boden und die Füße nach hinten. Danach gehen Sie in die tiefe Liegestütz-Position und drücken sich wieder hoch. Daran schließen Sie einen Sprung nach vorn mit einer Landung auf beiden Füßen an, auf den direkt ein Strecksprung mit über dem Kopf zusammengehenden Händen folgt. Ja, das ist anstrengend – aber extrem effektiv.

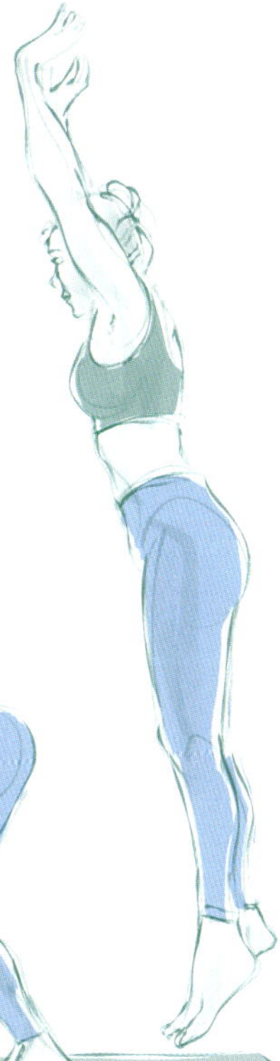

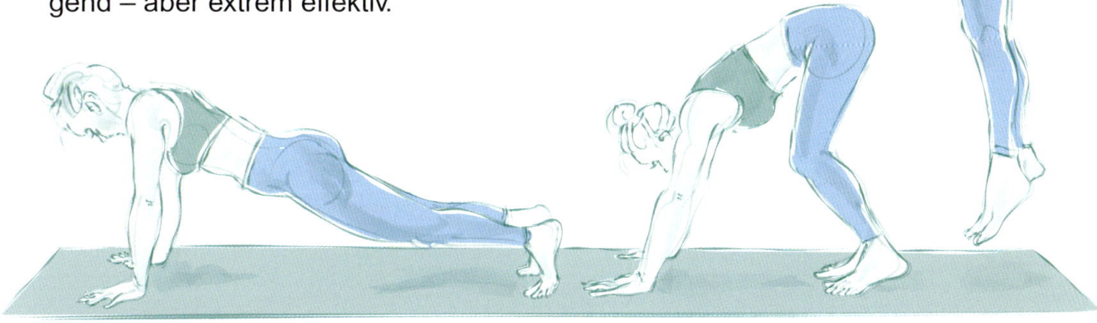

15. Sliders

Diese Übung sieht harmlos aus, hat es aber in sich. Die Beine sind aufgestellt, die Fersen stehen auf dem Boden. Legen Sie Ihre Hände etwa auf die Mitte der Oberschenkel. Heben Sie nun den Oberkörper so an, dass die Hände in Richtung Knie nach oben rutschen. Wenn die Knie erreicht sind, legen Sie den Oberkörper auf dem Boden ab.

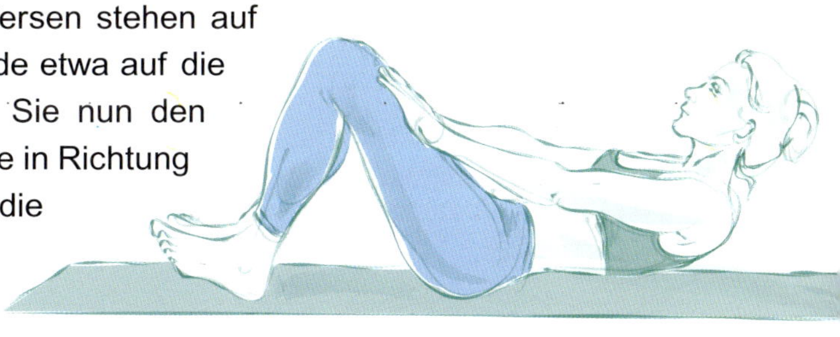

16. Russian Twist

Setzen Sie sich leicht nach hinten gelehnt hin und halten beide Hände locker vor Ihrer Brust. Die Beine sind angewinkelt und leicht vom Boden abgehoben. Drehen Sie nun den Oberkörper zur linken Seite und berühren mit den Fingerspitzen kurz den Boden – Ihr Unterkörper bleibt dabei möglichst bewegungslos. Wechseln Sie nun zur anderen Seite.

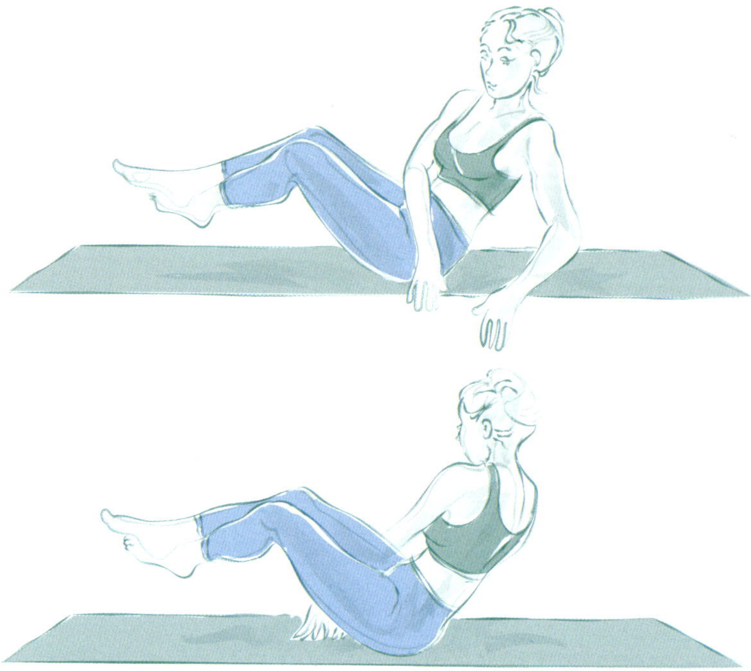

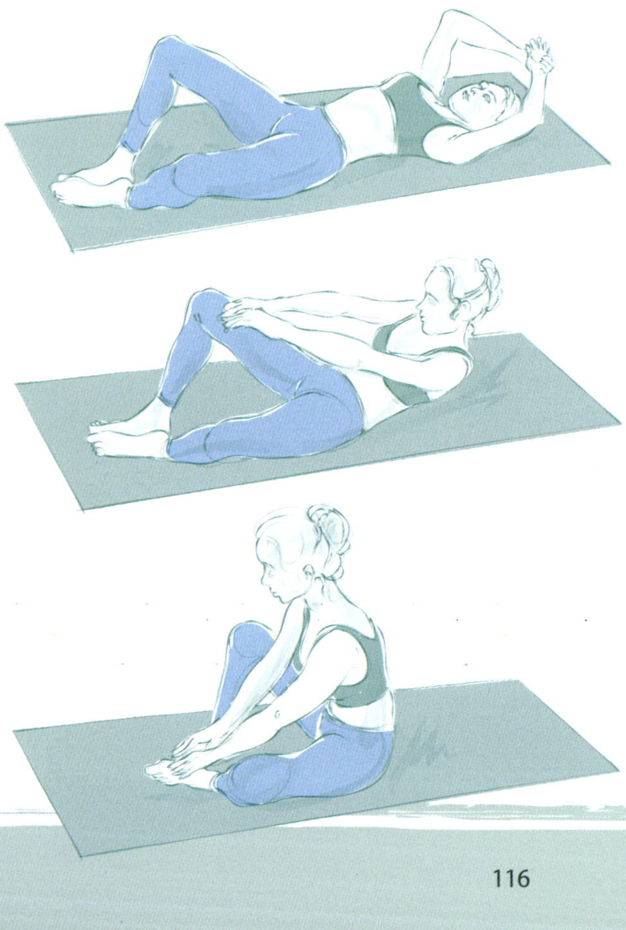

17. Diamond Sit-ups

Nehmen Sie die Ausgangsposition ein. Winkeln Sie die Beine so an, dass die Fußsohlen aufeinanderstehen. Die Knie fallen dabei zur Seite. Strecken Sie die Arme über den Kopf nach hinten aus. Richten Sie den Oberkörper mit Schwung auf und berühren Sie mit den Händen Ihre Knöchel.

18. Leg Circles

Legen Sie sich auf den Rücken, die Beine sind ausgestreckt, Kinn Richtung Brust. Heben Sie nun die Beine leicht vom Boden ab, sodass die Füße ungefähr auf Höhe Ihres Kopfes sind. Machen Sie mit den Füßen kleine Kreisbewegungen. Nach der Hälfte der Trainingszeit wechseln Sie die Drehrichtung der Kreise.

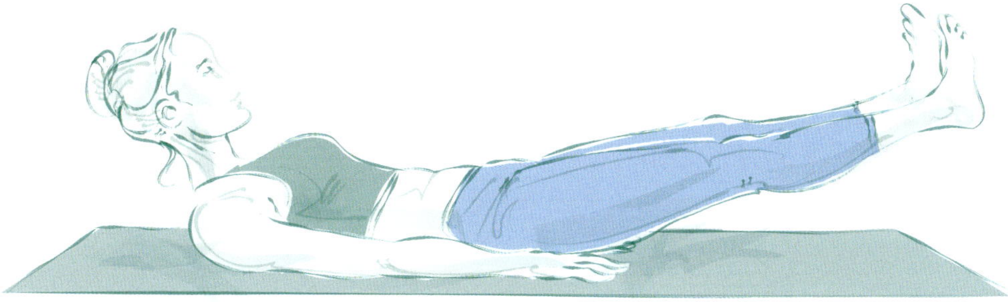

19. Bicycle Two

Setzen Sie sich leicht nach hinten gelehnt hin. Heben Sie die Beine vom Boden ab und bewegen Sie sie, als würden Sie Fahrrad fahren.

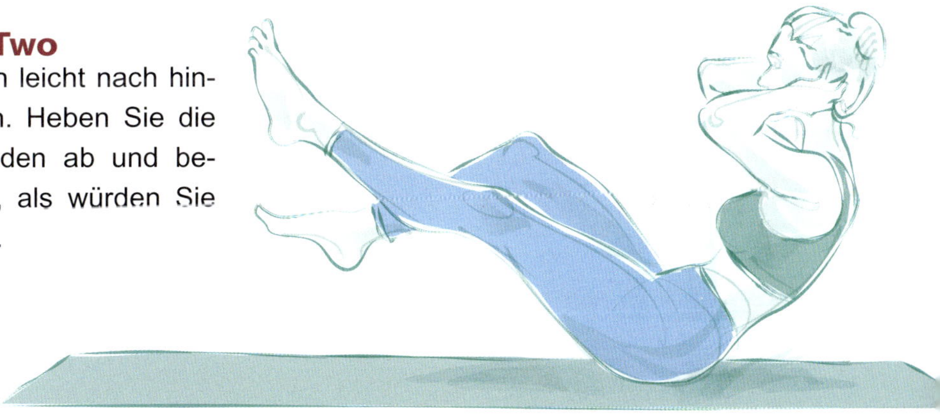

20. Swimmer

Bei dieser Übung legen Sie sich flach auf den Bauch. Die Arme lang nach vorne ausstrecken. Nun Arme und Beine ein paar Zentimeter vom Boden abheben. Halten Sie diese Position.

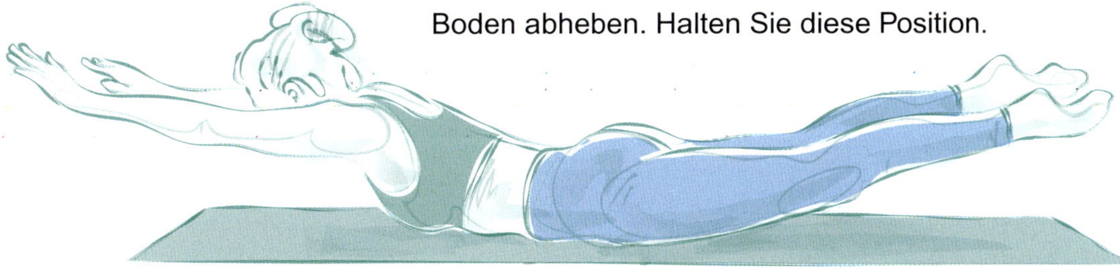

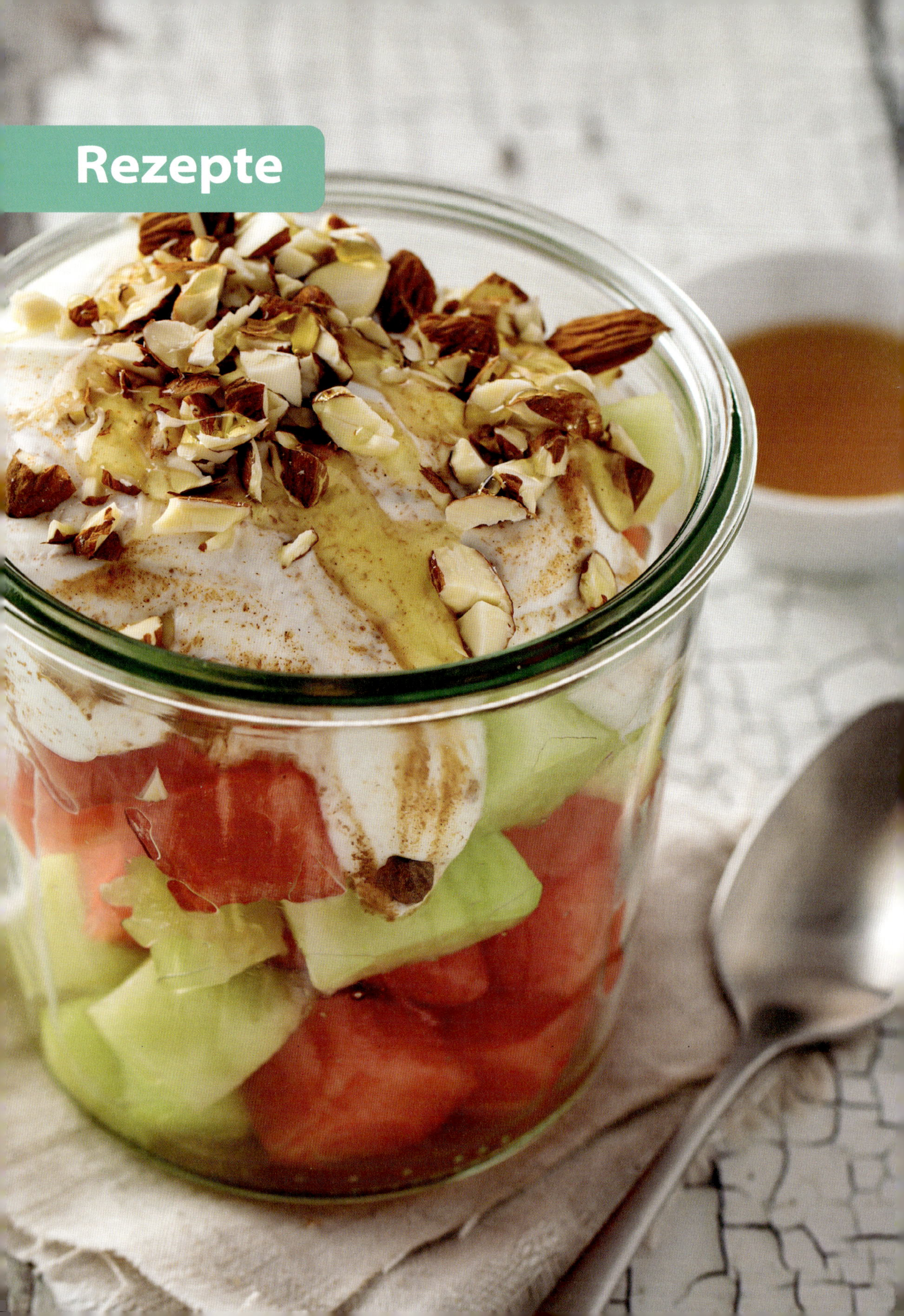

Frühstück

Melonensalat mit Quarkcreme

Zutaten für 1 Person:

1 Stück Melone (ca. 400 g, z. B. Galia oder Ogen)

1 Stück kernlose Wassermelone (ca. 250 g)

1 EL Orangensaft

125 g Magerquark

50 g Vollmilchjoghurt

gemahlener Zimt

25 g gehackte Mandeln

1 TL Honig

Zubereitung:

1. Die Melonen in Spalten schneiden und das Fruchtfleisch von der Schale abschneiden. Das Melonenfruchtfleisch in kleine Stücke schneiden und in eine Schüssel geben. Den Orangensaft darübergeben.

2. Quark und Joghurt verrühren. Mit Zimt abschmecken. Die Quarkcreme über die Melone geben. Mit den Mandeln bestreuen und den Honig darüber verteilen.

Pro Person: ca. 510 kcal, 28 g Eiweiß, 16 g Fett, 60 g Kohlenhydrate, 5 g Ballaststoffe

Kerniges Müsli mit Cranberrys

Zutaten für 1 Person:

10 g Walnusskerne

10 g Pinienkerne

30 g Vollkorn-Haferflocken

20 g getrocknete Cranberrys

1 Pfirsich

200 g Dickmilch

Zubereitung:

Die Walnusskerne und die Pinienkerne grob hacken. Die Haferflocken und die Cranberrys dazugeben. Den Pfirsich waschen, halbieren und den Stein entfernen. Den Pfirsich in Würfel schneiden. Alles mischen und die Dickmilch darauf verteilen.

Pro Person: ca. 480 kcal, 16 g Eiweiß, 21 g Fett, 53 g Kohlenhydrate, 7 g Ballaststoffe

Tipp: Anstelle von Pfirsich passen auch Apfel oder Birne.

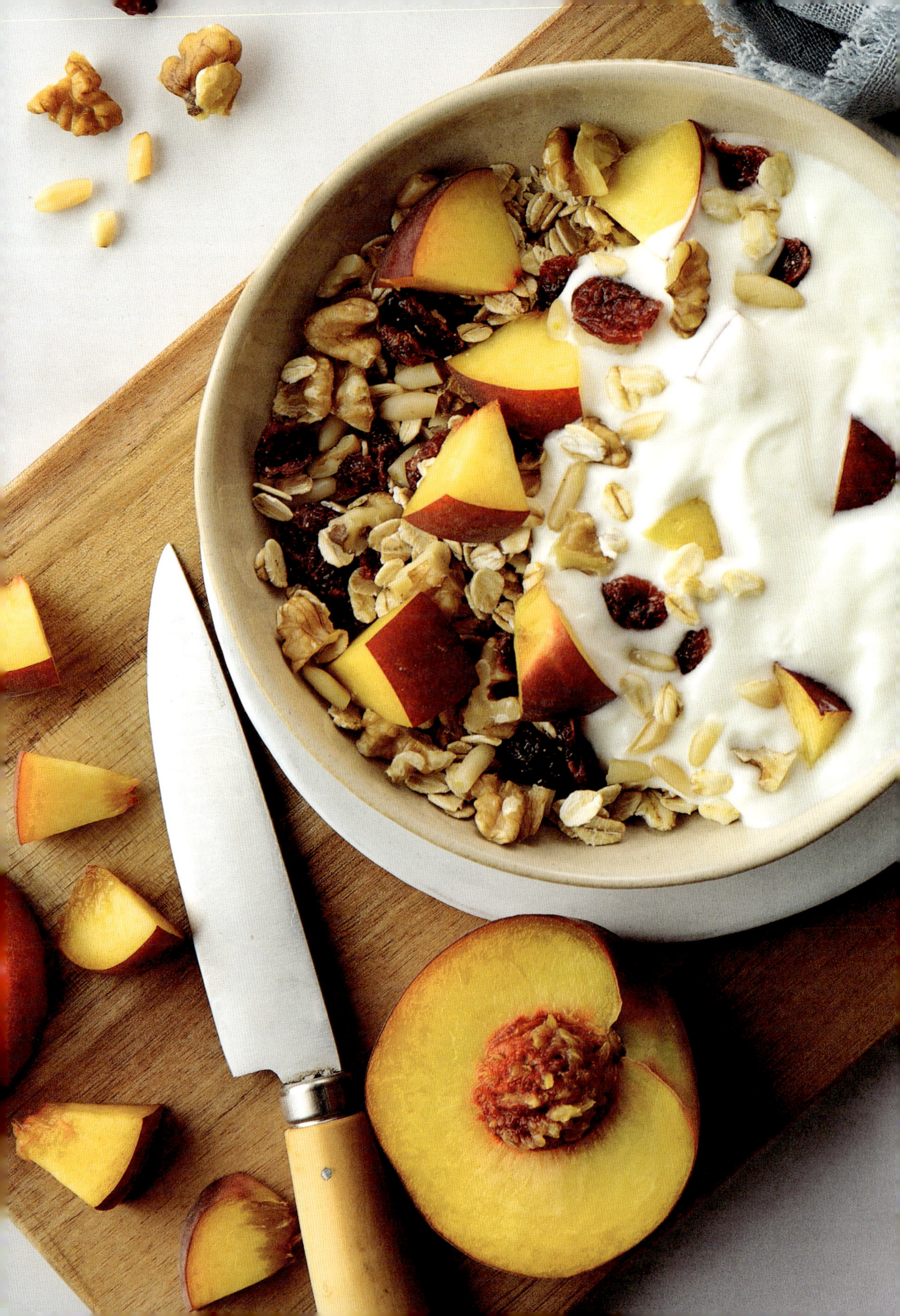

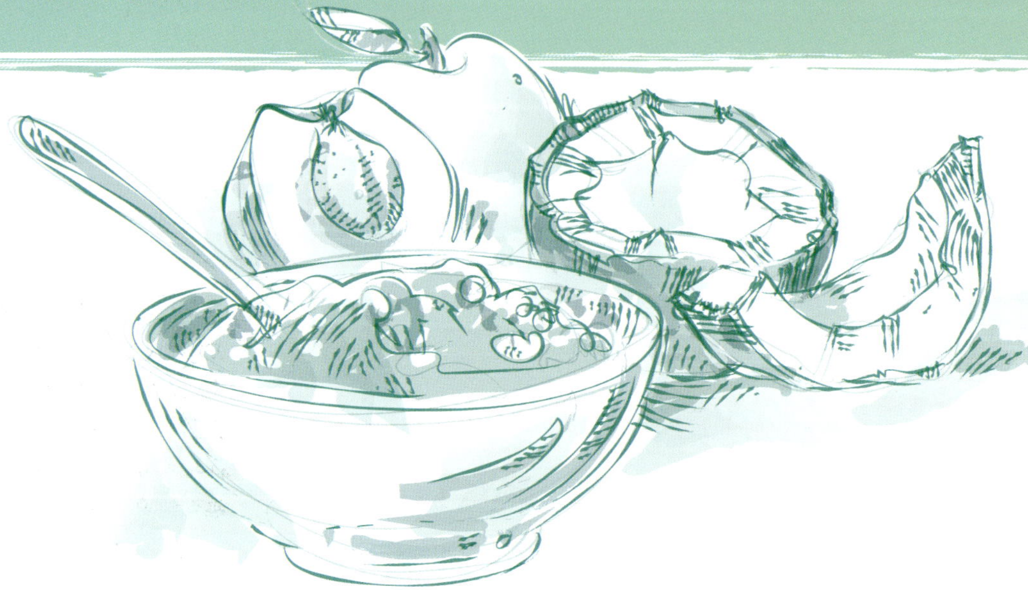

Kokos-Porridge mit Nektarine

Zutaten für 1 Person:

40 g Vollkorn-Haferflocken

200 ml Wasser

1 TL abgeriebene Bio-Zitronenschale

20 g Kokosraspel

75 g Magerquark

50 g körniger Frischkäse

1 TL Agavendicksaft

½–1 TL Bourbonvanille-Aroma

1 Nektarine

Zubereitung:

1. Die Haferflocken in einem Topf ohne Fett anrösten. Mit dem Wasser ablöschen, aufkochen und bei geringer Hitze quellen lassen. Zwischendurch umrühren. Sobald der Haferbrei dickflüssig ist, vom Herd nehmen, Zitronenschale unterrühren und abkühlen lassen.

2. Die Kokosraspel in einer beschichteten Pfanne goldbraun rösten. Beiseitestellen. Quark, Frischkäse und Agavendicksaft verrühren und mit Vanille-Aroma abschmecken. Die Nektarine waschen, halbieren und den Stein entfernen. Die Nektarine in Würfel schneiden und mit der Quarkmasse auf dem Haferbrei anrichten. Mit den Kokosraspeln bestreuen.

Pro Person: ca. 490 kcal, 24 g Eiweiß, 18 g Fett, 51 g Kohlenhydrate, 9 g Ballaststoffe

Tipp: Die Nektarine kann auch gut gegen 200 Gramm frische oder tiefgefrorene Beeren (aufgetaut) ausgetauscht werden.

Kräuteromelett

Zutaten für 1 Person:

2 Eier

1 EL Mineralwasser

Salz

Pfeffer

2 EL gehacktes Basilikum

1 TL Butter

40 g Feta

20 g Walnusskerne

1 Stück kernlose Wassermelone (ca. 400 g)

Zubereitung:

1. Eier, Mineralwasser, Salz, Pfeffer und Basilikum verquirlen. Die Butter in einer beschichteten Pfanne erhitzen, die Eimasse hineingeben und etwas stocken lassen.
2. Den Feta zerbröckeln und auf eine Hälfte des Omeletts geben, die andere Hälfte darüberklappen und zugedeckt etwa 5 Minuten stocken lassen.
3. Die Walnusskerne grob hacken. Die Melone in Spalten schneiden und das Fruchtfleisch von der Schale abschneiden. Das Omelett vorsichtig aus der Pfanne gleiten lassen und die Walnüsse darüber verteilen. Die Melone dazu essen.

Pro Person: ca. 510 kcal, 23 g Eiweiß, 38 g Fett, 18 g Kohlenhydrate, 1 g Ballaststoffe

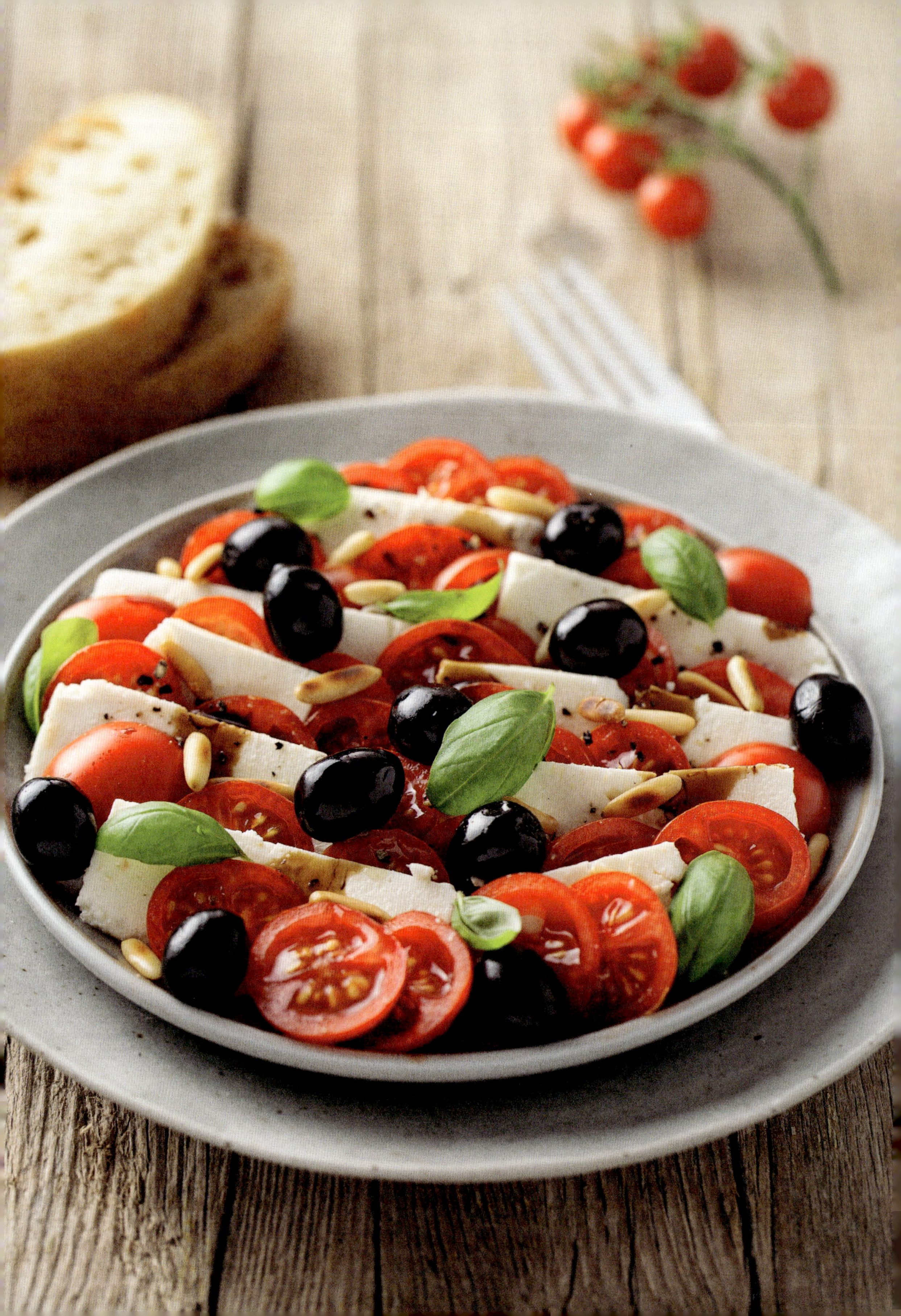

Feta-Tomaten-Carpaccio

Zutaten für 1 Person:

15 g Pinienkerne

60 g Feta

200 g Kirschtomaten

Salz

Pfeffer

1–2 TL Aceto balsamico crema

20 g schwarze Oliven

einige Basilikumblättchen

2 Scheiben Ciabattabrot (à 30 g)

1. Die Pinienkerne in einer beschichteten Pfanne ohne Fett goldbraun rösten. Beiseitestellen.
2. Den Feta in dünne Scheiben schneiden. Die Tomaten waschen und in Scheiben schneiden. Mit etwas Salz und Pfeffer würzen. Feta und Tomaten dachziegelartig auf einem Teller anrichten. Den Aceto balsamico darüberträufeln. Die Oliven, Pinienkerne und die Basilikumblättchen darauf verteilen. Das Brot dazu essen.

Pro Person: ca. 500 kcal, 21 g Eiweiß, 27 g Fett, 40 g Kohlenhydrate, 7 g Ballaststoffe

Tipp: Wer mag, kann das Ciabattabrot auch gegen eine Scheibe Focaccia (siehe Rezept »Focaccia mit Rosmarin«, Seite 217) austauschen.

Beerencocktail mit Nussmischung

Zutaten für 1 Person:

150 g Erdbeeren

150 g Brombeeren

75 g rote Johannisbeeren

10 g Mandelkerne

10 g Cashewkerne

20 g gepuffter Amaranth

125 g griechischer Joghurt (10 % Fett)

1 EL Saft und abgeriebene Schale von 1 Bio-Orange

Zubereitung:

1. Die Erdbeeren waschen, putzen und je nach Größe halbieren oder vierteln. Die Brombeeren verlesen und waschen. Die Johannisbeeren waschen und mit einer Gabel von den Rispen streifen. Die Beeren mischen.
2. Die Mandeln und die Cashewkerne grob hacken. Den Amaranth untermischen. Joghurt, Orangensaft und -schale unterrühren, auf die Beeren geben und mit der Nussmischung bestreuen.

Pro Person: ca. 510 kcal, 15 g Eiweiß, 26 g Fett, 43 g Kohlenhydrate, 14 g Ballaststoffe

Tipp: Wer sich vegan ernähren möchte, tauscht den Joghurt zum Beispiel gegen Kokosjoghurt natur aus. Diese Joghurtalternative wird auf der Basis von Kokosmilch hergestellt.

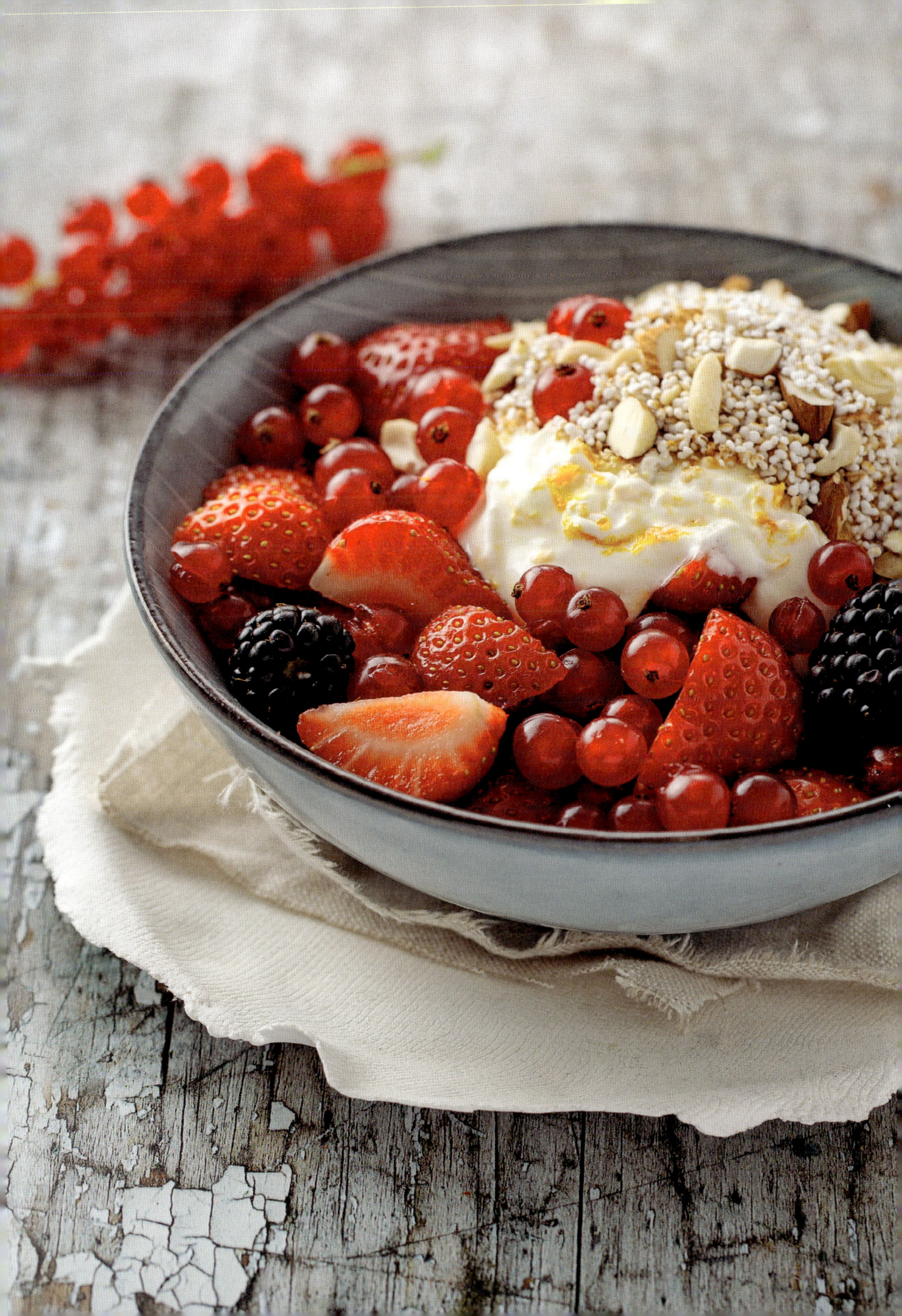

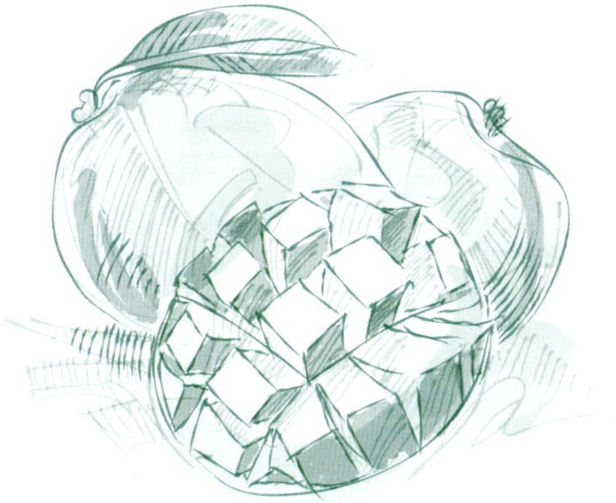

Mango mit Vanillejoghurt

Zutaten für 1 Person:

1 Mango

1 Kiwi

150 g Schafsjoghurt

1 TL gehackte Zitronenmelisse

½–1 TL Bourbonvanille-Aroma

30 g Amaranth

Zubereitung:

1. Die Mango aufrecht stellen und das Fruchtfleisch am Stein entlang abschneiden. Das Fruchtfleisch schälen und in kleine Stücke schneiden. Die Kiwi schälen und würfeln. Das Obst mischen.

2. Den Joghurt in einem Schälchen glatt rühren. Die Melisse unterrühren. Mit Vanille-Aroma abschmecken. Das Obst darauf anrichten und mit dem Amaranth bestreuen.

Pro Person: ca. 510 kcal, 13 g Eiweiß, 10 g Fett, 79 g Kohlenhydrate, 13 g Ballaststoffe

Papaya-Bananen-Salat mit Hirseflocken

Zutaten für 1 Person:

25 g Hirseflocken

25 g Sesamsamen

1 TL Rapsöl

1 Papaya

1 Banane

3 EL Orangensaft

Zubereitung:

1. Die Hirseflocken und den Sesam in einer beschichteten Pfanne in dem Öl anrösten. Herausnehmen und abkühlen lassen.
2. Die Papaya halbieren, entkernen, schälen und in Würfel schneiden. Die Banane schälen und in Scheiben schneiden. Das Obst mischen. Den Saft darübergeben. Mit der Knuspermischung bestreuen.

Pro Person: ca. 490 kcal, 11 g Eiweiß, 19 g Fett, 63 g Kohlenhydrate, 11 g Ballaststoffe

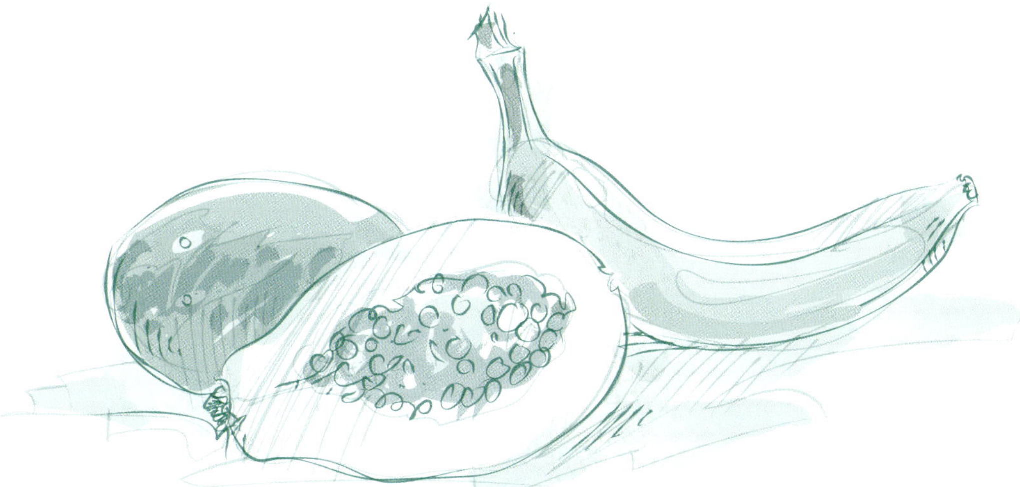

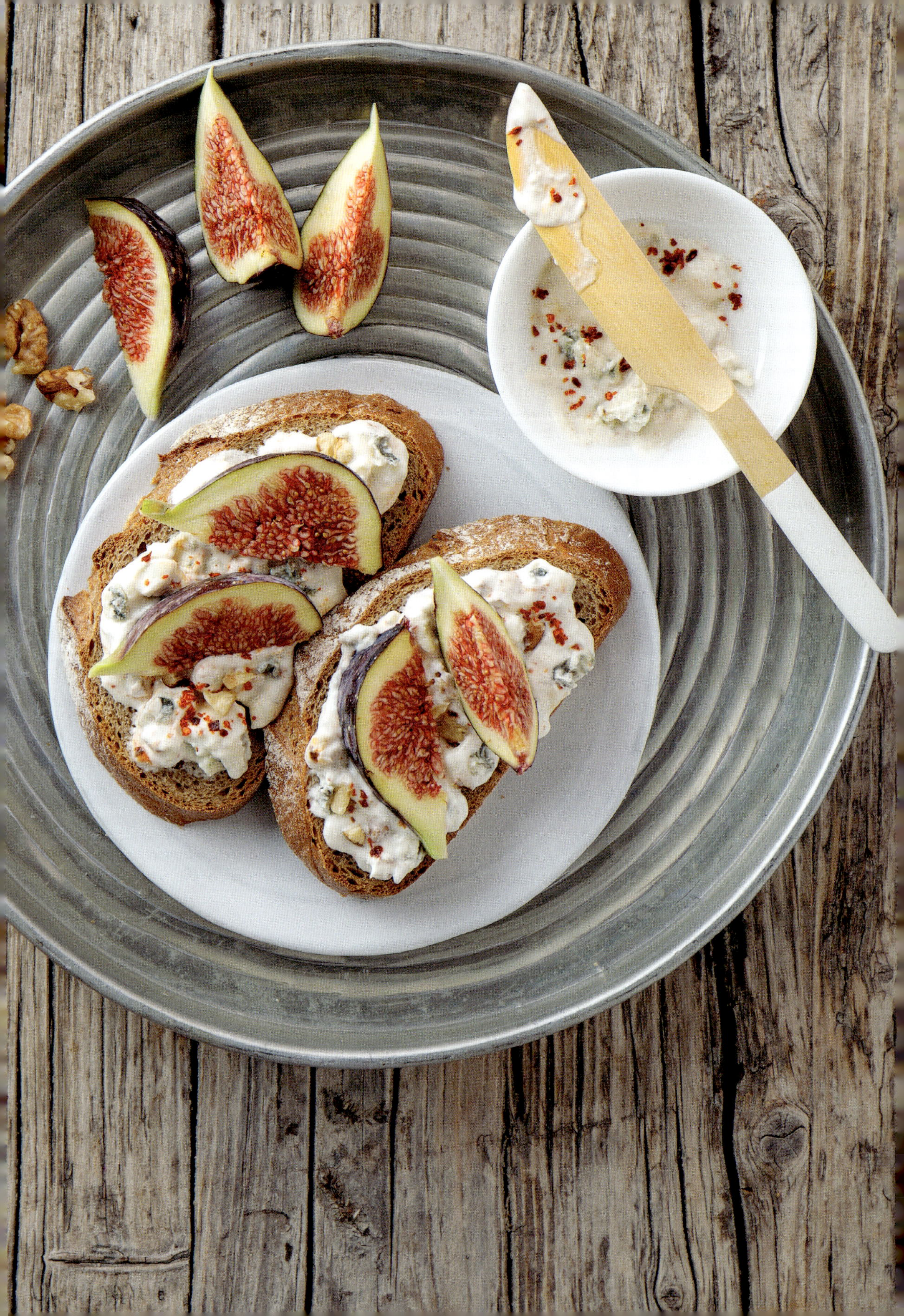

Roggenbrot mit Gorgonzolacreme und Feige

Zutaten für 1 Person:

50 g Gorgonzola

50 g fettarmer Joghurt (1,5 % Fett)

1 Walnusskern (5 g)

Chiliflocken

1 TL Zitronensaft

1 Feige

2 Scheiben Roggenbrot (à 40 g)

Zubereitung:

1. Den Gorgonzola und den Joghurt in eine Schüssel geben und mit einer Gabel fein zerdrücken. Den Walnusskern hacken und unterrühren. Mit Chili und Zitronensaft abschmecken.
2. Die Feige waschen und in Spalten schneiden. Das Brot mit der Gorgonzolacreme bestreichen und die Feigenspalten darauflegen oder dazu essen.

Pro Person: ca. 490 kcal, 20 g Eiweiß, 22 g Fett, 50 g Kohlenhydrate, 9 g Ballaststoffe

Tipp: Wer keine Feigen bekommt, nimmt einfach eine kleine Birne. Das Vollkornbrot kann auch gegen einen selbst gebackenen Bagel (siehe Seite 218) ausgetauscht werden.

Mehrkornbrötchen mit Hähnchenbrust und Ei

Zutaten für 1 Person:

1 Ei

2 Blätter Blattsalat (z. B. Eisberg- oder Kopfsalat)

75 g Salatgurke

30 g getrocknete Tomaten (ohne Öl)

1 gehäufter EL fettreduzierte Salatcreme (30 g)

1 TL Tomatenmark

Salz

Pfeffer

1 Mehrkornbrötchen

6 dünne Scheiben gegarte Hähnchenbrust (à 15 g)

30 g schwarze Oliven

Zubereitung:

1. Das Ei hart kochen. Den Salat waschen und trocken tupfen. Die Gurke schälen und in Scheiben schneiden. Die Tomaten in Streifen schneiden. Die Salatcreme und das Tomatenmark verrühren. Mit Salz und Pfeffer abschmecken.

2. Das Ei pellen und in Scheiben scheiden. Das Brötchen halbieren und jede Hälfte mit der Tomatencreme bestreichen. Die getrockneten Tomaten darauf verteilen. Mit Salatblättern, Eischeiben und Hähnchenbrust belegen. Die Gurke und die Oliven dazu essen.

Pro Person: ca. 510 kcal, 33 g Eiweiß, 21 g Fett, 40 g Kohlenhydrate, 10 g Ballaststoffe

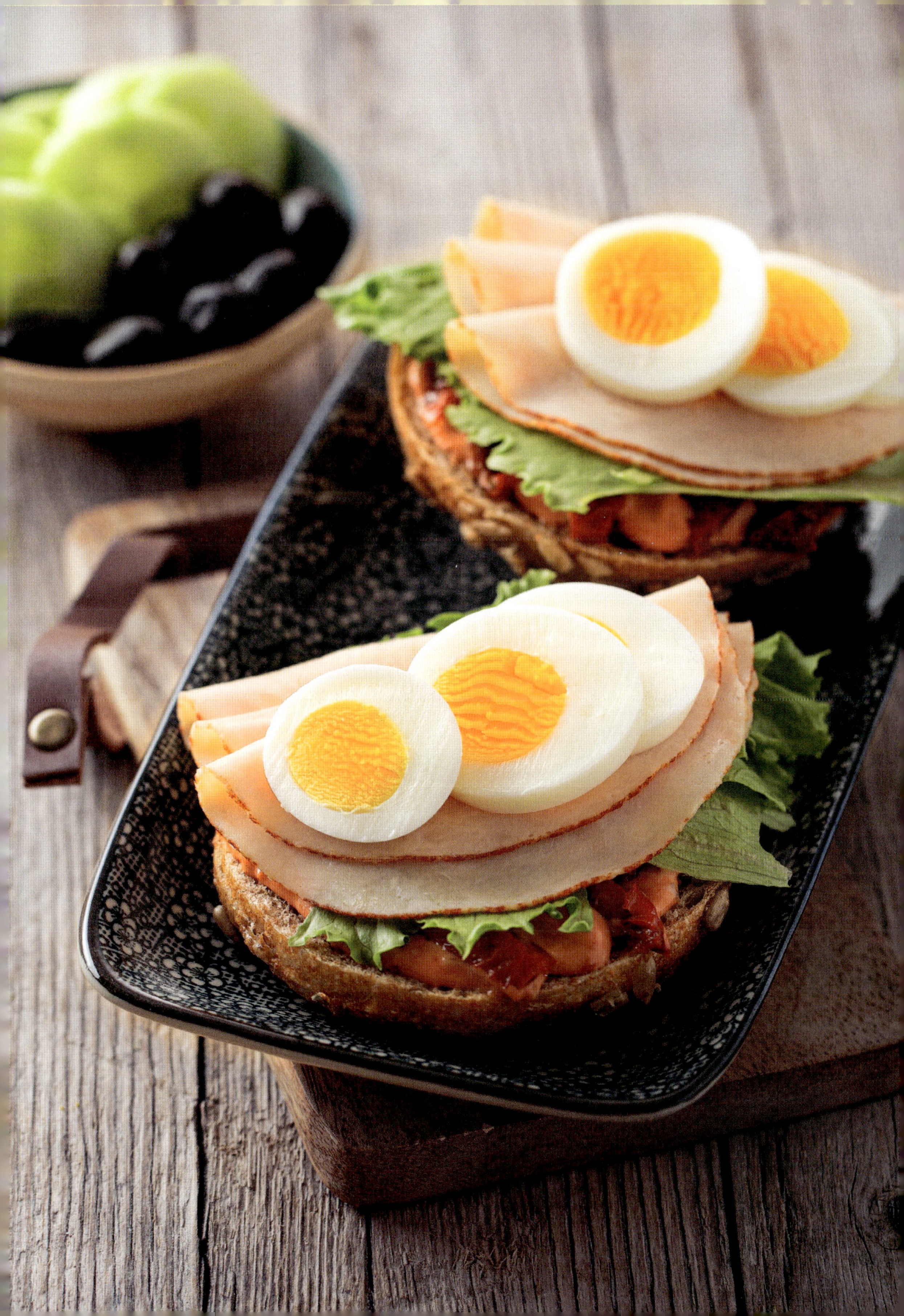

Vollkornbrötchen mit Mozzarella und Tomate

Zutaten für 1 Person:

1 Tomate

1 eingelegte Paprikaschote (aus dem Glas)

70 g Mozzarella

1 Vollkornbrötchen

1 gestrichener EL Pesto (20 g)

Salz

Pfeffer

einige Basilikumblättchen

Zubereitung:

1. Die Tomate waschen und in Scheiben schneiden, dabei den Stielansatz entfernen. Die Paprika abtropfen lassen und in Streifen schneiden. Den Mozzarella in Scheiben schneiden.
2. Das Brötchen halbieren und mit dem Pesto dünn bestreichen. Die Hälften mit Tomaten, Paprika und Mozzarella belegen. Mit Salz und Pfeffer würzen. Mit den Basilikumblättchen anrichten.

Pro Person: ca. 490 kcal, 22 g Eiweiß, 27 g Fett, 36 g Kohlenhydrate, 8 g Ballaststoffe

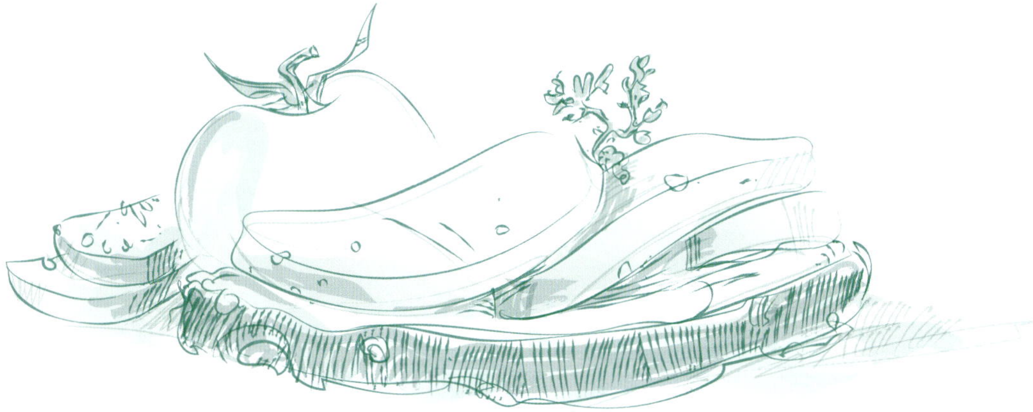

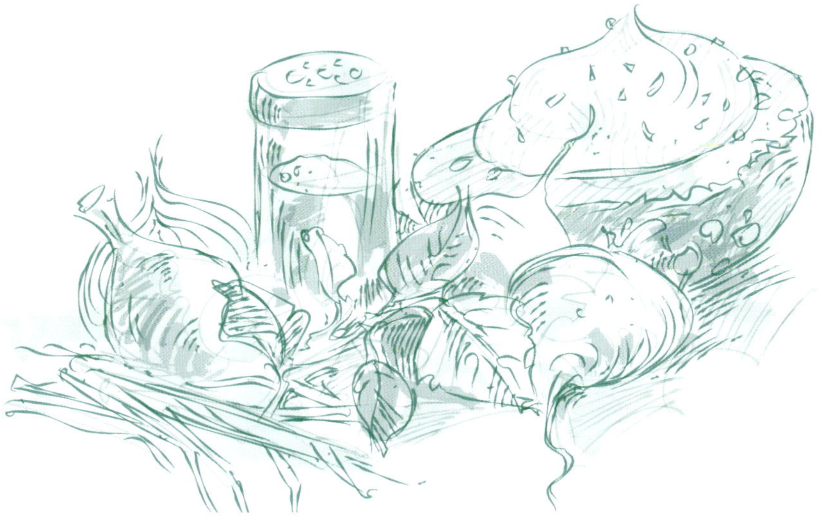

Vollkornbrötchen mit Kräutercreme

Zutaten für 1 Person:

40 g cremiger Schafskäse

1 Schalotte

20 g getrocknete Tomaten (ohne Öl)

20 g Walnusskerne

60 g Magerquark

2 EL gehackte Petersilie

Salz

Pfeffer

1 Bund Radieschen

1 Vollkornbrötchen

Zubereitung:

1. Den Schafskäse mit einer Gabel etwas zerdrücken. Die Schalotte schälen und fein hacken. Die Tomaten in feine Streifen schneiden. Die Walnusskerne grob hacken. Quark, Petersilie, Schalotte, Tomaten und Walnüsse zu dem Schafskäse geben und verrühren. Mit Salz und Pfeffer abschmecken.

2. Die Radieschen putzen, waschen und in Scheiben schneiden. Das Brötchen halbieren und jede Hälfte mit der Creme bestreichen. Die Radieschen darauflegen oder dazu essen.

Pro Person: ca. 500 kcal, 25 g Eiweiß, 25 g Fett, 38 g Kohlenhydrate, 8 g Ballaststoffe

Ciabattabrötchen mit Meerrettich-Lachs-Aufstrich

Zutaten für 1 Person:

2 Scheiben Räucherlachs (50 g)

1 TL Kapern

50 g Vollmilchjoghurt

20 g Frischkäse mit Joghurt

1 TL geriebener Meerrettich (aus dem Glas)

1 EL gehackter Dill

Salz

Pfeffer

1 Ciabattabrötchen oder Mehrkornbrötchen

1 Stück Melone (ca. 300 g, z.B. Galia oder Ogen)

Zubereitung:

1. Den Lachs in feine Streifen schneiden. Die Kapern etwas hacken. Joghurt, Frischkäse, Meerrettich und Dill verrühren. Den Lachs untermischen. Mit wenig Salz und Pfeffer abschmecken.
2. Das Brötchen halbieren und die Hälften mit der Lachscreme bestreichen. Die Melone in Spalten schneiden, das Fruchtfleisch von der Schale abschneiden und dazu reichen.

Pro Person: ca. 490 kcal, 23 g Eiweiß, 12 g Fett, 69 g Kohlenhydrate, 5 g Ballaststoffe

Tipp: Ciabattabrötchen gibt es in vielen Supermärkten zum Fertigbacken. Wer nicht für ein Brötchen den Backofen anschmeißen möchte, backt alle Brötchen auf einmal und friert sie ausgekühlt ein. Dann bei Bedarf auftauen und auf dem Toaster aufbacken.

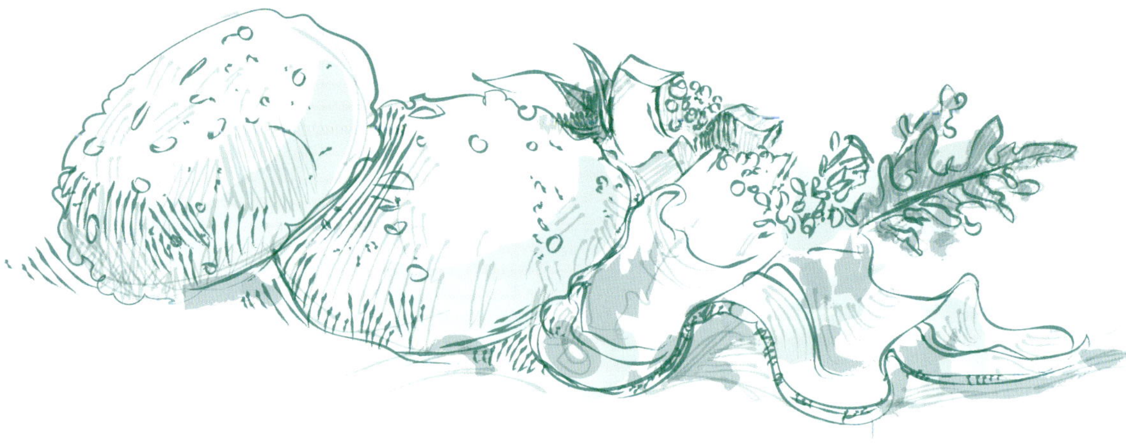

Dinkelbrötchen mit Parmaschinken und Papaya

Zutaten für 1 Person:

1 kleine Papaya (ca. 300 g)

20 g Rucola

1 Dinkelbrötchen

30 g Frischkäse mit Joghurt

4 Scheiben Parmaschinken (à 15 g)

Zubereitung:

1. Die Papaya waschen, schälen, entkernen und in Spalten schneiden. Den Rucola verlesen, putzen, waschen und gut abtropfen lassen.
2. Das Brötchen halbieren und jede Hälfte mit Frischkäse bestreichen. Rucola, Parmaschinken und etwas Papaya darauf verteilen. Restliche Papaya dazu essen.

Pro Person: ca. 480 kcal, 27 g Eiweiß, 20 g Fett, 44 g Kohlenhydrate, 7 g Ballaststoffe

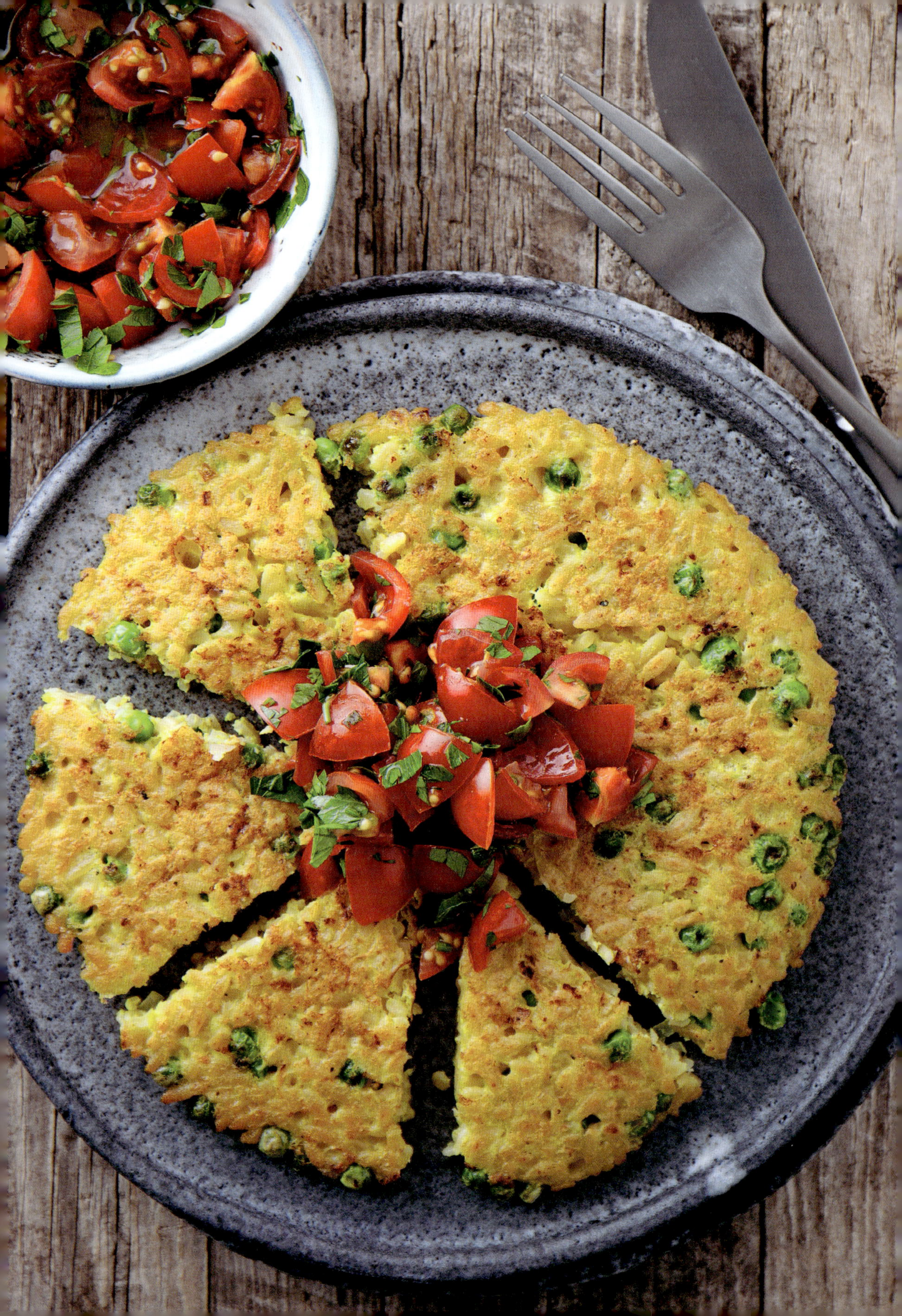

Mittagessen vegetarisch

Nudelomelett mit gehackten Tomaten

Zutaten für 1 Person:

70 g Nudeln (z. B. Kritharaki, kleine reiskornähnliche Nudeln)

Salz

40 g tiefgefrorene Erbsen

1 Schalotte

1 Ei

10 g geriebener Parmesan

Pfeffer

Currypulver

1 EL Rapsöl

200 g Kirschtomaten

1 EL gehackte Petersilie

Zubereitung:

1. Die Nudeln in gesalzenem Wasser nach Packungsanweisung bissfest kochen. Die Erbsen 2 Minuten mitgaren. Abgießen und abtropfen lassen.
2. Die Schalotte schälen und fein würfeln. Nudeln und Schalotte in eine Schüssel hineingeben. Ei, 1 EL Mineralwasser und Parmesan untermischen. Mit Salz, Pfeffer und Curry kräftig würzen.
3. Das Öl in einer beschichteten Pfanne erhitzen. Die Nudelmischung hineingeben, etwas flach drücken und etwa 5 Minuten braten. Wenden. Dafür das Omelett auf einen Topfdeckel gleiten lassen, zurück in die Pfanne stürzen und von der anderen Seite etwa 4 Minuten braten.
4. Die Tomaten waschen und in grobe Stücke hacken. Mit etwas Salz und Pfeffer würzen. Die Petersilie untermischen. Das Omelett herausnehmen und mit den Tomaten anrichten.

Pro Person: 540 kcal, 23 g Eiweiß, 20 g Fett, 62 g Kohlenhydrate, 9 g Ballaststoffe

Tipp: Dieses Gericht lässt sich auch gut vorbereiten. Einfach die Nudeln am Vortag kochen, in eine Schüssel füllen und abgedeckt kühl stellen.

Kartoffel-Linsen-Taler

Zutaten für 1 Person:

150 g vorwiegend festkochende Kartoffeln

30 g rote Linsen

1 Eigelb

2 EL Paniermehl

1 EL geriebener Parmesan

1 Messerspitze Pul Biber (Chili-Gewürzmischung)

Salz

Pfeffer

1 EL Rapsöl

150 g Vollmilchjoghurt

1 EL gehackte Petersilie

100 g Salatgurke

Zubereitung:

1. Die Kartoffeln waschen und mit Schale etwa 20 Minuten kochen. Die roten Linsen waschen, abtropfen lassen und nach Packungsanweisung in gesalzenem Wasser kochen. Abgießen und abtropfen lassen.

2. Die Kartoffeln abgießen, ausdämpfen lassen und heiß pellen. Die Kartoffeln durch eine Presse drücken. Linsen, Eigelb, Paniermehl und Parmesan dazugeben und alles verkneten. Mit Pul Biber, Salz und Pfeffer kräftig würzen.

3. Das Öl in einer beschichten Pfanne erhitzen. Aus der Masse 4 kleine Frikadellen formen und in der Pfanne etwa 10 Minuten braten.

4. Joghurt, Petersilie, Salz und Pfeffer verrühren. Die Gurke schälen und in Scheiben schneiden. Joghurt und Gurke mit den Talern anrichten.

Pro Person: 570 kcal, 24 g Eiweiß, 25 g Fett, 58 g Kohlenhydrate, 5 g Ballaststoffe

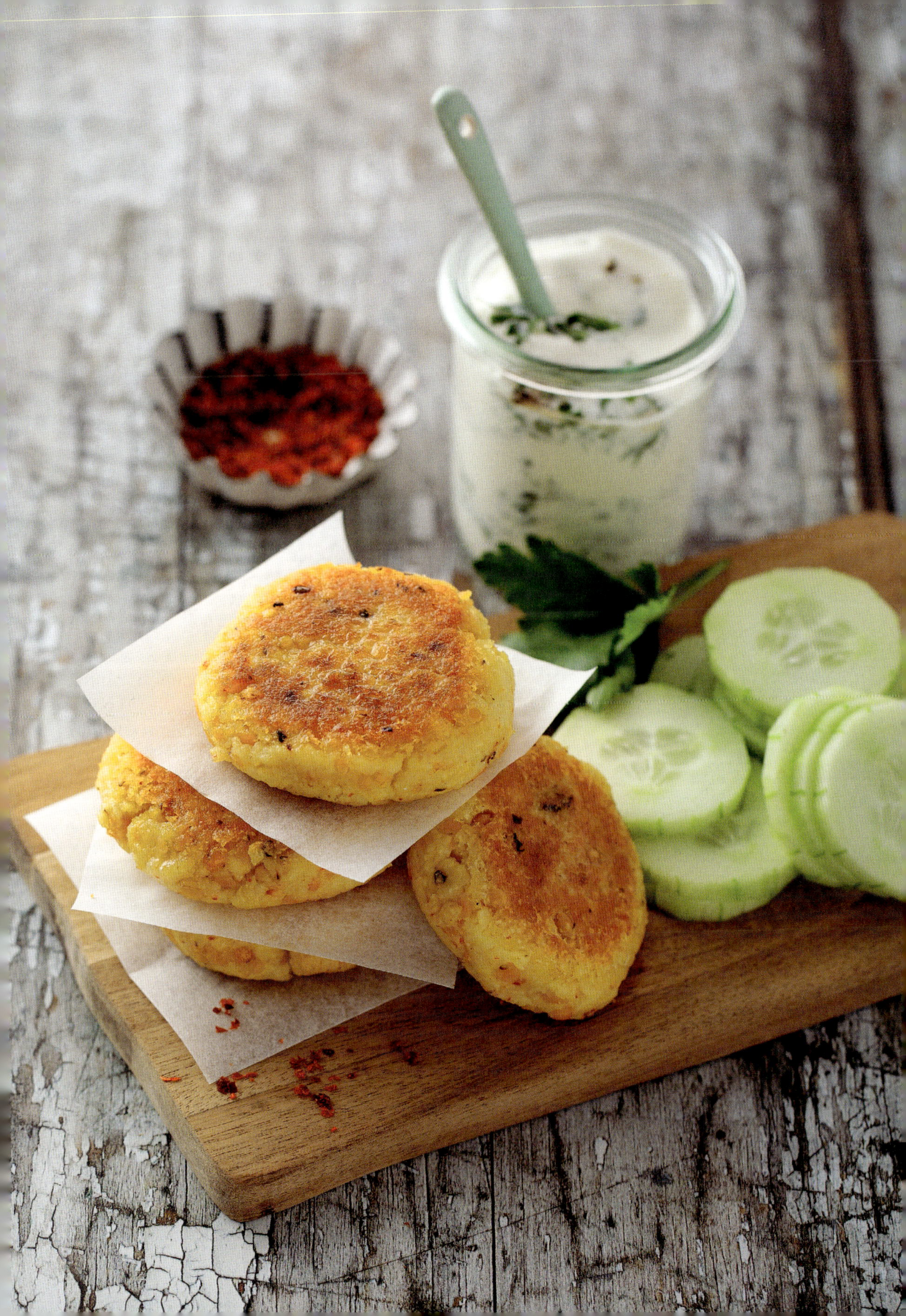

Scharfe Rote-Linsen-Suppe

Zutaten für 1 Person:

80 g rote Linsen

1 Möhre

2 Zwiebeln

1 Stück Ingwer (10 g)

1 EL Rapsöl

½ TL Kurkumapulver

½–1 TL Currypulver

Chiliflocken

300 ml Gemüsebrühe

150 g Tomaten

1 Lauchzwiebel

Salz

Zubereitung:

1. Die roten Linsen waschen und abtropfen lassen. Die Möhre schälen und in Würfel schneiden. Die Zwiebeln und den Ingwer schälen, fein würfeln und im heißen Öl andünsten. Die Möhre dazugeben und mitdünsten. Kurkuma, Curry, Chili, Linsen und Brühe dazugeben. Aufkochen und zugedeckt etwa 10 Minuten köcheln lassen.

2. Die Tomaten häuten, halbieren, entkernen und würfeln. Die Lauchzwiebel putzen, waschen und in feine Ringe schneiden. Beides in die Suppe geben und erhitzen. Abschmecken. Sollte die Suppe etwas zu dick sein, noch ein wenig Brühe dazugeben.

Pro Person: 550 kcal, 26 g Eiweiß, 19 g Fett, 63 g Kohlenhydrate, 12 g Ballaststoffe

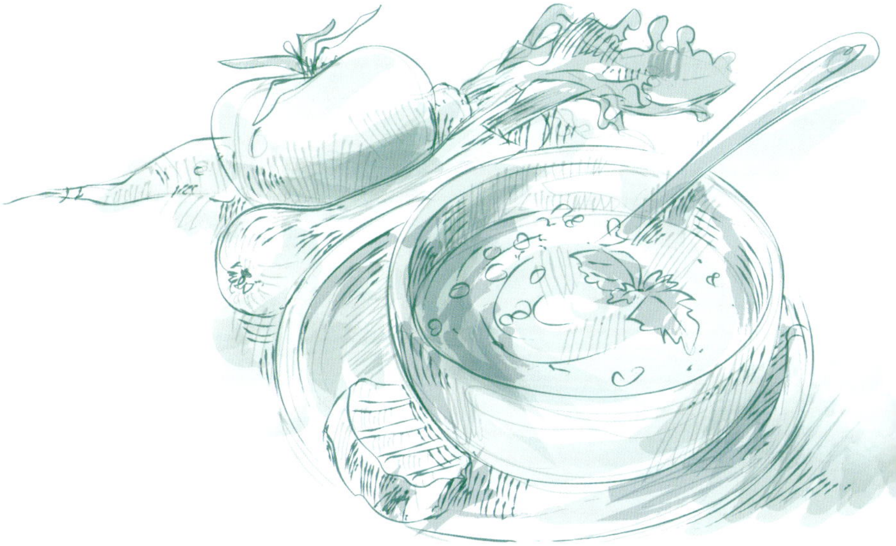

Gefüllte Auberginenröllchen

Zutaten für 1 Person:

1 Aubergine

Salz

2 EL Olivenöl

50 g Mozzarella

Pfeffer

4 Basilikumblättchen

20 g schwarze Oliven in Scheiben (aus dem Glas)

1 Paprikaschote

1 Knoblauchzehe

200 g gehackte Tomaten (aus der Dose)

1 Scheibe Ciabatta (30 g)

Zubereitung:

1. Die Aubergine putzen, waschen und der Länge nach in circa 1 Zentimeter dicke Scheiben schneiden. Mit Salz würzen und etwa 30 Minuten stehen lassen. So wird das Wasser aus den Auberginen gezogen und sie nehmen beim Braten nicht mehr so viel Fett auf.

2. Die Auberginen mit Küchenpapier trocken tupfen und in 1 Esslöffel heißem Öl in einer beschichteten Pfanne von jeder Seite etwa 1 Minute braten. Herausnehmen und auf Küchenpapier abtropfen lassen.

3. Den Mozzarella in dünne Scheiben schneiden. Die Auberginenscheiben nebeneinanderlegen und mit Pfeffer würzen. Basilikum, Mozzarella und Oliven darauf verteilen. Die Scheiben aufrollen und mit Holzstäbchen zusammenstecken.

4. Die Paprikaschote putzen, waschen und in Würfel schneiden. Den Knoblauch schälen und in Scheiben schneiden. Paprika und Knoblauch im restlichen heißen Öl in der Pfanne andünsten. Die gehackten Tomaten dazugeben, andünsten und mit Salz und Pfeffer würzen. Die Auberginen hineingeben und 10 bis 15 Minuten garen. Herausnehmen und nach Wunsch mit Basilikum anrichten. Das Brot dazu essen.

Pro Person: 550 kcal, 18 g Eiweiß, 35 g Fett, 35 g Kohlenhydrate, 9 g Ballaststoffe

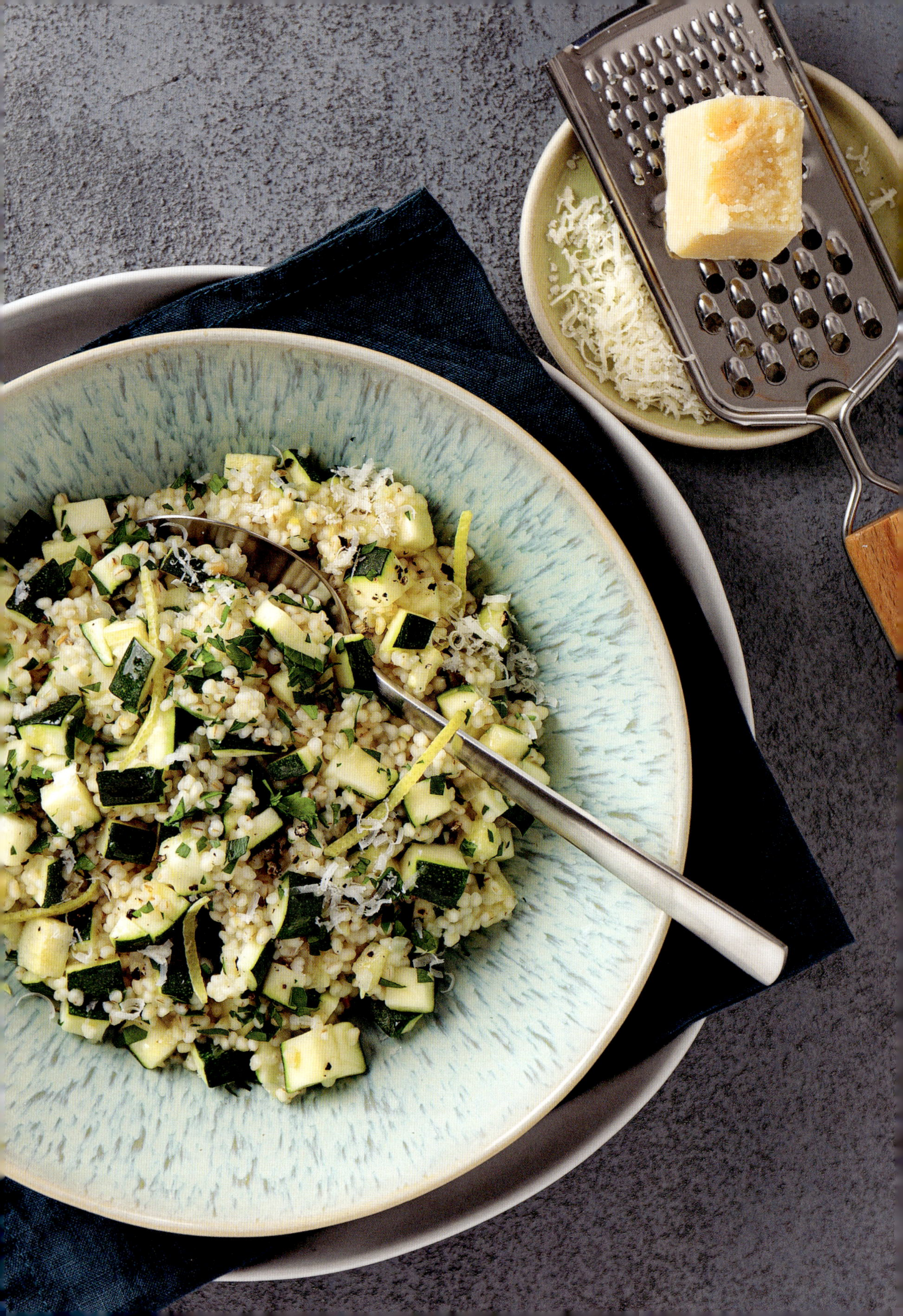

Graupen-Zucchini-Risotto

Zutaten für 1 Person:

1 Schalotte

1 Knoblauchzehe

1 EL Rapsöl

80 g Graupen

ca. ¼ l Gemüsebrühe

1 große Zucchini

1 TL Butter

10 g geriebener Parmesan

1 EL gehackte Petersilie

1–2 EL Saft und abgeriebene Schale von 1 unbehandelten Zitrone

Salz

Pfeffer

Zubereitung:

1. Die Schalotte und den Knoblauch schälen, fein würfeln und im heißen Öl glasig dünsten. Die Graupen dazugeben und ebenfalls andünsten. Etwas Brühe dazugießen und einkochen lassen. Die restliche heiße Brühe nach und nach unter Rühren dazugießen. Sobald die Brühe aufgesogen ist, wieder nachgießen. Das Risotto soll nach dem Garen cremig sein und die Graupen noch leichten Biss haben (das dauert circa 20 Minuten).

2. Die Zucchini putzen, waschen und in kleine Würfel schneiden. 10 Minuten vor Ende der Garzeit die Zucchini dazugeben und mitgaren. Butter, Parmesankäse und Petersilie untermischen. Das Risotto mit Zitronensaft und -schale, Salz und Pfeffer abschmecken.

Pro Person: 550 kcal, 16 g Eiweiß, 24 g Fett, 64 g Kohlenhydrate, 7 g Ballaststoffe

Gebratene Tofuschnitten mit Linsen-Paprika-Gemüse

Zutaten für 1 Person:

150 g Tofu

1 Zweig Rosmarin

1 EL Limettensaft

Salz

Pfeffer

75 g Belugalinsen

1 Paprikaschote

1 Schalotte

1 Knoblauchzehe

1 EL Olivenöl

3 EL Gemüsebrühe

gemahlener Kreuzkümmel

1–2 TL Apfelessig

Zubereitung:

1. Den Tofu in Scheiben schneiden. Den Rosmarin waschen, trocken tupfen und die Nadeln abstreifen. Limettensaft, Rosmarin, Salz und Pfeffer verrühren, über den Tofu geben und abgedeckt etwa 45 Minuten marinieren.

2. Die Linsen waschen, abtropfen lassen und in gesalzenem Wasser nach Packungsanweisung garen.

3. Die Paprikaschote putzen, waschen und in Streifen schneiden. Die Schalotte und die Knoblauchzehe schälen, fein würfeln und im heißen Öl andünsten. Die Paprika dazugeben, andünsten. Die Brühe dazugeben und etwa 5 Minuten dünsten.

4. Den Tofu aus der Marinade nehmen und in einer beschichteten Pfanne etwa 4 Minuten braten. Die Linsen in ein Sieb abgießen, abtropfen lassen und unter die Paprika mischen. Das Gemüse mit Salz, Pfeffer, Kreuzkümmel und Essig abschmecken und mit dem Tofu anrichten.

Pro Person: 550 kcal, 43 g Eiweiß, 21 g Fett, 40 g Kohlenhydrate, 18 g Ballaststoffe

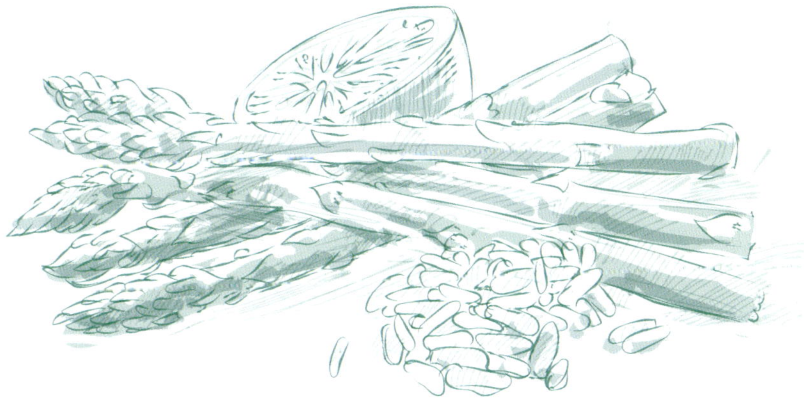

Spaghetti mit grünem Spargel und Pinienkernen

Zutaten für 1 Person:

200 g grüner Spargel

Salz

75 g Spaghetti

10 g Butter

1 TL Mehl

1 EL Sahne

1 EL Zitronensaft

Muskatnuss

1 EL gehacktes Basilikum

10 g geriebener Parmesan

10 g Pinienkerne

Zubereitung:

1. Den Spargel waschen, im unteren Drittel schälen und die Enden abschneiden. Den Spargel in Stücke schneiden und in gesalzenem Wasser etwa 5 Minuten kochen. Abgießen und das Spargelwasser dabei auffangen.

2. Die Spaghetti in gesalzenem Wasser nach Packungsanweisung bissfest kochen.

3. Die Butter in einemTopf zerlassen, das Mehl dazugeben und unter Rühren anschwitzen. Etwa 6 Esslöffel Spargelwasser und die Sahne unter Rühren dazugießen und kurz köcheln lassen. Mit Zitronensaft, Salz und Muskatnuss abschmecken. Den Spargel untermischen und kurz erhitzen. Die Spaghetti abgießen und tropfnass unter den Spargel mischen. Mit Basilikum, Parmesan und Pinienkernen bestreuen.

Pro Person: 540 kcal, 19 g Eiweiß, 21 g Fett, 65 g Kohlenhydrate, 7 g Ballaststoffe

Geschmortes Gemüse mit Tofu

Zutaten für 1 Person:

150 g mehligkochende Kartoffeln

200 g Möhren

1 Zucchini

1 Schalotte

1 Knoblauchzehe

2 EL Olivenöl

Salz

Pfeffer

½ TL Ras el Hanout (Gewürzmischung)

125 g Tofu

2 Kirschtomaten

10 g grüne Oliven (entsteint)

je 1 EL gehackte Petersilie und Koriander

Zubereitung:

1. Die Kartoffeln schälen und waschen. Die Möhren putzen und schälen. Die Zucchini putzen und waschen. Das Gemüse in längliche Streifen schneiden. Die Schalotte und den Knoblauch schälen und in kleine Würfel schneiden.

2. In einem Topf 1 Esslöffel Öl erhitzen, Schalotte und Knoblauch darin andünsten. Die Kartoffeln und die Möhren dazugeben, kurz anbraten und mit Salz, Pfeffer und Ras el Hanout würzen. Das Gemüse zugedeckt etwa 10 Minuten garen.

3. Die Zucchini dazugeben und weitere 10 Minuten garen. Den Tofu in Würfel schneiden und im restlichen heißen Öl etwa 4 Minuten braten. Die Tomaten waschen und halbieren. Oliven, Tomaten, Tofu und Kräuter unter das Gemüse mischen. Abschmecken.

Pro Person: 570 kcal, 28 g Eiweiß, 29 g Fett, 41 g Kohlenhydrate, 12 g Ballaststoffe

Tipp: Wer keinen Koriander mag, erhöht einfach die Menge der Petersilie.

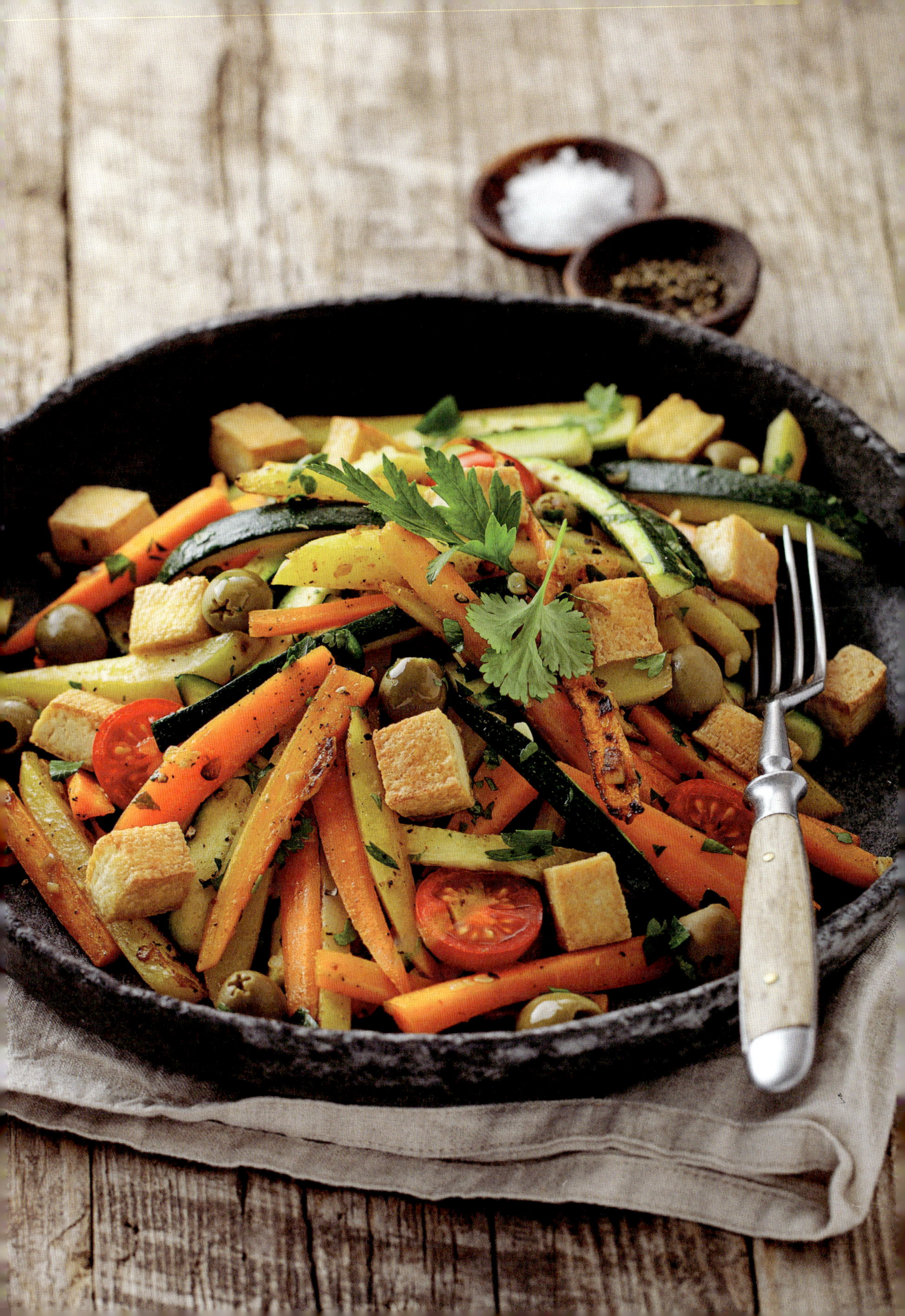

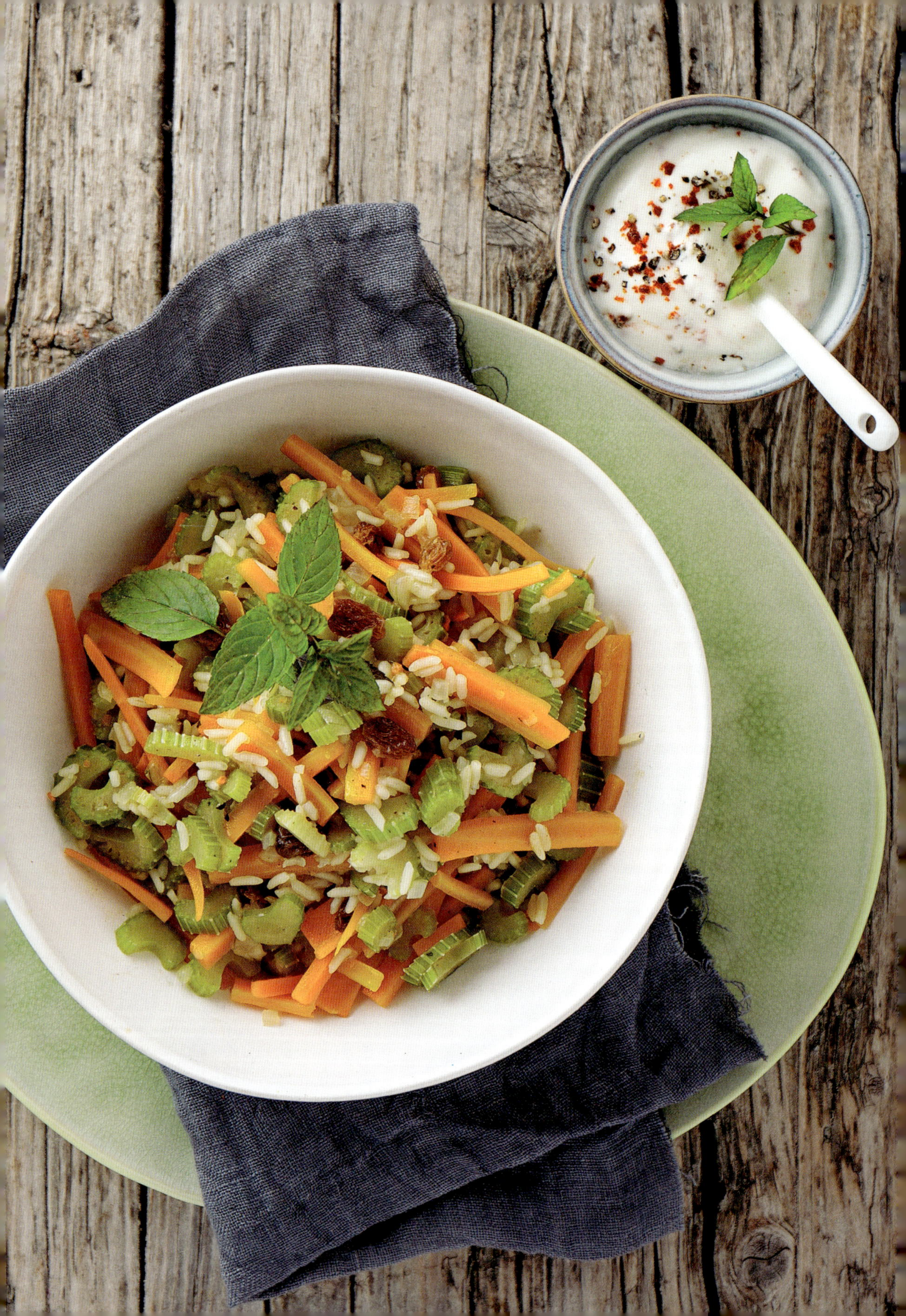

Orangen-Möhren-Pilaw

Zutaten 1 Person:

200 g Möhren

200 g Staudensellerie

1 Zwiebel

1 EL Olivenöl

¼ TL gemahlener Zimt

¼ TL gemahlener Kreuzkümmel

60 g Langkornreis

10 g Rosinen

200 ml Gemüsebrühe

3 EL Orangensaft

Salz

Pfeffer

Pul Biber (Chili-Gewürzmischung)

einige Minzeblättchen

100 g Vollmilchjoghurt

Zubereitung:

1. Die Möhren putzen, schälen und in Streifen schneiden. Den Staudensellerie putzen, waschen und in dünne Scheiben schneiden. Die Zwiebel schälen und würfeln.

2. Das Öl erhitzen und die Zwiebel darin andünsten. Zimt, Kreuzkümmel, Möhren, Staudensellerie, Reis und Rosinen dazugeben, andünsten. Mit Brühe und Orangensaft ablöschen, aufkochen und etwa 20 Minuten ausquellen lassen. Mit Salz, Pfeffer und Pul Biber abschmecken.

3. Die Minze waschen, trocken tupfen und fein schneiden. Joghurt, Minze, Salz und Pfeffer verrühren. Abschmecken. Den Joghurt zum Pilaw reichen.

Pro Person: 560 kcal, 13 g Eiweiß, 19 g Fett, 77 g Kohlenhydrate, 12 g Ballaststoffe

Tipp: In dem Pilaw schmecken auch getrocknete Aprikosen sehr gut. Diese etwas klein schneiden.

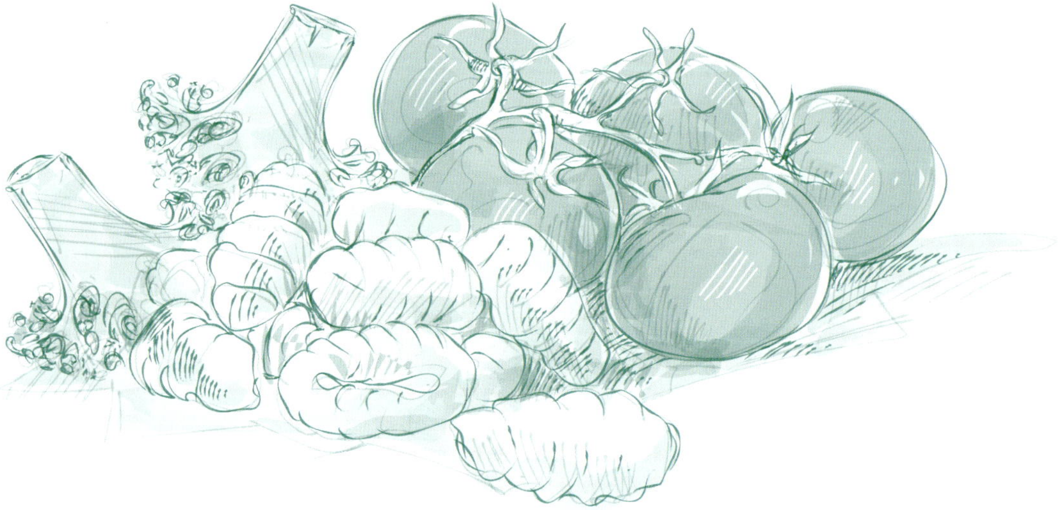

Gnocchi mit Brokkoli und Tomaten

Zutaten für 1 Person:

250 g Brokkoli

Salz

200 g Gnocchi (Kühlregal)

1 Knoblauchzehe

1 EL Olivenöl

150 g gehackte Tomaten (aus der Dose)

Pfeffer

Chiliflocken

10 g gehobelter Parmesan

Zubereitung:

1. Den Brokkoli putzen, waschen, in kleine Röschen teilen und in gesalzenem Wasser etwa 8 Minuten garen.
2. Die Gnocchi in gesalzenem Wasser nach Packungsanweisung garen. Brokkoli und Gnocchi aus dem Wasser nehmen und abtropfen lassen.
3. Die Knoblauchzehe schälen, in Scheiben schneiden und in einer Pfanne im heißen Öl andünsten. Die Tomaten dazugeben, mit Salz, Pfeffer und Chili würzen. Etwa 5 Minuten köcheln lassen. Den Brokkoli und die Gnocchi hineingeben und darin schwenken. Mit Parmesan bestreuen.

Pro Person: 550 kcal, 19 g Eiweiß, 15 g Fett, 79 g Kohlenhydrate, 9 g Ballaststoffe

Gebratener Blumenkohl mit Rucola

Zutaten für 1 Person:

½ Kopf Blumenkohl (ca. 500 g)

Salz

Pfeffer

Chiliflocken

2 EL Olivenöl

75 g Vollmilchjoghurt

50 g Magerquark

30 g cremiger Schafskäse

1 EL Schnittlauchröllchen

1 Knoblauchzehe

25 g Rucola

20 g getrocknete Tomaten

20 g schwarze Oliven in Scheiben

1 TL scharfe eingelegte Jalapeño-Scheiben (aus dem Glas)

10 g Pinienkerne

Zubereitung:

1. Den Blumenkohl putzen, waschen und in kleine Röschen teilen. Mit Salz, Pfeffer und Chili kräftig würzen. Das Öl in einer beschichteten Pfanne erhitzen und den Blumenkohl darin unter häufigem Wenden bei mittlerer Hitze 30 bis 35 Minuten braten.

2. Joghurt, Quark, Schafskäse und Schnittlauch verrühren. Die Knoblauchzehe schälen und durch eine Presse dazudrücken. Mit Salz und Pfeffer abschmecken.

3. Den Rucola verlesen, putzen, waschen und trocken schleudern. Den Rucola grob hacken. Die Tomaten in Streifen schneiden. Etwa 5 Minuten vor Ende der Bratzeit Tomaten, Oliven, Jalapeños und Pinienkerne zum Blumenkohl geben und mitbraten. Den Rucola unterheben. Den Dip dazu essen.

Pro Person: 560 kcal, 26 g Eiweiß, 40 g Fett, 17 g Kohlenhydrate, 13 g Ballaststoffe

Tipp: Sehr gut schmeckt der gebratene Blumenkohl auch mit süß-säuerlichen Granatapfelkernen. Dann getrocknete Tomaten, Oliven und Jalapeños weglassen und durch 70 Gramm Granatapfelkerne austauschen. Diese erst vor dem Servieren über den Blumenkohl streuen.

Gemüse-Quinoa-Pfanne mit Spiegeleiern

Zutaten für 1 Person:

60 g Quinoa

Salz

1 Paprikaschote

100 g Champignons

1 Schalotte

1 EL Rapsöl

50 g tiefgefrorene Erbsen

1 Zweig Majoran

Pfeffer

Paprikapulver

2 Eier

Zubereitung:

1. Die Quinoa waschen, abtropfen lassen und nach Packungsanweisung in gesalzenem Wasser garen.
2. Die Paprikaschote putzen, waschen und in Würfel schneiden. Die Champignons trocken abreiben, putzen und je nach Größe halbieren oder vierteln. Die Schalotte schälen, würfeln und im heißen Öl in einer beschichteten Pfanne andünsten. Die Champignons dazugeben und anbraten. Paprikaschote, Erbsen und Majoran dazugeben und alles etwa 5 Minuten weiterbraten.
3. Die Quinoa unter das Gemüse mischen und erhitzen. Mit Salz, Pfeffer und Paprikapulver würzen. Die Eier vorsichtig darauf schlagen und stocken lassen.

Pro Person: 560 kcal, 28 g Eiweiß, 24 g Fett, 51 g Kohlenhydrate, 11 g Ballaststoffe

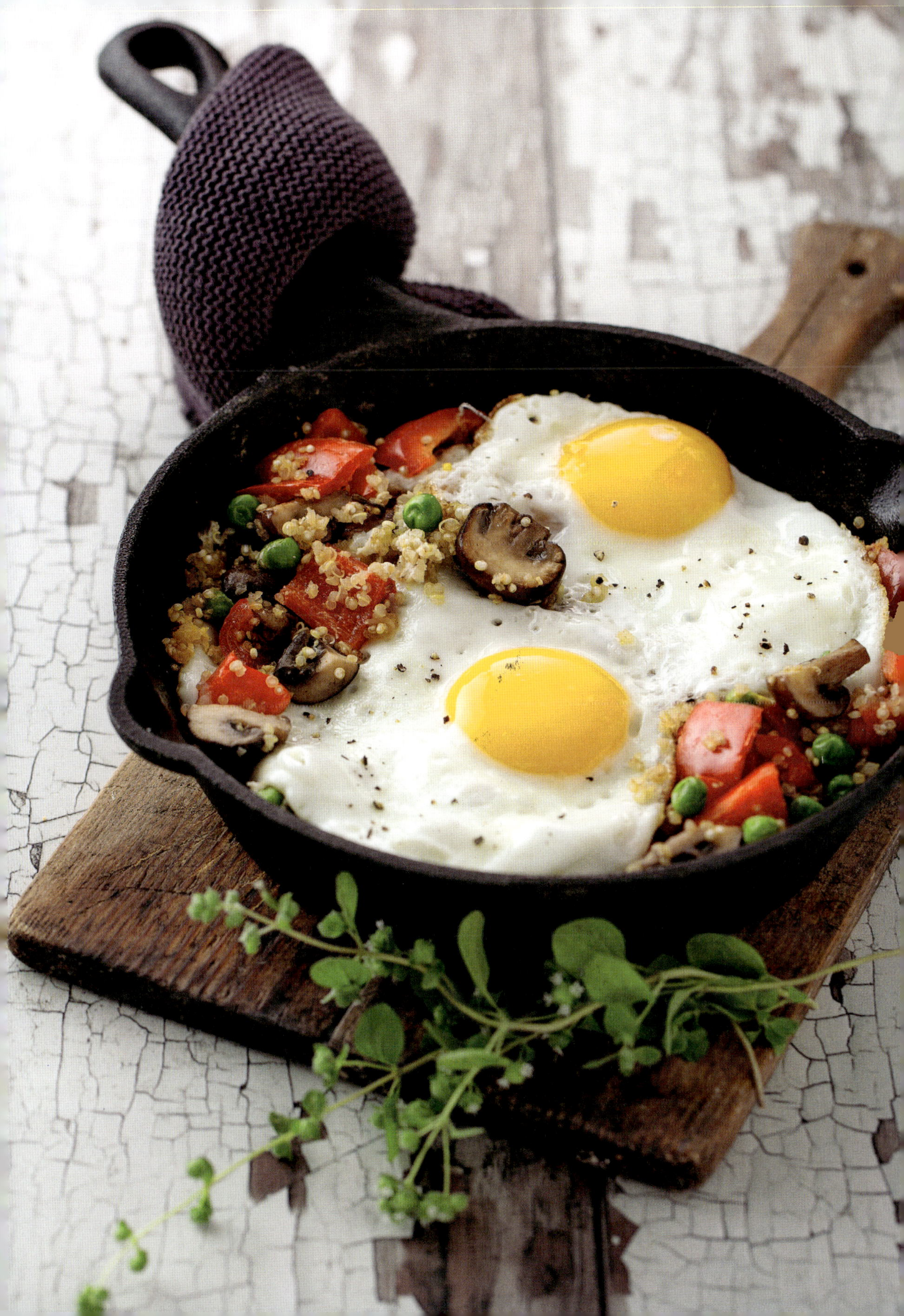

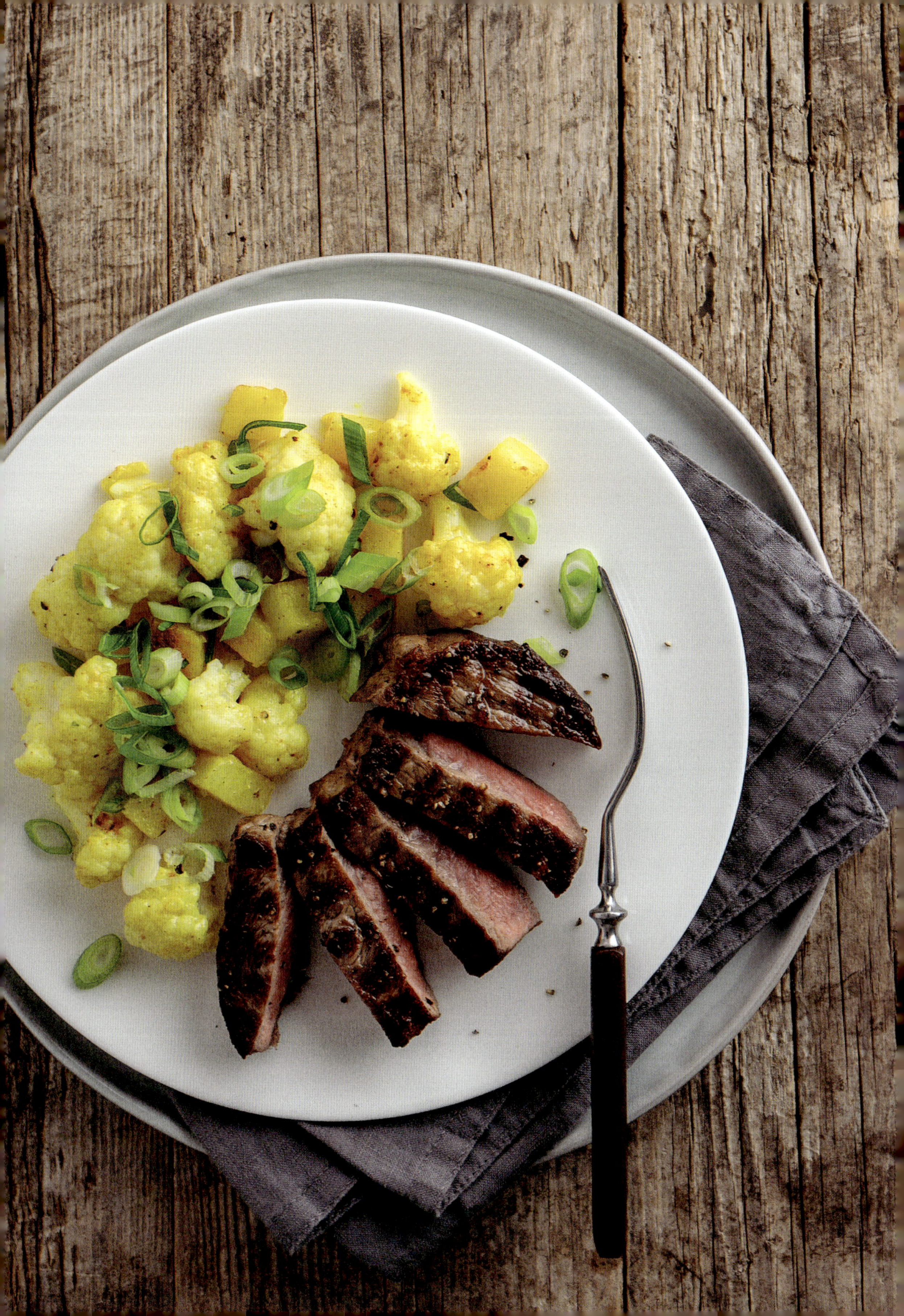

Mittagessen mit Fleisch

Steak mit Blumenkohl-Kartoffel-Gemüse

Zutaten für 1 Person:

150 g festkochende Kartoffeln

½ Kopf Blumenkohl (ca. 500 g)

Salz

2 Lauchzwiebeln

1 EL Olivenöl

Pfeffer

3 EL Schlagsahne

2 EL Gemüsebrühe

½ TL Currypulver

1 Beefsteak (125 g)

Zubereitung:

1. Die Kartoffeln waschen und mit Schale etwa 20 Minuten kochen. Den Blumenkohl putzen, waschen, in kleine Röschen teilen und in gesalzenem Wasser etwa 10 Minuten garen.

2. Die Lauchzwiebeln putzen, waschen und in dünne Ringe schneiden. Den Blumenkohl abgießen. Die Kartoffeln abgießen, ausdampfen lassen und so heiß wie möglich pellen. Die Kartoffeln in Würfel schneiden.

3. Das Öl in einer beschichteten Pfanne erhitzen. Den Blumenkohl und die Kartoffeln hineingeben, mit Salz und Pfeffer würzen und etwa 5 Minuten braten. Sahne, Brühe und Curry verrühren, in die Pfanne geben und 5 Minuten schmoren.

4. Das Steak mit Salz und Pfeffer würzen und in einer Grillpfanne etwa 5 Minuten braten. Die Lauchzwiebeln über das Gemüse geben, abschmecken und alles mit dem Steak anrichten.

Pro Person: ca. 570 kcal, 39 g Eiweiß, 29 g Fett, 31 g Kohlenhydrate, 12 g Ballaststoffe

Hähnchenbrustfilet mit Orange und Paprika

Zutaten für 1 Person:

2 Paprikaschoten

1 Schalotte

1 Orange

40 g Babyspinat

10 g Pinienkerne

1 EL Olivenöl

1 Hähnchenbrustfilet (200 g)

Salz

Pfeffer

30 g Mozzarella

2 Salbeiblättchen

Chiliflocken

Zubereitung:

1. Die Paprikaschoten putzen, waschen und in Streifen schneiden. Die Schalotte schälen und würfeln. Die Orange so dick schälen, dass die weiße Haut mit entfernt wird. Die Orangenfilets zwischen den Trennwänden herausschneiden, den Saft dabei auffangen.

2. Den Spinat verlesen, waschen und trocken schütteln.Die Pinienkerne in einer beschichteten Pfanne goldbraun rösten. Herausnehmen und beiseitelegen.

3. Das Öl in der beschichteten Pfanne erhitzen und die Schalotte darin andünsten. Die Paprika dazugeben und etwa 8 Minuten dünsten.

4. Das Hähnchenbrustfilet waschen, trocken tupfen und mit Salz und Pfeffer würzen. Das Fleisch in einer Grillpfanne 5 Minuten braten. Zwischendurch mit dem aufgefangenen Orangensaft ablöschen. Den Mozzarella in Scheiben schneiden. Salbei und Mozzarella auf das Fleisch legen und zugedeckt weitere 5 Minuten braten.

5. Die Orangenfilets unter das Paprikagemüse mischen und erhitzen. Das Gemüse mit Salz und Chili abschmecken. Den Spinat dazugeben. Das Hähnchenbrustfilet mit dem Gemüse anrichten. Die Pinienkerne darüberstreuen.

Pro Person: ca. 550 kcal, 60 g Eiweiß, 24 g Fett, 18 g Kohlenhydrate, 9 g Ballaststoffe

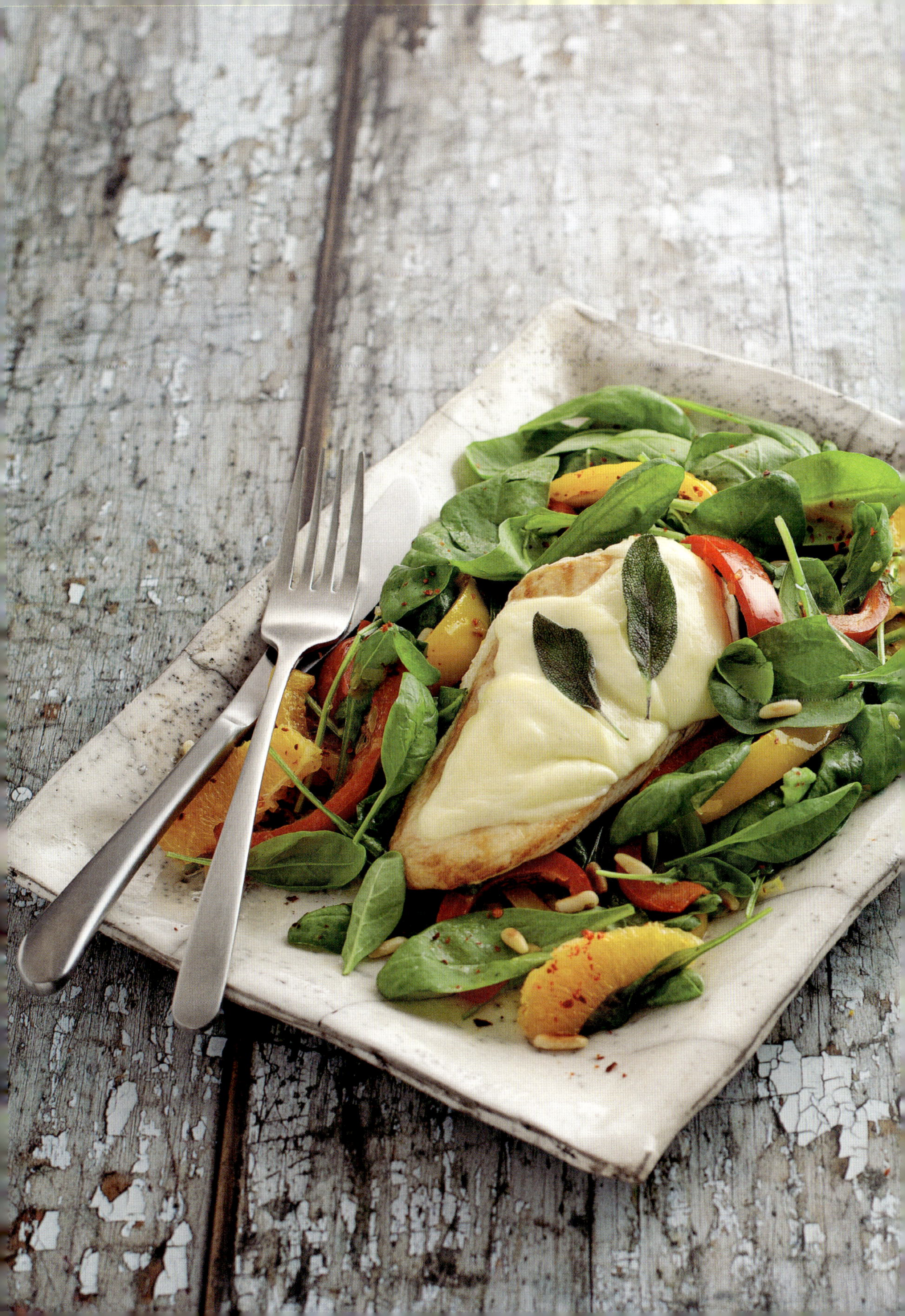

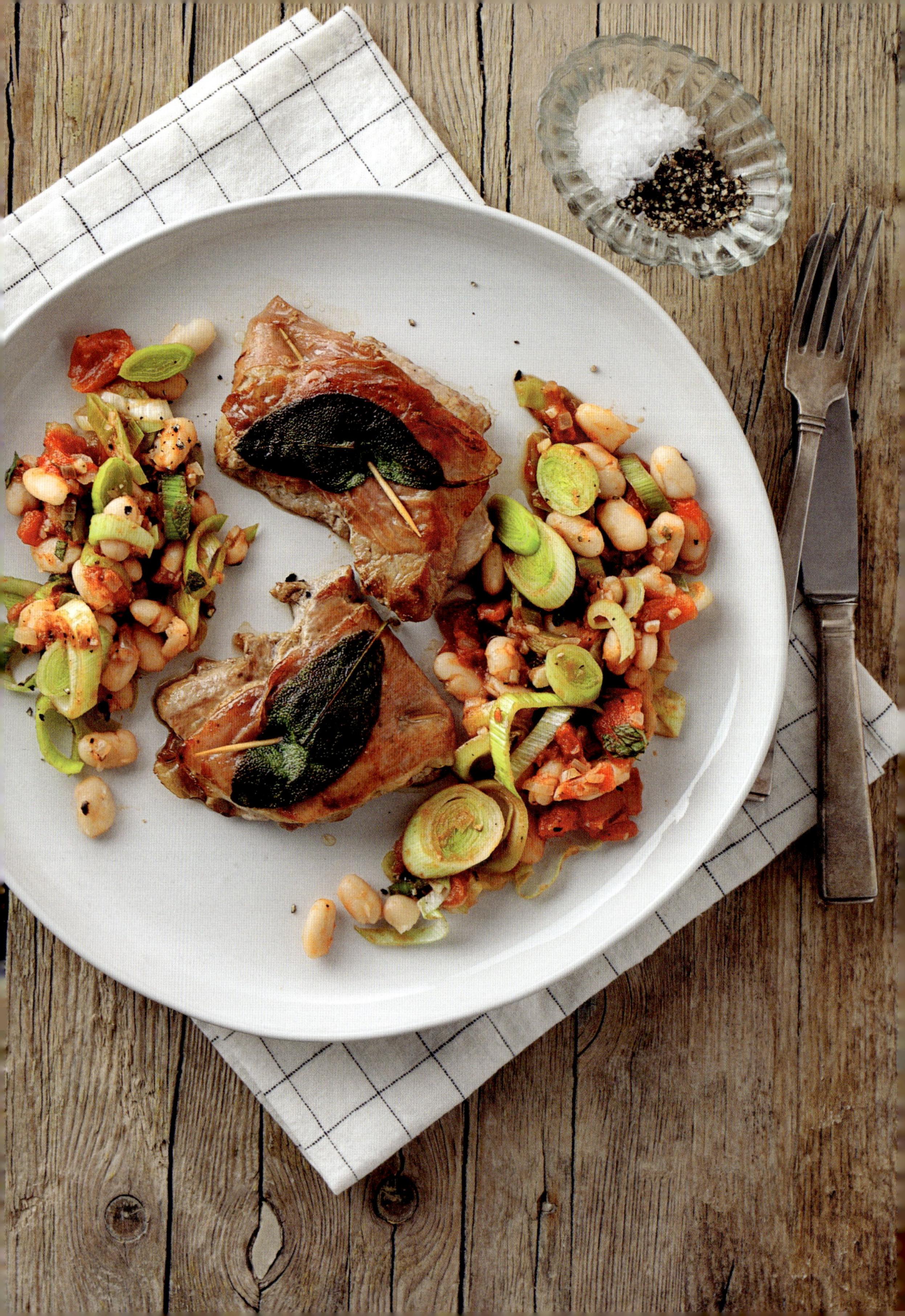

Saltimbocca mit weißen Bohnen

Zutaten für 1 Person:

2 Kalbsschnitzel (à ca. 80 g)

Salz

Pfeffer

2 Salbeiblättchen

2 dünne Scheiben Parmaschinken (à 15 g)

150 g weiße Bohnen (aus der Dose)

1 Stange Porree

1 Schalotte

1 Knoblauchzehe

2 TL Rapsöl

100 g gehackte Tomaten (aus der Dose)

1 Messerspitze getrockneter Majoran

Zubereitung:

1. Die Kalbsschnitzel waschen, trocken tupfen und mit Salz und Pfeffer würzen. Jeweils 1 Salbeiblatt und 1 Scheibe Schinken darauflegen. Zusammenklappen und mit Holzstäbchen zusammenstecken.

2. Die Bohnen in ein Sieb abgießen, mit kaltem Wasser abspülen und abtropfen lassen. Den Porree putzen, waschen und in Ringe schneiden. Die Schalotte und die Knoblauchzehe schälen, fein würfeln und in 1 Teelöffel Öl andünsten. Den Porree zugeben, andünsten. Bohnen und Tomaten dazugeben, mit Salz, Pfeffer und Majoran würzen. Das Gemüse 10 Minuten dünsten.

3. Das restliche Öl erhitzen und die Schnitzel von jeder Seite etwa 3 Minuten braten. Herausnehmen und mit dem Bohnengemüse anrichten.

Pro Person: ca. 550 kcal, 58 g Eiweiß, 19 g Fett, 32 g Kohlenhydrate, 7 g Ballaststoffe

Tipp: Die Kalbsschnitzel können auch gegen Schweineschnitzel ausgetauscht werden.

Marinierte Hähnchenkeule mit Zucchini-Couscous

Zutaten für 1 Person:

1 Hähnchenkeule (250 g)

1 Stück Ingwer (10 g)

1 Knoblauchzehe

¼ TL grobes Meersalz

4 Pfefferkörner

½ gestrichener TL Ras el Hanout (Gewürzmischung)

½ gestrichener TL Pul Biber (Chilimischung)

75 g Vollmilchjoghurt

1 Zucchini

1 Schalotte

1 TL Olivenöl

50 g Instant-Couscous

1 EL gehackte Petersilie

etwas Brühe

Zubereitung:

1. Von der Hähnchenkeule die Haut abziehen und das sichtbare Fett entfernen. Die Keule waschen, trocken tupfen und in eine Schüssel geben. Den Ingwer und den Knoblauch schälen, klein schneiden und in einen Mörser geben. Salz, Pfefferkörner, Ras el Hanout und Pul Biber dazugeben und alles zu einer Paste zerstoßen. Den Joghurt und die Gewürzpaste verrühren, über die Hähnchenkeule geben und abgedeckt über Nacht marinieren.
2. Am nächsten Tag den Backofen auf 200°C vorheizen. Die Hähnchenkeule mit der Joghurtmasse in eine Auflaufform legen und im Ofen etwa 40 Minuten braten.
3. Die Zucchini putzen, waschen und in Scheiben schneiden. Die Schalotte schälen, fein würfeln und im heißen Öl andünsten. Zucchini dazugeben, mit Salz und Pfeffer würzen und 5 bis 8 Minuten braten.
4. Den Couscous nach Packungsanweisung zubereiten. Den Couscous unter die Zucchini mischen. Eventuell etwas Brühe dazugeben. Die Petersilie untermischen. Abschmecken. Mit der Hähnchenkeule anrichten.

Pro Person: ca. 560 kcal, 48 g Eiweiß, 19 g Fett, 44 g Kohlenhydrate, 6 g Ballaststoffe

Tipp: Anstelle von Zucchini-Couscous passen auch 250 g gekochte grüne Bohnen mit 1 Teelöffel Butter verfeinert.

Gefüllte Frikadellen mit Tomatenreis

Zutaten für 1 Person:

125 g Rinderhackfleisch

Salz

Pfeffer

1 Msp. getrockneter Majoran

½ TL Paprikapulver

1 Knoblauchzehe

20 g Mozzarella

50 ml Tomatensaft

50 g Vollkornreis

1 TL Olivenöl

20 g Rucola

100 g Kirschtomaten

Zubereitung:

1. Rinderhackfleisch, Salz, Pfeffer, Majoran und Paprikapulver in eine Schüssel geben. Die Knoblauchzehe schälen und durch eine Presse dazudrücken. Alles verkneten. Abschmecken. Den Mozzarella in 2 Stücke schneiden. Aus der Hackmasse 2 Frikadellen formen und jeweils mit einem Stück Mozzarella füllen.
2. Tomatensaft und 75 Milliliter Wasser aufkochen. Den Reis dazugeben und zugedeckt etwa 20 Minuten quellen lassen.
3. Die Frikadellen im heißen Öl etwa 10 Minuten braten. Den Rucola verlesen, putzen, waschen und trocken schleudern. Den Rucola grob hacken. Die Tomaten waschen und je nach Größe halbieren oder vierteln. Die Tomaten unter den Reis mischen und kurz erhitzen. Den Rucola darüberstreuen. Mit den Frikadellen anrichten.

Pro Person: ca. 570 kcal, 35 g Eiweiß, 28 g Fett, 43 g Kohlenhydrate, 3 g Ballaststoffe

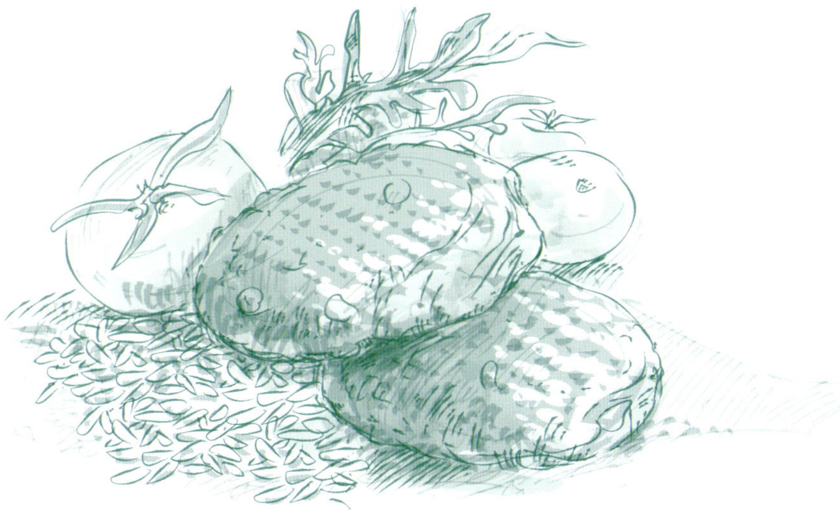

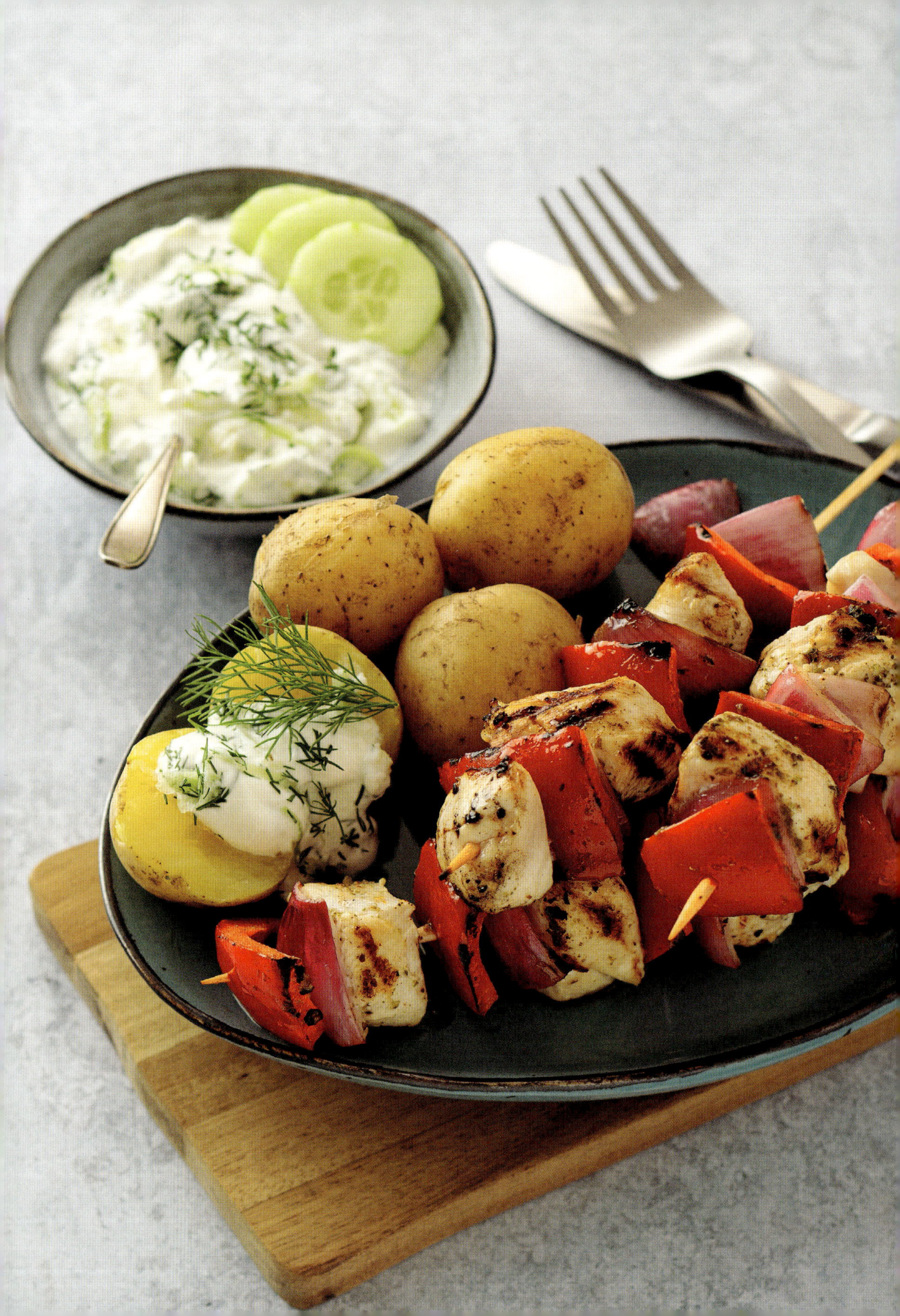

Puten-Paprika-Spieße mit Zaziki

Zutaten für 1 Person:

150 g Putenschnitzel

1 Paprikaschote

1 rote Zwiebel

2 EL Zitronensaft

Salz

Pfeffer

½ TL getrockneter Majoran

1 EL Olivenöl

festkochende Kartoffeln (250 g)

150 g Vollmilchjoghurt

1 EL gehackter Dill

1 Knoblauchzehe

50 g Salatgurke

Zubereitung:

1. Das Putenschnitzel waschen, trocken tupfen und in 12 Würfel schneiden. Die Paprikaschote putzen, waschen und würfeln. Die Zwiebel schälen, halbieren und in Segmente teilen. Fleisch, Paprika und Zwiebel abwechselnd auf 4 Schaschlikspieße stecken. Die Spieße in eine flache Schüssel legen.

2. Zitronensaft, Salz, Pfeffer, Majoran und Öl verrühren und über die Spieße geben. Zugedeckt etwa 1 Stunde marinieren.

3. Die Kartoffel waschen und mit Schale etwa 25 Minuten gar kochen. Den Joghurt und den Dill verrühren. Den Knoblauch schälen und durch eine Presse dazudrücken. Die Gurke schälen, etwa die Hälfte grob raspeln, zum Joghurt geben und alles gut verrühren. Mit Salz und Pfeffer abschmecken. Die restliche Gurke in Scheiben schneiden und auf dem Zaziki anrichten.

4. Die Putenspieße aus der Marinade nehmen und in einer Grillpfanne 12 bis 15 Minuten braten. Zwischendurch öfter wenden. Die übrige Marinade darüberträufeln. Die Spieße mit Pellkartoffel und Zaziki anrichten.

Pro Person: ca. 560 kcal, 48 g Eiweiß, 18 g Fett, 46 g Kohlenhydrate, 6 g Ballaststoffe

Kichererbsen-Kürbis-Suppe

Zutaten für 1 Person:

250 g Hokkaido-Kürbis

1 Lauchzwiebel

100 g Tomaten

1 EL Olivenöl

Salz

Pfeffer

1 Messerspitze gemahlener Kreuzkümmel

1 Messerspitze gemahlener Zimt

300 ml Brühe

120 g Kichererbsen (aus der Dose)

125 g Hähnchenbrustfilet

1–2 TL Zitronensaft

1 EL gehackte Petersilie

Zubereitung:

1. Den Kürbis waschen, entkernen und in Würfel schneiden. Die Lauchzwiebel putzen, waschen und in Ringe schneiden. Die Tomaten waschen und würfeln, dabei die Stielansätze entfernen. Den Kürbis und die Lauchzwiebel im heißen Öl andünsten. Mit Salz, Pfeffer, Kreuzkümmel und Zimt würzen. Die Brühe dazugießen und 10 Minuten köcheln lassen.

2. Die Kichererbsen in ein Sieb abgießen, mit kaltem Wasser gut abspülen und abtropfen lassen. Die Kichererbsen und die Tomaten in die Suppe geben und etwa 5 Minuten erhitzen.

3. Das Hähnchenbrustfilet waschen, trocken tupfen und würfeln. Mit Salz und Pfeffer würzen und in einer Grillpfanne etwa 4 Minuten braten. Herausnehmen und in die Suppe geben. Mit Salz, Pfeffer und Zitronensaft abschmecken. Die Petersilie darüberstreuen.

Pro Person: ca. 550 kcal, 43 g Eiweiß, 20 g Fett, 39 g Kohlenhydrate, 14 g Ballaststoffe

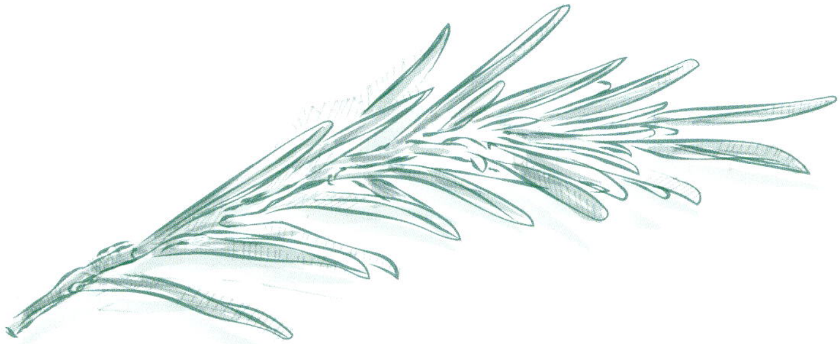

Lammrückensteak mit Ratatouille

Zutaten für 1 Person:

150 g Tomaten

1 Zucchini

1 kleine Aubergine

1 Schalotte

1 Knoblauchzehe

2 EL Olivenöl

1 TL Kapern

1 TL gehackter Thymian

Salz

Pfeffer

1 Lammrückensteak (200 g)

1 kleiner Zweig Rosmarin

1–2 TL Aceto balsamico

Zubereitung:

1. Die Tomaten häuten und würfeln. Die Zucchini und die Aubergine putzen, waschen und in kleine Stücke schneiden. Die Schalotte und die Knoblauchzehe schälen und fein würfeln.

2. Die Zucchini und die Aubergine in 1 Esslöffel heißem Öl kräftig anbraten. Mit Salz und Pfeffer würzen. Schalotte und Knoblauch zu dem Gemüse geben und kurz mitbraten. Den Thymian und die Tomaten dazugeben und etwa 15 Minuten schmoren.

3. Das Lammrückensteak waschen, trocken tupfen, mit Salz und Pfeffer würzen. Das restliche Öl in einer beschichteten Pfanne erhitzen und das Fleisch und den Rosmarin darin etwa 5 Minuten braten. Das Ratatouille mit Salz, Pfeffer, Kapern und Aceto balsamico abschmecken. Mit dem Fleisch anrichten.

Pro Person: ca. 560 kcal, 47 g Eiweiß, 32 g Fett, 17 g Kohlenhydrate, 7 g Ballaststoffe

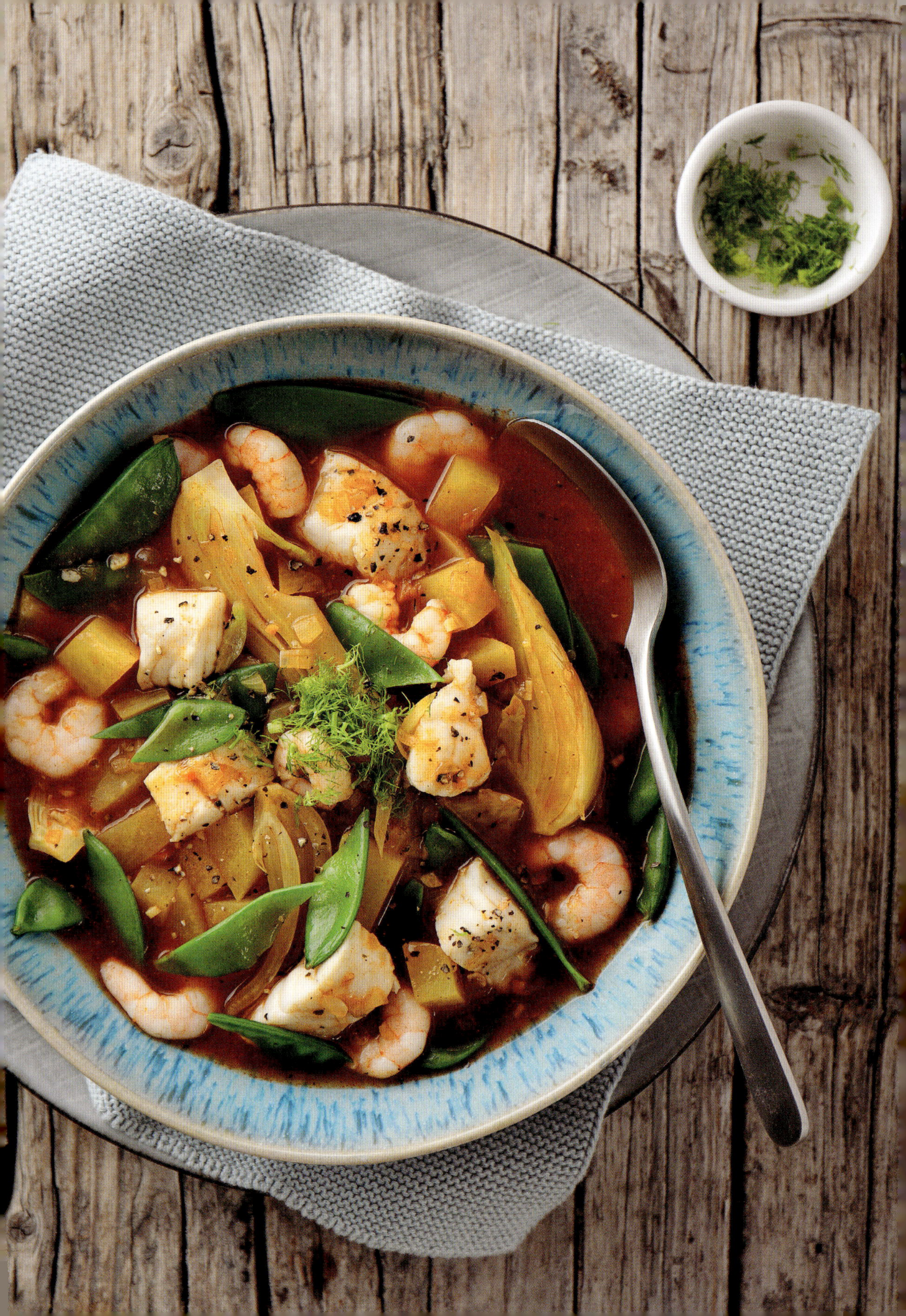

Mittagessen mit Fisch

Mediterrane Fischsuppe

Zutaten für 1 Person:

1 Fenchelknolle

200 g festkochende Kartoffeln

75 g Zuckerschoten

1 Zwiebel

1 Knoblauchzehe

1 TL Olivenöl

1 EL Tomatenmark

Salz

Pfeffer

400 ml Gemüsebrühe

200 g Doradenfilet ohne Haut

75 g Garnelen (roh ohne Schale)

1–2 TL Zitronensaft

Zubereitung:

1. Die Fenchelknolle putzen, das Grün aufbewahren, waschen und in feine Streifen schneiden. Die Kartoffeln schälen, waschen und in kleine Würfel schneiden. Die Zuckerschoten putzen, waschen und schräg halbieren.

2. Die Zwiebel und den Knoblauch schälen, fein würfeln und im heißen Öl andünsten. Das Tomatenmark dazugeben und kurz anschwitzen. Den Fenchel und die Kartoffeln dazugeben, andünsten und mit Salz und Pfeffer würzen. Mit der Brühe ablöschen und etwa 10 Minuten köcheln lassen. Nach 5 Minuten die Zuckerschoten dazugeben.

3. Das Doradenfilet waschen, trocken tupfen und in Würfel schneiden. Die Garnelen auf der Rückenseite längs einschneiden und den Darm entfernen. Die Garnelen waschen und trocken tupfen. Den Fisch und die Garnelen in die Brühe geben und etwa 5 Minuten gar ziehen lassen. Mit Salz, Pfeffer und Zitronensaft abschmecken. Das Fenchelgrün hacken und darüberstreuen.

Pro Person: ca. 550 kcal, 51 g Eiweiß, 17 g Fett, 41 g Kohlenhydrate, 9 g Ballaststoffe

Meeresfrüchtereis mit Brokkoli

Zutaten für 1 Person:

½ Packung tiefgefrorene Frutti di Mare (gemischte Meeresfrüchte, 125 g)

1 Schalotte

1 Knoblauchzehe

1 EL Olivenöl

70 g Vollkornreis

Ca. 200 ml Brühe oder Fischfond

250 g Brokkoli

Salz

Pfeffer

1–2 TL Zitronensaft

Zubereitung:

1. Die tiefgefrorenen Meeresfrüchte nach Packungsanweisung auftauen lassen. Die Meeresfrüchte mit kaltem Wasser abspülen und trocken tupfen.
2. Die Schalotte und den Knoblauch schälen, fein würfeln und in 1 Esslöffel heißem Öl andünsten. Den Reis dazugeben, andünsten und mit der Brühe oder dem Fischfond ablöschen. Bei geringer Hitze etwa 15 Minuten quellen lassen.
3. Den Brokkoli putzen, waschen, in kleine Röschen teilen und in gesalzenem Wasser etwa 5 Minuten garen. Herausnehmen und abtropfen lassen. Die Meeresfrüchte und den Brokkoli unter den Reis mischen und weitere 5 Minuten garen. Mit Salz, Pfeffer und Zitronensaft abschmecken.

Pro Person: ca. 550 kcal, 33 g Eiweiß, 17 g Fett, 53 g Kohlenhydrate, 7 g Ballaststoffe

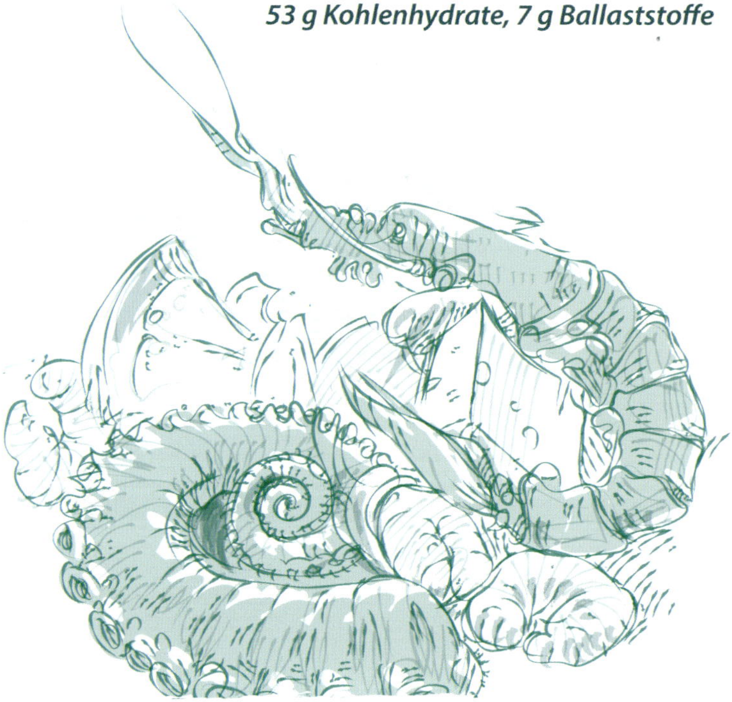

Heilbuttfilet mit gratinierten Tomaten

Zutaten für 1 Person:

200 g Heilbuttfilet

Salz

Pfeffer

1 EL Olivenöl

1 TL Butter

2 Scheiben Bio-Zitrone

3 Tomaten (ca. 300 g)

1 kleine rote Zwiebel

1 Knoblauchzehe

15 g Walnusskerne

1 TL Kapern

1 EL gehackte Petersilie

1 TL Paniermehl

25 g Rucola

Zubereitung:

1. Den Backofen auf 200 °C vorheizen. Das Heilbuttfilet waschen und trocken tupfen. Mit Salz und Pfeffer würzen. Eine flache Auflaufform dünn mit Olivenöl auspinseln. Den Fisch hineinlegen, die Butter daraufgeben und mit den Zitronenscheiben belegen.

2. Die Tomaten waschen, waagerecht halbieren und mit der Schnittfläche nach oben in die Auflaufform setzen. Die Zwiebel und den Knoblauch schälen und fein hacken. Die Walnusskerne grob hacken. Zwiebel, Knoblauch, Kapern, Petersilie, Paniermehl und Walnüsse mischen. Diese Mischung auf den Tomaten verteilen und mit dem restlichen Öl beträufeln.

3. Die Auflaufform in den Backofen schieben und 10 Minuten garen. Den Rucola verlesen, putzen, waschen und trocken schleudern. Den Fisch aus dem Ofen nehmen. Tomaten und Fisch auf einen Teller setzen und mit dem Rucola bestreuen.

*Pro Person: ca. 540 kcal, 48 g Eiweiß, 29 g Fett,
19 g Kohlenhydrate, 6 g Ballaststoffe*

Tipp: Wer keinen Heilbutt bekommt, kann auch Seelachs- oder Kabeljaufilet verwenden.

Wildlachsfilet auf mediterrane Art

Zutaten für 1 Person:

175 g Wildlachsfilet ohne Haut

Salz

Pfeffer

1 EL Orangensaft

1 Zucchini

250 g Kirschtomaten

1 Knoblauchzehe

1 EL Olivenöl

1 TL eingelegter grüner Pfeffer

10 g schwarze Oliven in Scheiben

1 Lauchzwiebel

Zubereitung:

1. Das Lachsfilet waschen und trocken tupfen. Mit Salz und Pfeffer würzen und mit dem Orangensaft beträufeln.
2. Die Zucchini putzen, waschen und in Stücke schneiden. Die Tomaten waschen und je nach Größe halbieren oder vierteln. Die Knoblauchzehe schälen und in Scheiben schneiden.
3. Das Öl in einer Pfanne erhitzen und die Zucchini kurz anbraten. Tomaten, eingelegten Pfeffer, Knoblauch und Oliven dazugeben, andünsten. Mit Salz und Pfeffer würzen. Den Lachs darauflegen und zugedeckt 8 bis 10 Minuten dünsten.
4. Die Lauchzwiebel putzen, waschen und in feine Ringe schneiden. Den Lachs aus dem Ofen nehmen und mit den rohen Lauchzwiebelringen bestreuen.

Pro Person: ca. 540 kcal, 40 g Eiweiß, 34 g Fett, 14 g Kohlenhydrate, 6 g Ballaststoffe

Tipp: Dieses Gericht schmeckt auch Gästen. Dann einfach die Zutaten entsprechend erhöhen und im Backofen zubereiten. Dafür den Backofen auf 200 °C vorheizen. Die rohen Zutaten in eine große Auflaufform oder auf die Fettfangschale verteilen. Den Lachs darauflegen, mit Olivenöl beträufeln und im Ofen etwa 15 Minuten garen.

Schwertfischsteak mit Blattspinat

Zutaten für 1 Person:

250 g tiefgefrorener Blattspinat

1 Schwertfischsteak (200 g)

Salz

Pfeffer

1 EL Saft und abgeriebene Schale von einer Bio-Zitrone

20 g Pinienkerne

25 g getrocknete Tomaten (ohne Öl)

1 Schalotte

1 Knoblauchzehe

2 TL Olivenöl

Zubereitung:

1. Den Spinat nach Packungsanweisung auftauen lassen. Etwas ausdrücken und grob hacken.
2. Das Schwertfischsteak waschen und trocken tupfen. Mit Salz und Pfeffer würzen. 1 TL Zitronensaft darüberträufeln.
3. Die Pinienkerne in einer beschichteten Pfanne ohne Fett goldbraun rösten. Herausnehmen und beiseitelegen.
4. Die Tomaten klein schneiden. Die Schalotte und die Knoblauchzehe schälen, würfeln und in 1 Teelöffel heißem Öl andünsten. Tomaten und Spinat zugeben und etwa 10 Minuten dünsten. Mit Salz, Pfeffer, restlichem Zitronensaft und -schale abschmecken.
5. Das restliche Öl in einer beschichteten Pfanne erhitzen und den Schwertfisch darin etwa 5 Minuten braten. Herausnehmen und mit dem Spinat anrichten. Mit den Pinienkernen bestreuen.

Pro Person: ca. 540 kcal, 53 g Eiweiß, 30 g Fett, 8 g Kohlenhydrate, 8 g Ballaststoffe

Tipp: Etwas zeitaufwendiger ist es, wenn Sie frischen Blattspinat verwenden. Diesen verlesen, gründlich waschen und putzen. Anschließend tropfnass in einem Topf erhitzen und zusammenfallen lassen. Dann wie im Rezept beschrieben weiterverarbeiten.

Übrigens, den Schwertfisch kann man auch gegen Seelachs- oder Kabeljaufilet austauschen.

Zanderfilet mit Rosmarinkartoffeln

Zutaten für 1 Person:

250 g festkochende Kartoffeln

2 Schalotten

1 Möhre

1 Zweig Rosmarin

1 Zweig Thymian

3 TL Olivenöl

Salz

Pfeffer

10 g schwarze Oliven

1 Zanderfilet mit Haut (200 g)

Zubereitung:

1. Die Kartoffeln schälen, waschen und in Würfel schneiden. Die Schalotten schälen und würfeln. Die Möhre putzen, schälen und in Stücke schneiden. Den Rosmarin und den Thymian waschen und trocken tupfen.

2. In einer beschichteten Pfanne 2 Teelöffel Öl erhitzen. Kartoffeln und Schalotten hineingeben, mit Salz und Pfeffer würzen und unter Wenden 10 Minuten braten. Die Möhrenstücke und den Rosmarin dazugeben und etwa 10 weitere Minuten braten. Die Oliven untermischen.

3. Das Zanderfilet waschen, trocken tupfen und die Haut mehrmals einschneiden. Mit Salz und Pfeffer würzen. Das restliche Öl mit dem Thymian erhitzen und das Filet mit der Haut nach unten hineingeben und 2–3 Minuten braten. Wenden und 1–2 Minuten weiterbraten.

Pro Person: ca. 520 kcal, 44 g Eiweiß, 19 g Fett, 40 g Kohlenhydrate, 7 g Ballaststoffe

Tipp: Das Zanderfilet kann auch gegen Doradenfilet ausgetauscht werden.

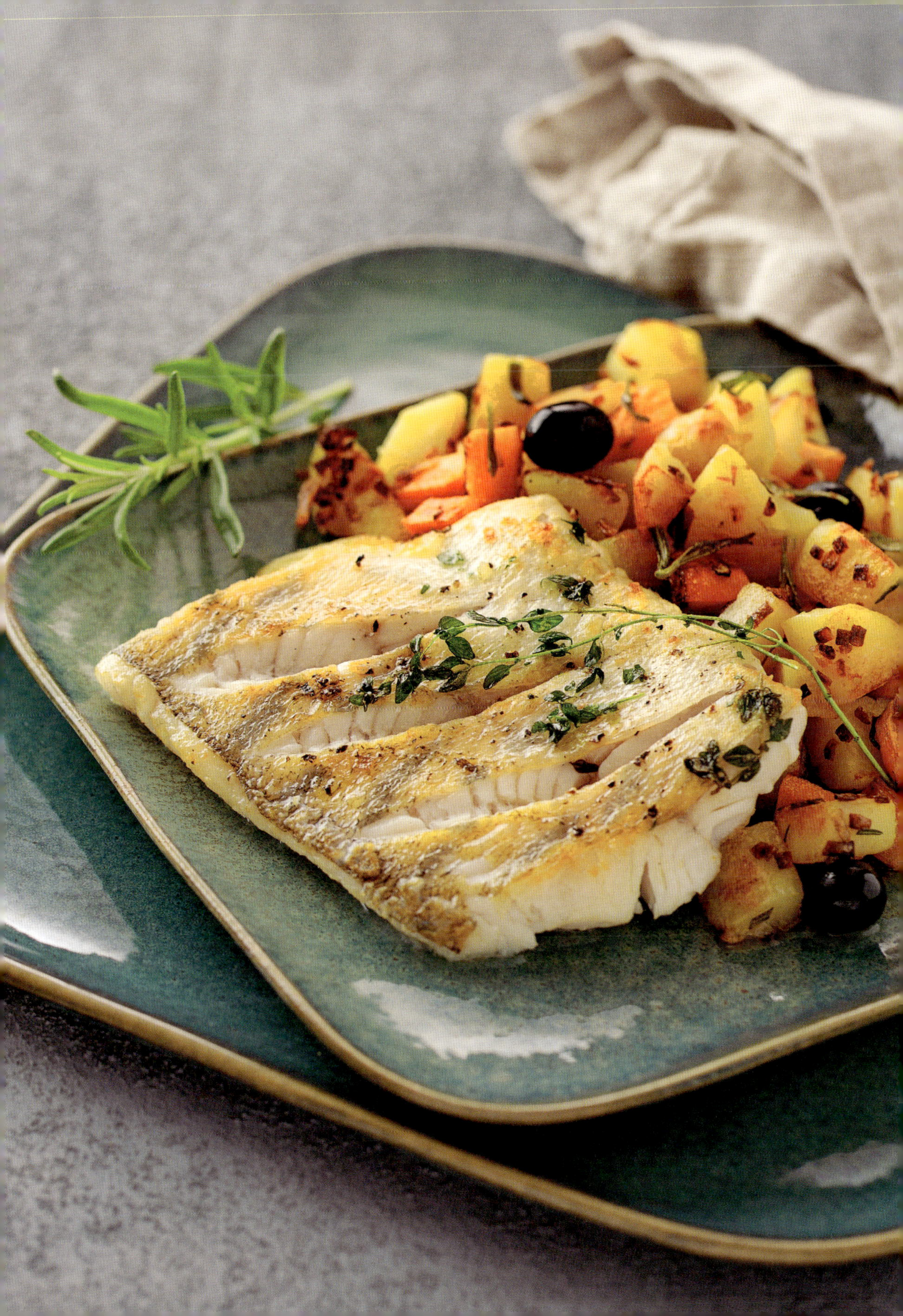

Fischpfanne mit Kokos und Erbsen

Zutaten für 1 Person:

200 g Seelachsfilet

Salz

Pfeffer

150 g Möhren

1 Stück Ingwer (10 g)

1 Schalotte

1 Knoblauchzehe

1 EL Rapsöl

½ TL gemahlene Kurkuma

½ TL Currypulver

1–2 TL Zitronensaft

100 ml Fischfond oder Gemüsebrühe

50 g cremige Kokosmilch

75 g tiefgefrorene Erbsen

Zubereitung:

1. Das Seelachsfilet waschen, trocken tupfen und mit Salz und Pfeffer würzen. Die Möhren putzen, schälen und in Scheiben schneiden. Ingwer, Schalotte und Knoblauch schälen, fein würfeln und im heißen Öl andünsten. Möhren, Kurkuma und Curry dazugeben, andünsten. Fischfond und Kokosmilch zugeben und 5 Minuten dünsten.
2. Die Erbsen untermischen. Die Sauce mit Salz, Pfeffer und Zitronensaft kräftig abschmecken. Eventuell noch etwas Curry untermischen. Das Fischfilet in die Sauce legen und etwa 10–12 Minuten gar ziehen lassen.

Pro Person: ca. 540 kcal, 48 g Eiweiß, 27 g Fett, 23 g Kohlenhydrate, 8 g Ballaststoffe

Tipp: Noch aromatischer wird die Sauce, wenn sie mit etwas Zitronengraspulver abgeschmeckt wird.

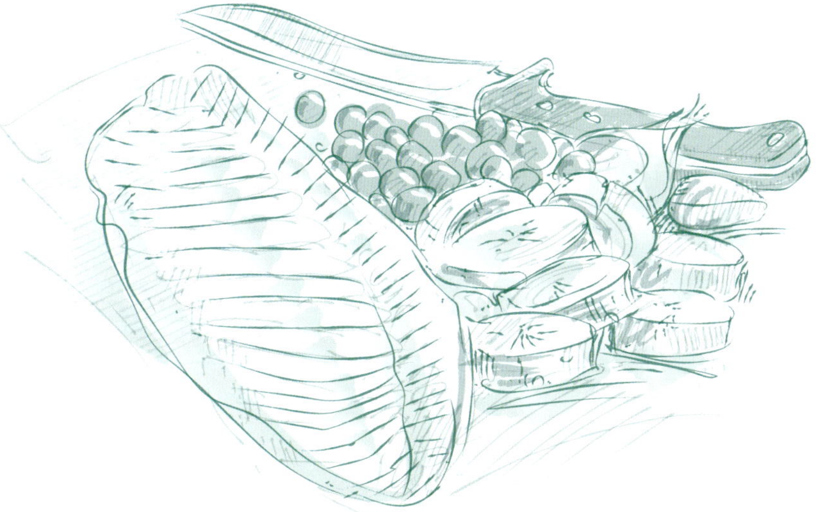

Gewürzgarnelen mit Koriander

Zutaten für 1 Person:

200 g Garnelen
(roh, mit Schale)

1 Stück Ingwer (10 g)

1 EL Zitronensaft

2 EL Olivenöl

½ TL gemahlene Kurkuma

Chiliflocken

1 rote Zwiebel

2 Paprikaschoten

Salz

Pfeffer

1 EL gehackter Koriander

1 Scheibe Ciabatta (30 g)

Zubereitung:

1. Die Garnelen aus der Schale lösen, dabei das Schwanzende dranlassen. Die Garnelen auf der Rückenseite einschneiden und den Darm entfernen. Waschen und trocken tupfen.
2. Den Ingwer schälen und sehr fein hacken. Ingwer, Zitronensaft, 1 Esslöffel Olivenöl, Kurkuma und Chiliflocken verrühren. Über die Garnelen geben und etwa 1 Stunde marinieren.
3. Die Garnelen in einer heißen beschichteten Pfanne etwa 4 Minuten braten. Die Zwiebel schälen und fein würfeln. Die Paprikaschoten putzen, waschen und in feine Streifen schneiden.
4. Die Garnelen aus der Pfanne nehmen und auf einen Teller legen. Das restliche Öl in der Pfanne erhitzen und die Zwiebel darin andünsten. Die Paprika dazugeben und etwa 5 Minuten braten. Mit Salz und Pfeffer würzen. Die Garnelen zu dem Gemüse geben und kurz erhitzen. Den Koriander untermischen. Das Brot dazu essen.

Pro Person: ca. 570 kcal, 53 g Eiweiß, 25 g Fett, 29 g Kohlenhydrate, 7 g Ballaststoffe

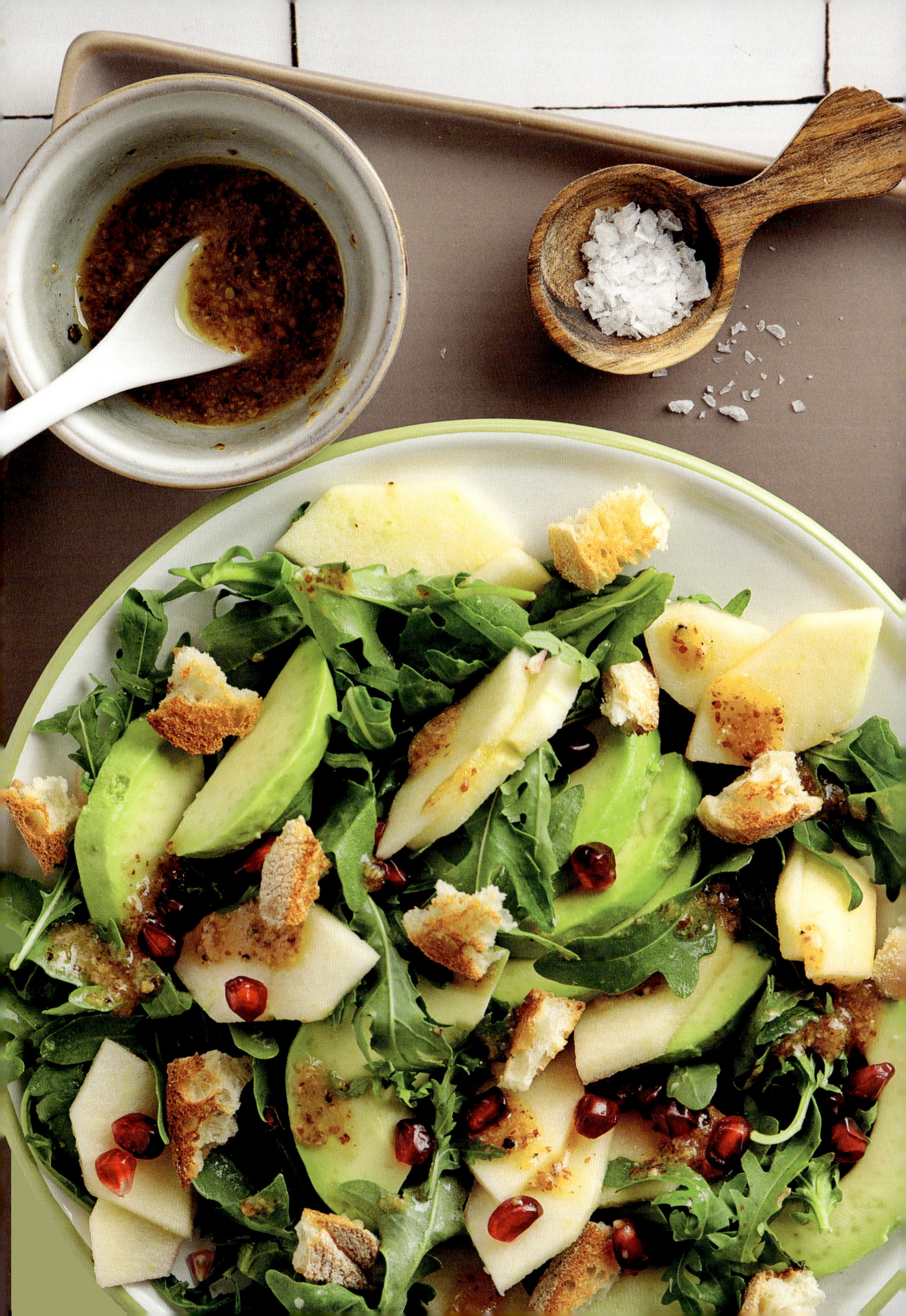

Abendessen vegetarisch

Avocadosalat mit Apfel und Croûtons

Zutaten für 1 Person:

1 kleine Avocado

1 Apfel

40 g Rucola

50 g Granatapfelkerne

2 EL Weißweinessig

Salz

Pfeffer

1 TL süßer Senf

1 TL Olivenöl

1 Scheibe Ciabatta (30 g)

Zubereitung:

1. Die Avocado halbieren, den Kern entfernen und die Hälften schälen. Das Fruchtfleisch in dünne Spalten schneiden. Den Apfel schälen, vierteln und das Kerngehäuse herausschneiden. Die Apfelviertel in dünne Scheiben schneiden. Den Rucola verlesen, putzen, waschen und trocken schleudern.

2. Avocado, Apfel, Rucola und Granatapfelkerne mischen. Essig, Salz, Pfeffer, Senf und Öl verrühren. Das Dressing über den Salat geben und untermischen.

3. Das Brot im Toaster rösten, in Stücke zerbrechen und über den Salat streuen.

Pro Person: ca. 460 kcal, 7 g Eiweiß, 25 g Fett, 45 g Kohlenhydrate, 11 g Ballaststoffe

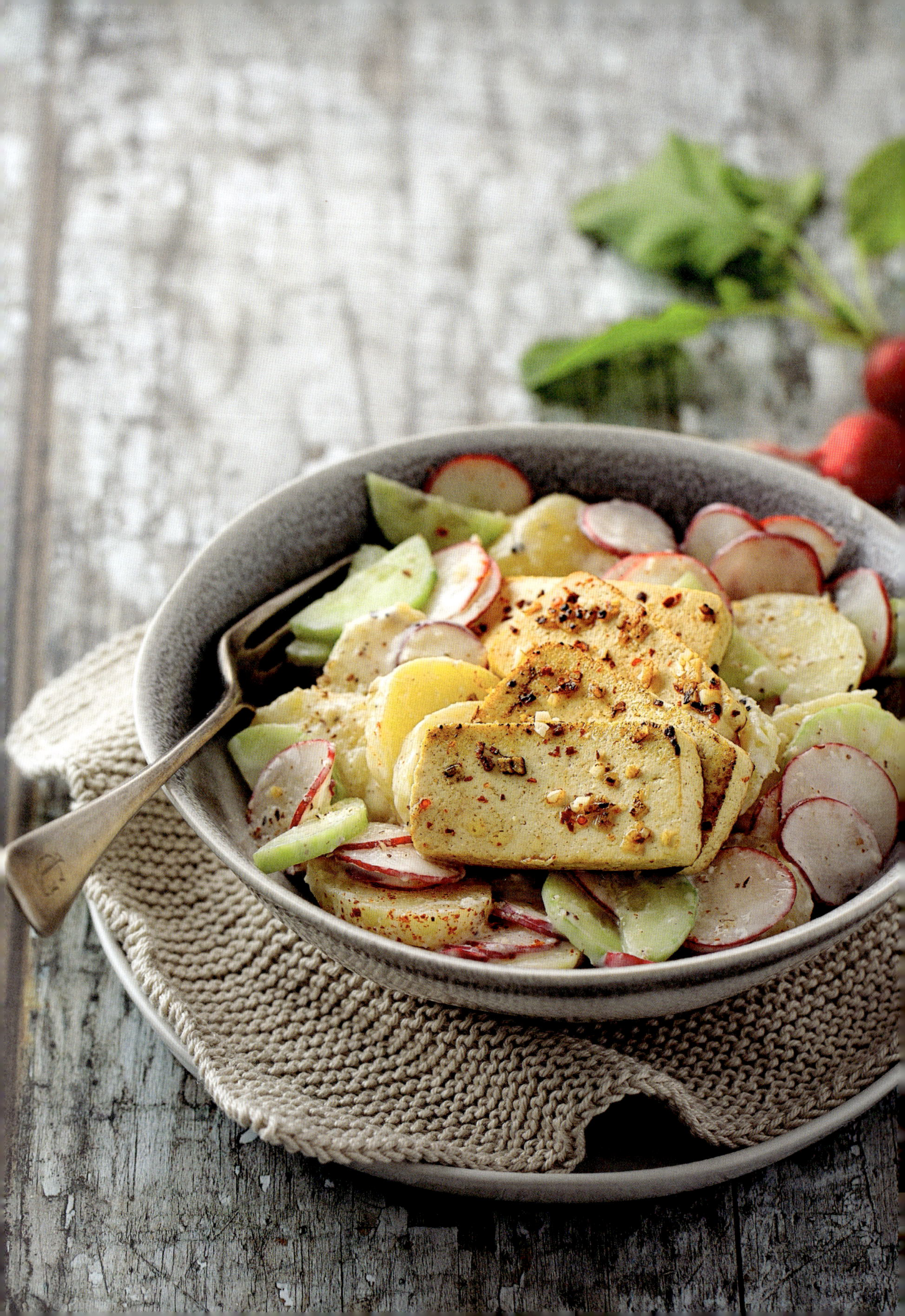

Kartoffel-Tofu-Salat mit Nussdressing

Zutaten für 1 Person:

100 g Tofu

1 Knoblauchzehe

1 TL Olivenöl

2 EL Zitronensaft

Chiliflocken

200 g festkochende Kartoffeln

100 g Salatgurke

½ Bund Radieschen

150 g Sojajoghurt (Natur)

Salz

Pfeffer

10 g gemahlene Haselnüsse

Zubereitung:

1. Den Tofu in Scheiben schneiden und in eine Schale legen. Die Knoblauchzehe schälen und hacken. Öl, 1 Esslöffel Zitronensaft, Chili und Knoblauch verrühren, über den Tofu geben und abgedeckt etwa 30 Minuten marinieren.
2. Die Kartoffeln waschen und mit Schale etwa 20 Minuten garen. Die Gurke schälen, längs halbieren und in dünne Scheiben schneiden. Die Radieschen putzen, waschen und in Scheiben schneiden.
3. Die Kartoffeln abgießen, abdämpfen lassen, pellen und in Scheiben schneiden. Abkühlen lassen. Kartoffeln, Gurke und Radieschen mischen. Joghurt, den restlichen Zitronensaft, Salz, Pfeffer und Nüsse verrühren, abschmecken und über den Salat geben.
4. Den Tofu aus der Marinade nehmen und in einer beschichteten Pfanne etwa 4 Minuten braten. Auf dem Salat anrichten.

Pro Person: ca. 460 kcal, 28 g Eiweiß, 21 g Fett, 35 g Kohlenhydrate, 7 g Ballaststoffe

Rucolasalat mit Linsen und Ziegenkäse

Zutaten für 1 Person:

40 g rote Linsen

Salz

200 g Tomaten

50 g Rucola

20 g grüne Oliven mit Paprikafüllung

2 EL Aceto balsamico crema

1 EL Thymianblättchen

Pfeffer

1 EL Olivenöl

1 Ziegenfrischkäsetaler (40 g)

1 TL Honig

Zubereitung:

1. Die roten Linsen waschen, abtropfen lassen und nach Packungsanweisung in gesalzenem Wasser kochen. Abgießen und abtropfen lassen.
2. Die Tomaten waschen und in Scheiben schneiden, dabei die Stielansätze entfernen. Den Rucola verlesen, putzen, waschen und trocken schleudern. Linsen, Tomaten, Rucola und Oliven auf einem Teller anrichten. Aceto balsamico, Thymian, Salz, Pfeffer und Öl verrühren. Über dem Salat verteilen.
3. Den Käse daraufsetzen und mit dem Honig beträufeln.

Pro Person: ca. 450 kcal, 21 g Eiweiß, 21 g Fett, 41 g Kohlenhydrate, 6 g Ballaststoffe

Tipp: Sehr gut schmeckt der Ziegenkäse auch warm. Dafür den Käse in eine kleine gefettete Auflaufform legen, mit dem Honig beträufeln und unter dem vorgeheizten Grill etwa 5 Minuten überbacken.

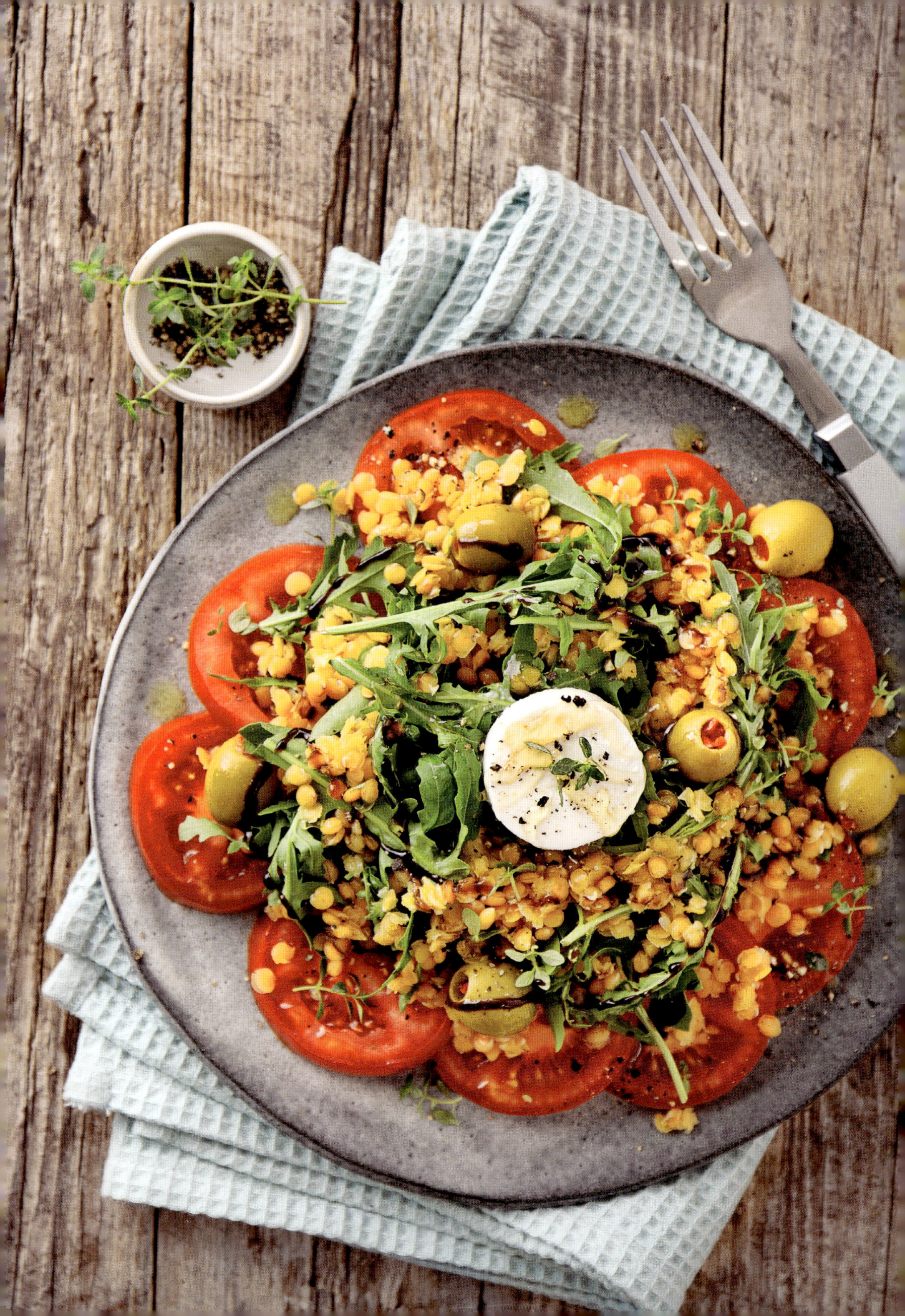

Zucchini-Frittata mit Pinienkernen

Zutaten für 1 Person:

10 g Pinienkerne

1 Zucchini

1 rote Zwiebel

1 kleine Knoblauchzehe

1 TL Olivenöl

Salz

Pfeffer

40 g Mozzarella

2 Eier

1 EL Milch

1 EL Schnittlauchröllchen

1 TL Butter

Zubereitung:

1. Die Pinienkerne in einer beschichteten Pfanne ohne Fett goldbraun rösten. Herausnehmen und beiseitelegen.

2. Die Zucchini putzen, waschen und in Scheiben schneiden. Die Zwiebel und den Knoblauch schälen und in feine Würfel schneiden. Das Öl in der beschichteten Pfanne erhitzen und die Zucchini darin kräftig anbraten. Die Zwiebel und den Knoblauch dazugeben und etwa 5 Minuten mitdünsten. Mit Salz und Pfeffer würzen. Herausnehmen.

3 Den Mozzarella fein würfeln. Eier, Milch, Schnittlauch und die Hälfte des Mozzarellas verrühren. Mit Salz und Pfeffer würzen. Die Zucchini untermischen. Die Butter in der Pfanne erhitzen, die Zucchini-Ei-Masse hineingeben und den restlichen Mozzarella daüberstreuen. Zugedeckt 10–15 Minuten stocken lassen.

Pro Person: ca. 440 kcal, 26 g Eiweiß, 33 g Fett, 9 g Kohlenhydrate, 3 g Ballaststoffe

Kichererbsensalat mit Ei

Zutaten für 1 Person:

175 g Kichererbsen (aus der Dose)

1 EL Brühe

2 EL Apfelessig

Salz

Pfeffer

Chiliflocken

1 EL Olivenöl

1 Ei

1 rote Zwiebel

1 kleine Paprikaschote

1 kleiner Mini-Römersalat

2 EL gehackte Petersilie

1 TL eingelegter grüner Pfeffer

Zubereitung:

1. Die Kichererbsen in ein Sieb geben, mit kaltem Wasser abspülen und abtropfen lassen. In eine Schüssel geben. Brühe, Essig, Salz, Pfeffer, Chiliflocken und Öl verrühren. Über die Kichererbsen geben und etwa 1 Stunde durchziehen lassen.
2. Das Ei 8 Minuten wachsweich kochen. Abschrecken, pellen und vierteln. Die Zwiebel schälen und in feine Ringe schneiden. Die Paprikaschote putzen, waschen und in Streifen schneiden. Den Römersalat putzen, halbieren, den Strunk herausschneiden und die Blätter zerpflücken. Den Salat waschen und trocken schleudern.
3. Paprika, Zwiebel, Römersalat, Petersilie und Pfeffer unter die Kichererbsen mischen. Abschmecken. Die Eiviertel darauf verteilen.

Pro Person: ca. 450 kcal, 22 g Eiweiß, 20 g Fett, 39 g Kohlenhydrate, 12 g Ballaststoffe

Mangoldsalat mit Melone

Zutaten für 1 Person:

250 g Mangold

Salz

1 Lauchzwiebel

1 Paprikaschote

1 Stück Melone
(z. B. Galia, 250 g)

1 Becher Vollmilchjoghurt (150 g)

1 EL Orangensaft

1 EL Tomatenketchup

½ TL Paprikapulver edelsüß

½ TL Currypulver

20 g Walnusskerne

Zubereitung:

1. Den Mangold putzen und die dicken Stiele entfernen. Die Blätter in kochendem Salzwasser 2–3 Minuten blanchieren, dann abtropfen lassen.

2. Die Lauchzwiebel putzen, waschen und in feine Ringe schneiden. Die Paprikaschote putzen, waschen und würfeln. Die Melone in Spalten schneiden, das Fruchtfleisch von der Schale abschneiden und in Stücke schneiden.

3. Joghurt, Orangensaft, Ketchup, Paprika und Curry verrühren. Abschmecken. Das Dressing auf den Salat geben und untermischen. Die Walnusskerne grob hacken und über den Salat streuen.

Pro Person: ca. 460 kcal, 17 g Eiweiß, 21 g Fett, 43 g Kohlenhydrate, 11 g Ballaststoffe

Tipp: Der Mangold kann auch gegen Blattspinat ausgetauscht werden.

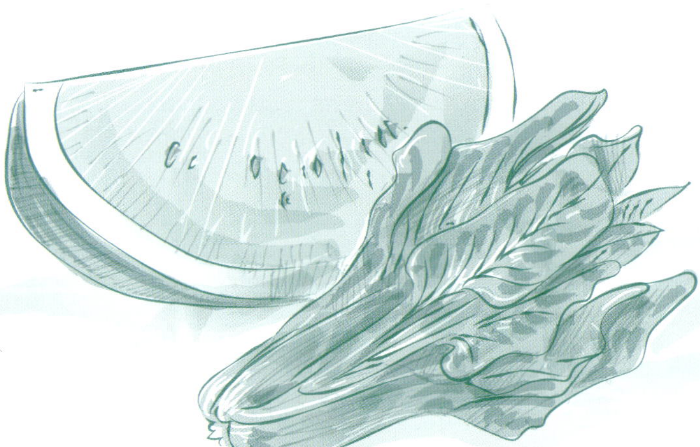

Überbackenes Fladenbrot mit Feta

Zutaten für 1 Person:

100 g Tomaten

1 kleine rote Zwiebel

20 g getrocknete Tomaten (ohne Öl)

50 g Feta

1 Stück Vollkorn-Fladenbrot (75 g)

1 TL Pesto

20 g schwarze Oliven (ohne Stein)

10 g eingelegte Peperoni in Scheiben (Jalapeño)

Salz

Pfeffer

getrockneter Majoran

20 g Rucola

Zubereitung:

1. Den Backofen auf 200 °C vorheizen. Die Tomaten waschen und in Scheiben schneiden, dabei die Stielansätze entfernen. Die Zwiebel schälen und in feine Ringe schneiden. Die getrockneten Tomaten in feine Streifen schneiden. Den Feta in Scheiben schneiden.

2. Das Brot halbieren und auf ein Backblech legen. Die Hälften dünn mit Pesto bestreichen. Mit Tomaten, getrockneten Tomaten, Zwiebeln, Oliven und Peperoni belegen. Mit Salz, Pfeffer und Majoran würzen.

3. Den Rucola verlesen, putzen, waschen und trocken schleudern. Den Feta auf den Brothälften verteilen und im Ofen 5–10 Minuten überbacken. Herausnehmen und mit dem Rucola bestreuen.

Pro Person: ca. 450 kcal, 18 g Eiweiß, 22 g Fett, 39 g Kohlenhydrate, 11 g Ballaststoffe

Tipp: Wem das Überbacken zu umständlich ist, belegt das Brot wie beschrieben und isst es so. Übrigens, das Fladenbrot kann man auch gegen eine große Scheibe Bauernbrot austauschen.

Ciabatta mit gebratenen Thymian-Pilzen

Zutaten für 1 Person:

100 g Champignons

2 Zweige Thymian

1 Schalotte

1 Knoblauchzehe

1 TL Rapsöl

Salz

Pfeffer

3 Scheiben Ciabatta (à 30 g)

2 Scheiben Fontinakäse (à 20 g)

Zubereitung:

1. Den Backofen auf 200 °C vorheizen. Die Champignons trocken abreiben, putzen und in Scheiben schneiden. Den Thymian waschen, trocken tupfen und die Blättchen abzupfen. Die Schalotte und die Knoblauchzehe schälen und fein würfeln.

2. Das Öl in einer beschichteten Pfanne erhitzen und die Champignons darin etwa 5 Minuten braten. Die Schalotte und den Knoblauch dazugeben und kurz mitbraten. Den Thymian untermischen. Mit Salz und Pfeffer würzen.

3. Die Brotscheiben auf ein Backblech legen. Den Käse in Streifen schneiden. Pilze und Käse darauf verteilen und im Backofen etwa 5 Minuten überbacken.

Pro Person: ca. 450 kcal, 21 g Eiweiß, 19 g Fett, 46 g Kohlenhydrate, 5 g Ballaststoffe

Tipp: Fontina ist ein italienischer Schnittkäse aus Kuhmilch. Wer diesen nicht bekommt, kann ihn z. B. gegen mittelalten Gouda austauschen.

Bohnen-Mais-Salat mit Peperoni

Zutaten für 1 Person:

200 g weiße Bohnen (aus der Dose)

50 g Mais (aus der Dose)

2–3 EL Apfelessig

Salz

Pfeffer

Chiliflocken

1 EL Olivenöl

200 g Tomaten

1 Lauchzwiebel

½ Bund Basilikum

2 eingelegte milde Peperoni

Zubereitung:

1. Die Bohnen in ein Sieb geben, mit kaltem Wasser abspülen und gut abtropfen lassen. Den Mais abtropfen lassen. Beides in eine Schüssel geben. Essig, Salz, Pfeffer, Chiliflocken und Olivenöl gut verrühren. Das Dressing über die Bohnen-Mais-Mischung geben und etwa 30 Minuten durchziehen lassen.

2. Die Tomaten waschen und in Würfel schneiden, dabei die Stielansätze entfernen. Die Lauchzwiebel putzen, waschen und in feine Ringe schneiden. Das Basilikum waschen, trocken tupfen, die Blättchen abzupfen und fein hacken.

3. Tomaten, Lauchzwiebel und Basilikum zu der Bohnen-Mais-Mischung geben und alles gut vermischen. Die Peperoni darauf anrichten.

Pro Person: ca. 450 kcal, 23 g Eiweiß, 13 g Fett, 53 g Kohlenhydrate, 13 g Ballaststoffe

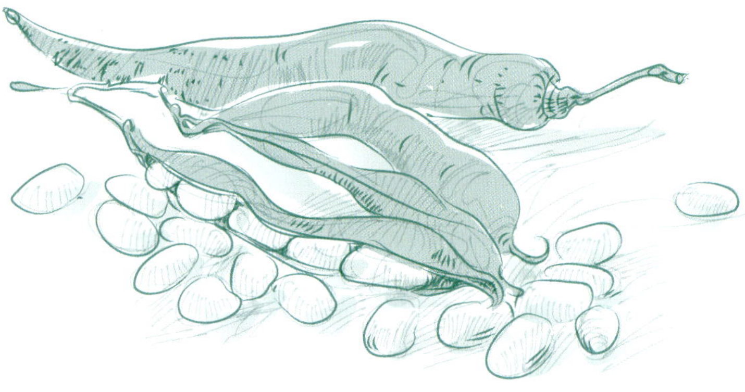

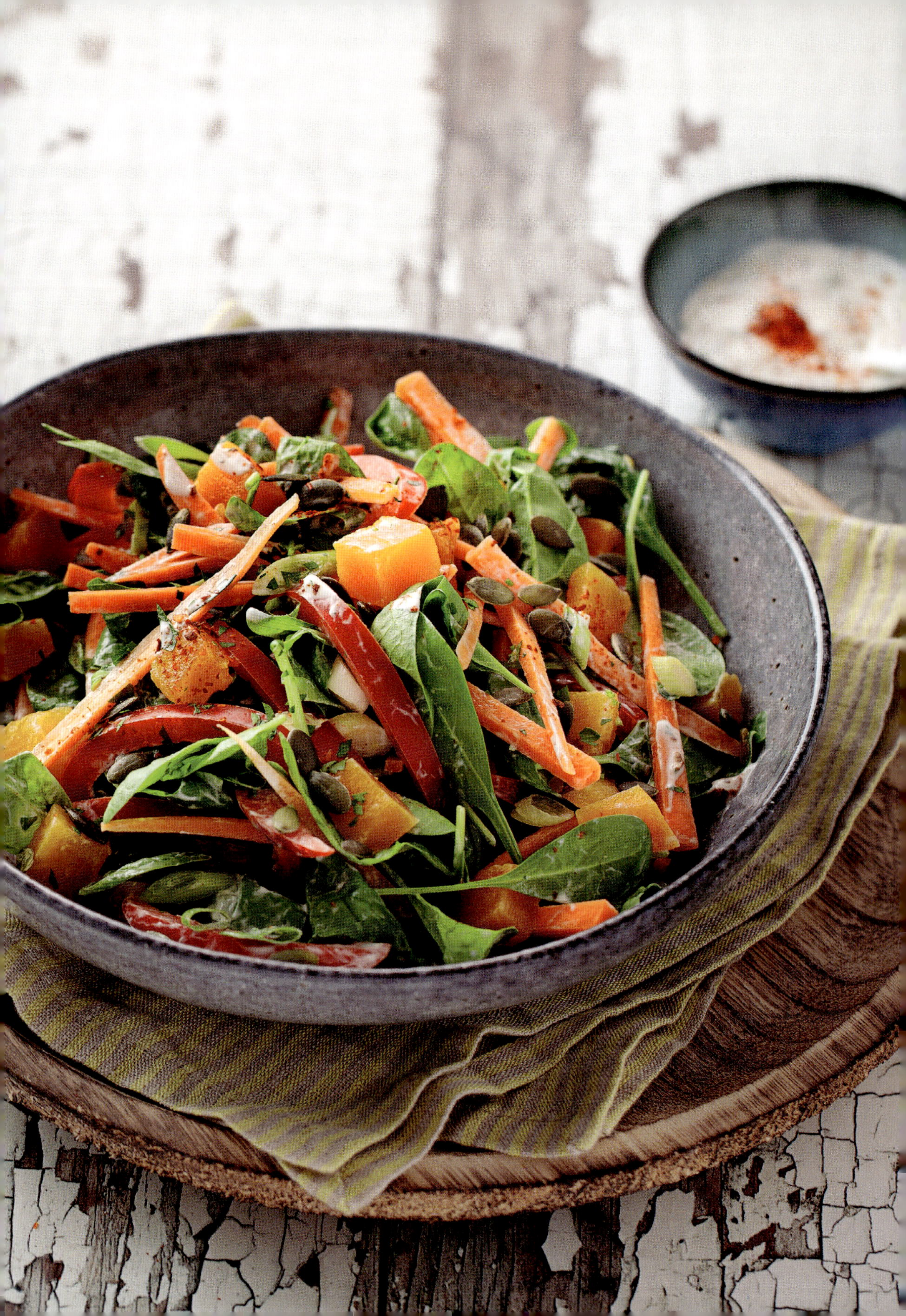

Kürbissalat mit Möhren

Zutaten für 1 Person:

250 g Kürbisstücke (aus dem Glas)

150 g Möhren

1 Paprikaschote

1 Lauchzwiebel

50 g Babyspinat (Kühlregal)

150 g griechischer Joghurt (10 % Fett i. Tr.)

2 EL gehackte Petersilie

Salz

Pfeffer

Chiliflocken

20 g Kürbiskerne

Zubereitung:

1. Die Kürbisstücke abtropfen lassen, den Sud auffangen und die Stücke eventuell etwas kleiner schneiden. Die Möhren putzen, schälen und längs in dünne Streifen schneiden. Die Paprikaschote putzen, waschen und in Streifen schneiden. Die Lauchzwiebel putzen, waschen und in feine Ringe schneiden.

2. Den Babyspinat verlesen, waschen und gut abtropfen lassen. Kürbis, Möhren, Paprika, Spinat und Lauchzwiebel mischen.

1. Joghurt, Petersilie, Salz, Pfeffer und Chiliflocken verrühren. Abschmecken. Eventuell noch etwas Kürbissud unterrühren. Das Dressing über den Salat geben und untermischen. Die Kürbiskerne darüberstreuen.

Pro Person: ca. 450 kcal, 18 g Eiweiß, 25 g Fett, 29 g Kohlenhydrate, 15 g Ballaststoffe

Avocadosalat und Tofu

Zutaten für 1 Person:

1 Avocado

75 g Radicchio

½ Bund Radieschen

2 EL Gemüsebrühe

1 EL Zitronensaft

Pfeffer

Salz

1 TL mittelscharfer Senf

1 Prise Zucker

1 EL gehackte Petersilie

100 g Räuchertofu

1 TL Rapsöl

1 TL Sesamsamen (5 g)

Zubereitung:

1. Die Avocado halbieren, den Kern entfernen und die Hälften schälen. Das Fruchtfleisch in Würfel schneiden. Den Radicchio putzen, waschen und zerpflücken. Die Radieschen putzen, waschen und in dünne Scheiben schneiden.

2. Radicchio, Radieschen und Avocado mischen. Brühe, Zitronensaft, Pfeffer, Salz, Senf und Zucker verrühren. Die Marinade über den Salat geben. Die Petersilie untermischen.

3. Den Tofu in Stücke schneiden und im heißen Öl in einer beschichteten Pfanne etwa 5 Minuten braten. Mit dem Sesam bestreuen. Den Tofu auf dem Salat anrichten.

Pro Person: ca. 450 kcal, 21 g Eiweiß, 33 g Fett, 12 g Kohlenhydrate, 10 g Ballaststoffe

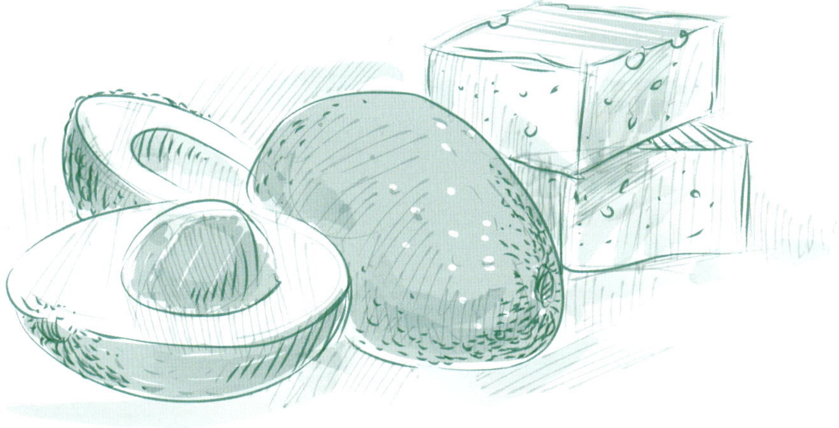

Sandwich mit Schafskäsecreme

Zutaten für 1 Person:

50 g cremiger Schafskäse

1 EL Schafmilchjoghurt

1 Lauchzwiebel

1 TL gehackte Petersilie

1 Knoblauchzehe

Salz

Pfeffer

1 Möhre

2 Blätter Kopfsalat oder anderer Blattsalat

2 Scheiben Vollkorntoast

Zubereitung:

1. Den Schafskäse zerdrücken und den Joghurt unterrühren. Die Lauchzwiebel putzen, waschen und in feine Ringe schneiden. Die Lauchzwiebel und die Petersilie unterrühren. Die Knoblauchzehe schälen und durch eine Presse dazudrücken. Mit Salz und Pfeffer abschmecken.
2. Die Möhre putzen, schälen und grob raspeln. Die Salatblätter waschen und trocken tupfen. Die Brotscheiben mit der Schafskäsecreme bestreichen. Eine Scheibe mit Möhrenraspeln und Salatblättern belegen, die zweite Scheibe darauflegen und leicht andrücken.

Pro Person: ca. 430 kcal, 17 g Eiweiß, 16 g Fett, 47 g Kohlenhydrate, 11 g Ballaststoffe

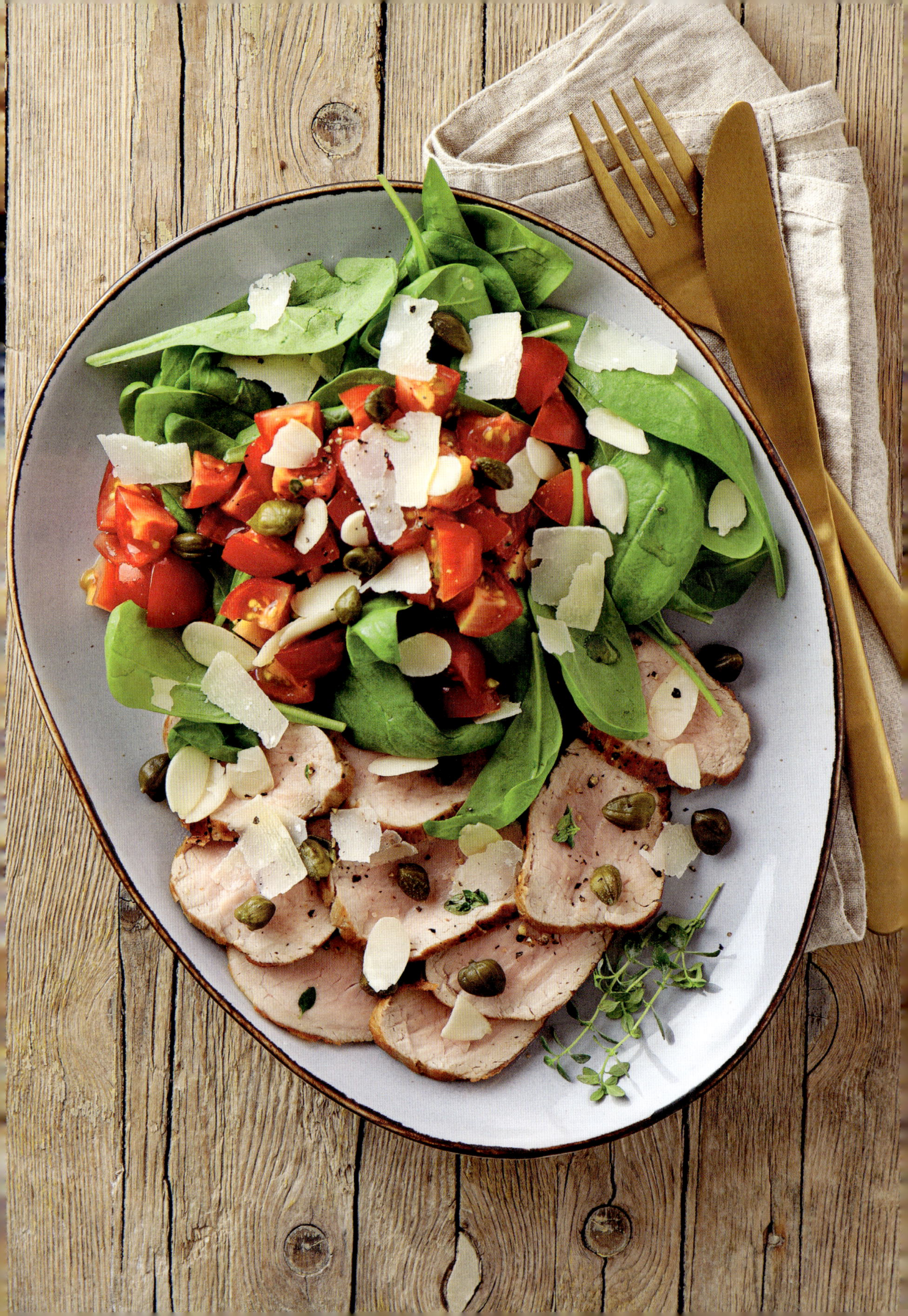

Abendessen mit Fleisch

Carpaccio vom Schweinefilet mit Kirschtomaten

Zutaten für 1 Person:

150 g Schweinefilet

Salz

Pfeffer

1 EL Olivenöl

40 g Babyspinat (Kühlregal)

200 g Kirschtomaten

2 Zweige Thymian

1 EL Orangensaft

1 EL Brühe

1 TL Kapern

20 g gehobelter Parmesan

10 g gehobelte Mandeln

Zubereitung:

1. Das Schweinefilet waschen und trocken tupfen. Mit Salz und Pfeffer würzen. Im heißen Öl etwa 15 Minuten braten. Herausnehmen, in Alufolie wickeln und abkühlen lassen.
2. Den Spinat verlesen, waschen und trocken schleudern. Den Spinat grob hacken. Die Tomaten waschen und in Würfel schneiden. Den Thymian waschen, trocken tupfen und die Blättchen abzupfen. Orangensaft, Brühe, Thymian, Salz und Pfeffer verrühren.
3. Das Schweinefilet aus der Folie nehmen, den ausgetretenen Fleischsaft in die Mariande rühren. Das Fleisch in sehr dünne Scheiben schneiden und auf einem Teller anrichten. Spinat, Tomaten und Kapern daraufgeben. Die Marinade darüberträufeln. Mit Parmesan und Mandeln bestreuen.

Pro Person: ca. 450 kcal, 45 g Eiweiß, 25 g Fett, 7 g Kohlenhydrate, 5 g Ballaststoffe

Marinierter Spargel mit Serranoschinken

Zutaten für 1 Person:

500 g weißer Spargel

Salz

1 rote Zwiebel

2 EL Aceto balsamico bianco

Pfeffer

1 Prise Zucker

1 TL Pesto

1 EL Brühe

1 EL Olivenöl

2 EL gehacktes Basilikum

3 dünne Scheiben Serranoschinken (à 15 g)

1 Scheibe Ciabatta (30 g)

Zubereitung:

1. Den Spargel waschen, schälen und die holzigen Enden abschneiden. Den Spargel in Stücke schneiden und in gesalzenem Wasser 8–10 Minuten kochen. Abgießen, kalt abschrecken und abtropfen lassen.
2. Die Zwiebel schälen und in feine Würfel schneiden. Aceto balsamico, Pfeffer, Salz, Zucker, Pesto, Brühe und Öl verrühren. Die Zwiebel unterrühren. Abschmecken.
3. Den Spargel auf einen Teller geben, die Marinade darübergeben und das Basilikum untermischen. Den Schinken in grobe Streifen schneiden und auf dem Spargel verteilen. Das Brot dazu essen.

Pro Person: ca. 460 kcal, 23 g Eiweiß, 26 g Fett, 29 g Kohlenhydrate, 7 g Ballaststoffe

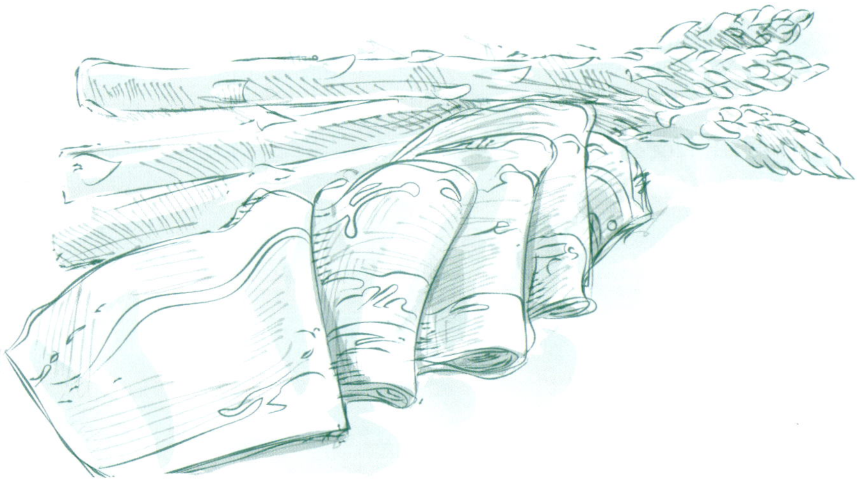

Exotischer Hähnchensalat mit Papaya

Zutaten für 1 Person:

1 Papaya

1 Schalotte

1 Stück Ingwer (10 g)

1 Paprikaschote

1 EL Zitronensaft

1 EL Orangensaft

1 TL süß-scharfe Chilisauce

Salz

Pfeffer

½ TL gemahlene Kurkuma

2 EL gehackter Koriander

150 g Hähnchenbrustfilet

1 EL Olivenöl

10 g Sesam

Zubereitung:

1. Die Papaya halbieren, entkernen und die Hälften schälen. Das Fruchtfleisch in Stücke schneiden. Die Schalotte schälen und in feine Ringe schneiden. Den Ingwer schälen und fein hacken. Die Paprikaschote putzen, waschen und in Streifen schneiden. Papaya, Paprika und Schalotte mischen.

2. Zitronensaft, Orangensaft, Chilisauce, Salz, Pfeffer, Kurkuma und Ingwer verrühren. Abschmecken und das Dressing über den Salat geben. Den Koriander untermischen.

3. Das Hähnchenbrustfilet waschen und trocken tupfen. Mit Salz und Pfeffer würzen. Das Fleisch im heißen Öl in einer beschichteten Pfanne etwa 10 Minuten braten. Herausnehmen. Etwas abkühlen lassen. In dünne Scheiben schneiden und auf dem Salat anrichten. Mit dem Sesam bestreuen.

Pro Person: ca. 440 kcal, 41 g Eiweiß, 17 g Fett, 26 g Kohlenhydrate, 9 g Ballaststoffe

Spinatsalat mit gefülltem Schnitzel

Zutaten für 1 Person:

75 g Babyspinat (Kühlregal)

1 Lauchzwiebel

1 Apfel

1 EL Sherryessig

1 EL Brühe

1 TL mittelscharfer Senf

Cayennepfeffer

Salz

2 TL Olivenöl

1 Schweineschnitzel (150 g)

Pfeffer

1 Kirschtomate

2 Basilikumblättchen

1 Scheibe Ziegenschnittkäse (20 g, 45 % Fett i.Tr.)

Zubereitung:

1. Den Spinat verlesen, waschen und trocken schleudern. Die Lauchzwiebel putzen, waschen und in feine Ringe schneiden. Den Apfel waschen, vierteln, entkernen und in dünne Spalten schneiden. Alle vorbereiteten Zutaten mischen.

2. Sherryessig, Brühe, Senf, Cayennepfeffer, Salz und 1 TL Öl verrühren. Abschmecken. Über den Salat geben.

3. Das Schnitzel etwas flach klopfen, waschen und trocken tupfen und mit Salz und Pfeffer würzen. Die Tomate waschen und in Scheiben schneiden. Eine Schnitzelhälfte mit Tomate, Basilikum und Käse belegen, die andere Hälfte darüberklappen und mit Holzstäbchen zustecken. Das Schnitzel im restlichen heißen Öl in einer beschichteten Pfanne etwa 12 Minuten beidseitig braten. Herausnehmen und mit dem Salat anrichten.

Pro Person: ca. 440 kcal, 42 g Eiweiß, 19 g Fett, 21 g Kohlenhydrate, 5 g Ballaststoffe

Tipp: Wer keinen Ziegenkäse mag, nimmt einfach je nach Geschmack einen milden Gouda oder einen kräftigen Appenzeller.

Gurken-Quinoa-Salat mit Putenbrust

Zutaten für 1 Person:

50 g Quinoa

Salz

100 g geräucherte Putenbrust

200 g Salatgurke

½ Bund Radieschen

10 g schwarze Oliven (ohne Stein)

abgeriebene Schale und Saft von ½ Bio-Zitrone

1 TL Kapern

2 EL gehackte Petersilie

3 EL Gemüsebrühe

1 EL Olivenöl

Pfeffer

½ TL getrockneter Oregano

Zubereitung:

1. Quinoa waschen, abtropfen lassen und nach Packungsanweisung in gesalzenem Wasser ausquellen lassen. In eine Schüssel geben und abkühlen lassen.

2. Die Putenbrust in Streifen schneiden. Die Gurke schälen und in kleine Stücke schneiden. Die Radieschen putzen, waschen und in Scheiben schneiden. Quinoa mit einer Gabel auflockern. Putenbrust, Gurke, Radieschen, Oliven und Zitronenschale untermischen.

3. Kapern, Petersilie, Brühe, Zitronensaft und Öl pürieren. Mit Salz, Pfeffer und Oregano abschmecken. Das Dressing über den Salat geben und gut vermischen.

Pro Person: ca. 440 kcal, 32 g Eiweiß, 17 g Fett, 36 g Kohlenhydrate, 7 g Ballaststoffe

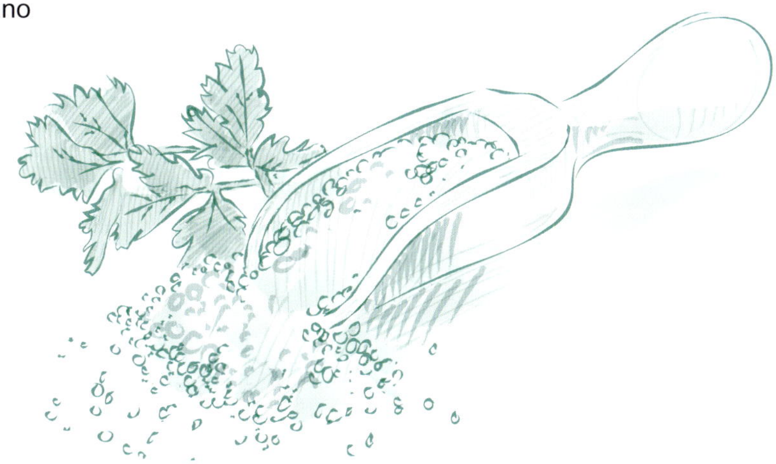

Feldsalat mit Lammfilet

Zutaten für 1 Person:

1 festkochende Kartoffel (100 g)

200 g braune Champignons

1 Schalotte

1 Knoblauchzehe

150 g Lammfilet

Salz

Pfeffer

2 TL Olivenöl

1 TL Rosmarinnadeln

50 g Feldsalat

1 EL Weißweinessig

2 EL Brühe

10 g gehobelte Haselnüsse

Zubereitung:

1. Die Kartoffel waschen und mit Schale etwa 20 Minuten kochen. Die Champignons putzen, waschen und in Scheiben schneiden. Die Schalotte und die Knoblauchzehe schälen und fein würfeln.

2. Das Lammfilet waschen und trocken tupfen. Mit Salz und Pfeffer würzen. In einer beschichteten Pfanne 1 Teelöffel Öl erhitzen und das Fleisch darin etwa 5 Minuten braten. Den Rosmarin mitbraten. Das Fleisch herausnehmen.

3. Champignons, Schalotte und Knoblauch in das Bratfett geben und etwa 5 Minuten braten. Herausnehmen. Die Kartoffel abgießen, ausdämpfen lassen und pellen. In kleine Würfel schneiden und im restlichen Öl knusprig braten. Mit Salz und Pfeffer würzen.

4. Den Feldsalat verlesen, putzen, waschen und trocken schleudern. Essig, Brühe, Salz und Pfeffer verrühren. Das Lammfilet in Scheiben schneiden. Den Feldsalat mit den Pilzen mischen. Das Dressing darübergeben und mit dem Lamm anrichten. Die knusprigen Kartoffelwürfel und Nüsse darüberstreuen.

Pro Person: ca. 460 kcal, 41 g Eiweiß, 24 g Fett, 17 g Kohlenhydrate, 6 g Ballaststoffe

Tipp: Sehr lecker schmeckt der Salat auch mit gebratenen Pfifferlingen. Dann die Champignons weglassen.

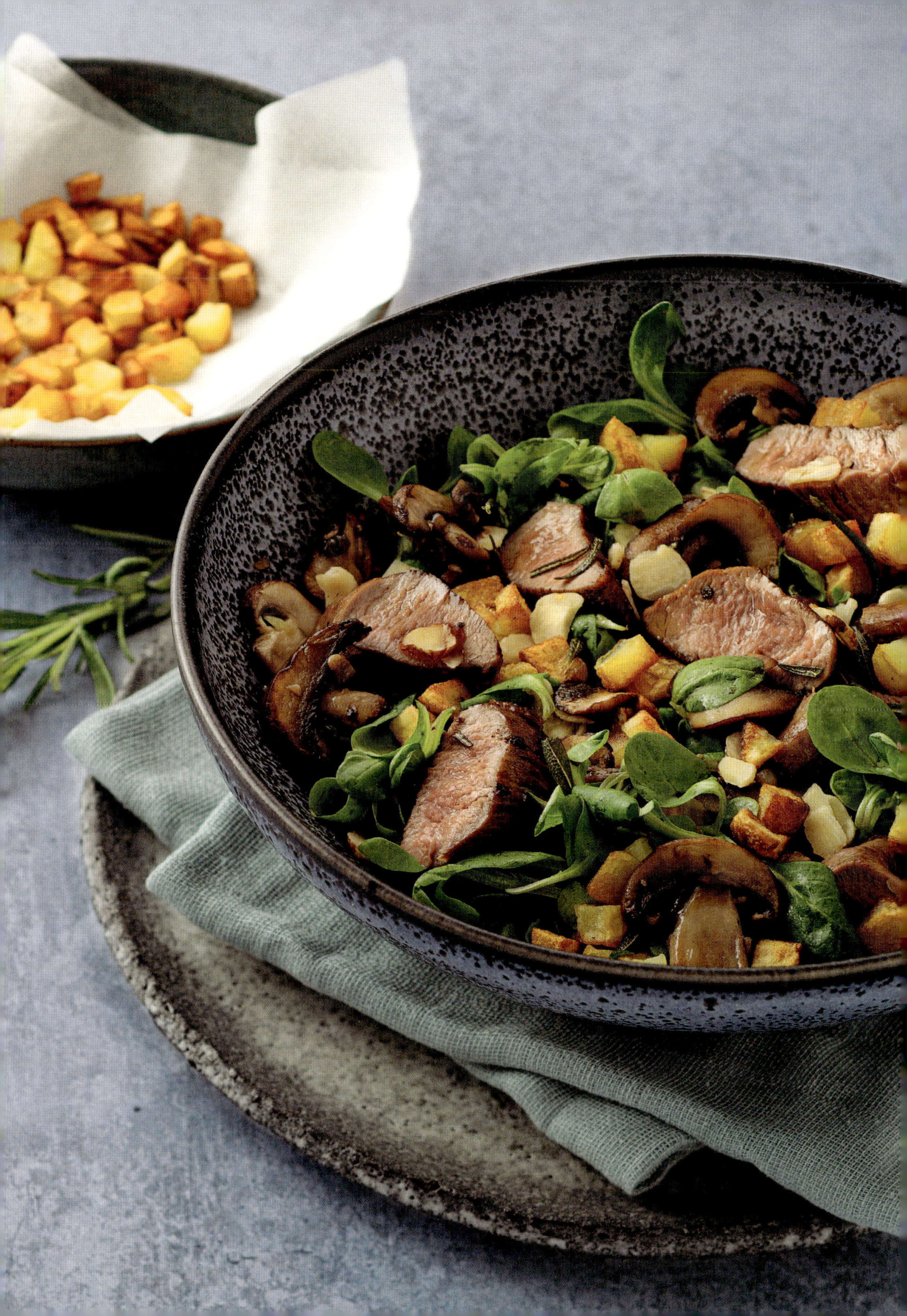

Schinken-Paprika-Salat mit Nektarine

Zutaten für 1 Person:

10 g Pinienkerne

2 Paprikaschoten

75 g Radicchio

1 Nektarine

2 EL Zitronensaft

Salz

Chiliflocken

1 TL Ahornsirup

1 EL Olivenöl

1 EL gehackte Minze

3 dünne Scheiben Parmaschinken (à 15 g)

Zubereitung:

1. Die Pinienkerne in einer beschichteten Pfanne ohne Fett goldbraun rösten. Herausnehmen und beiseitelegen.
2. Die Paprikaschoten putzen, waschen und in Streifen schneiden. Den Radicchio putzen, waschen und zerpflücken. Die Nektarine waschen, halbieren, den Stein entfernen und die Hälften in dünne Spalten schneiden. Paprika, Radicchio und Nektarine mischen.
3. Zitronensaft, Salz, Chili, Ahornsirup und Olivenöl verrühren. Die Marinade über den Salat geben und gut vermischen. Die Minze untermischen. Den Schinken in Streifen schneiden und den Salat mit Schinken und Pinienkernen anrichten.

Pro Person: ca. 450 kcal, 19 g Eiweiß, 26 g Fett, 30 g Kohlenhydrate, 9 g Ballaststoffe

Tipp: Die Nektarine kann auch gegen einen Apfel oder eine Birne ausgetauscht werden.

Sandwich mit Bresaola und Fenchel

Zutaten für 1 Person:

1 kleine Fenchelknolle

1 Kirschtomate

2 EL Vollmilchjoghurt

Salz

Pfeffer

2 Scheiben Vollkornbrot (à 50 g)

4 Scheiben Bresaola (à 10 g, luftgetrockneter Rinderschinken)

1 Orange

10 g Walnusskerne

Zubereitung:

1. Die Fenchelknolle putzen, waschen, halbieren und den Strunk herausschneiden. Die Hälften in feine Scheiben hobeln. Das Fenchelgrün hacken. Die Tomate in Scheiben schneiden.
2. Joghurt, Fenchelgrün, Salz und Pfeffer verrühren. Abschmecken. Die Brotscheiben mit dem Joghurt bestreichen. Eine Brotscheibe mit einigen Fenchelscheiben, Tomate und Bresaola belegen. Die zweite Scheibe darauflegen und leicht andrücken. Eventuell diagonal halbieren.
3. Die Orange so dick schälen, dass die weiße Haut mit entfernt wird. Die Filets zwischen den Trennwänden herausschneiden, den Saft dabei auffangen. Den restlichen Fenchel und die Orangenfilets mischen. Den aufgefangenen Saft dazugeben. Den Salat mit Walnusskernen bestreuen.

Pro Person: ca. 470 kcal, 28 g Eiweiß, 12 g Fett, 55 g Kohlenhydrate, 14 g Ballaststoffe

Tipp: Anstelle von Bresaola kann man auch Roastbeef-Aufschnitt verwenden. Vegetarier nehmen einfach 25 Gramm cremigen Feta und verrühren diesen mit dem Joghurt. Auf das Brot streichen und mit den restlichen Zutaten belegen.

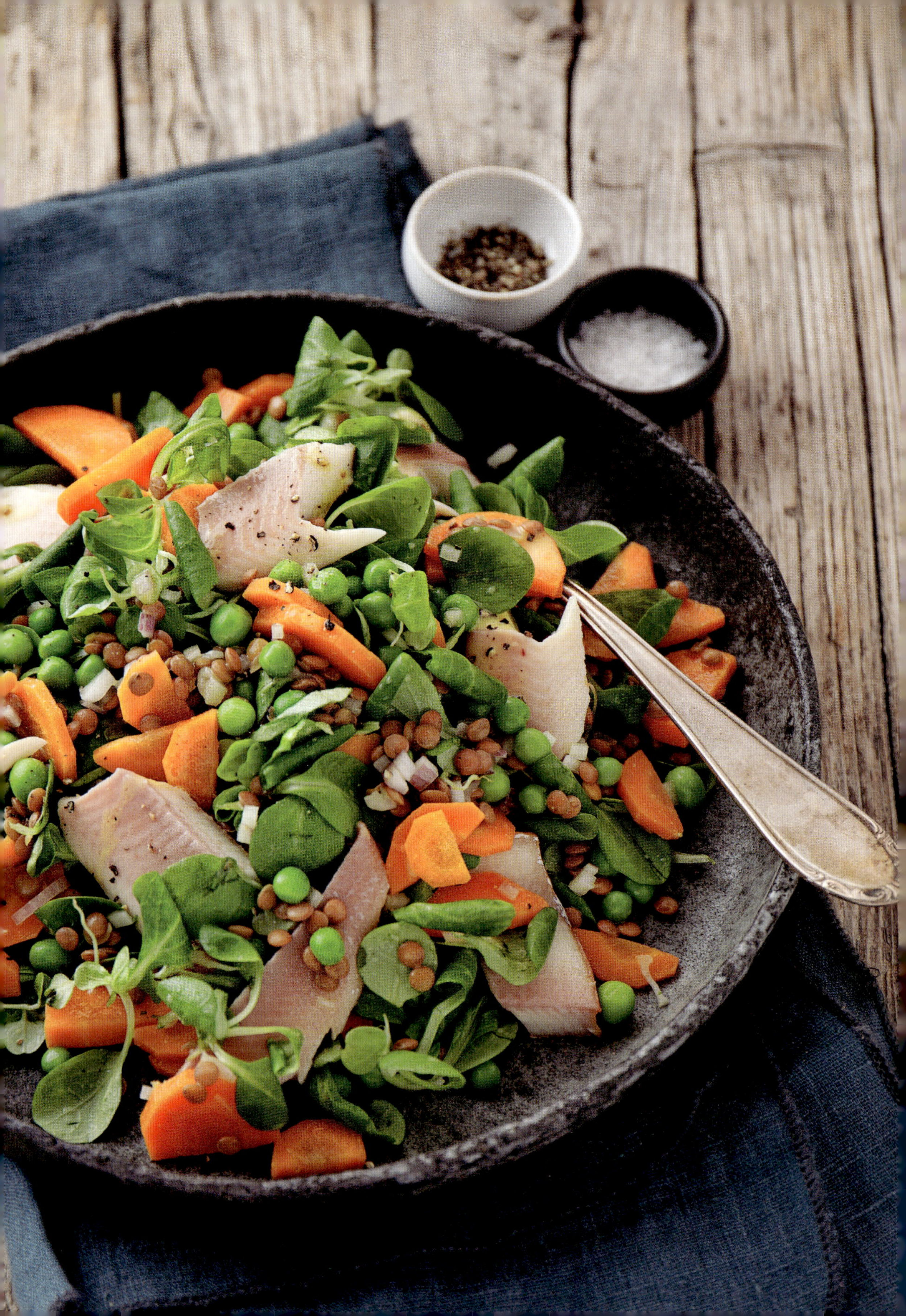

Abendessen mit Fisch

Linsensalat mit geräucherter Forelle

Zutaten für 1 Person:

40 g Berglinsen

Salz

200 g Möhren

50 g tiefgefrorene Erbsen

1 Schalotte

50 g Feldsalat

2 EL Apfelessig

1 EL Gemüsebrühe

1 TL mittelscharfer Senf

Pfeffer

1 TL Olivenöl

125 g geräucherte Forellenfilets

Zubereitung:

1. Die Linsen in gesalzenem Wasser nach Packungsanweisung kochen. Die Möhren putzen, schälen und in feine Stücke schneiden. Die Möhren und die Erbsen 2 Minuten mitgaren. Abgießen und abtropfen lassen.

2. Die Schalotte schälen und fein würfeln. Den Feldsalat verlesen, putzen, waschen und gut trocken schleudern.

3. Die Linsen-Gemüse-Mischung, Schalotte und Feldsalat vermengen. Apfelessig, Brühe, Senf, Pfeffer, Salz und Öl verrühren. Über den Salat geben und gut vermischen. Abschmecken. Die Forellenfilets etwas zerteilen und darauf anrichten.

Pro Person: ca. 450 kcal, 42 g Eiweiß, 11 g Fett, 36 g Kohlenhydrate, 16 g Ballaststoffe

Tipp: Vegetarier tauschen das Forellenfilet gegen 2 wachsweich gekochte Eier aus.

Thunfischsteak mit Mango-Spargel-Salat

Zutaten für 1 Person:

200 g grüner Spargel

Salz

1 Stück Ingwer (10 g)

2 EL Zitronensaft

1 EL Aceto balsamico bianco crema

Pfeffer

1 TL Olivenöl

½ reife Mango (ca. 250 g)

50 g Rucola

1 EL gehackter Koriander

100 g Thunfischfilet

Zubereitung:

1. Den Spargel waschen, im unteren Drittel schälen und die Enden abschneiden. Den Spargel in Stücke schneiden und im gesalzenen Wasser etwa 5 Minuten kochen. Abgießen und in eine Schüssel geben.

2. Den Ingwer schälen und fein hacken. 1 Esslöffel Zitronensaft, Aceto balsamico, Ingwer, Salz, Pfeffer und Öl verrühren. Das Dressing über den Spargel gießen.

3. Das Fruchtfleisch der Mango vom Kern abschneiden. Die Hälfte schälen und in Würfel schneiden. Den Rucola verlesen, putzen, waschen und trocken schleudern. Den Rucola grob hacken. Mango und Rucola unter den Spargel mischen. Abschmecken. Eventuell noch etwas Zitronensaft dazugeben. Mit Koriander bestreuen.

4. Den Thunfisch waschen und trocken tupfen. Mit Salz und Pfeffer würzen. In einer Grillpfanne ohne Fett 2–3 Minuten braten, zwischendurch einmal wenden. Mit restlichem Zitronensaft beträufeln.

Pro Person: ca. 440 kcal, 27 g Eiweiß, 22 g Fett, 29 g Kohlenhydrate, 6 g Ballaststoffe

Tipp: Aceto balsamico bianco crema gibt dem Salat eine ganz leicht süßliche Note. Wer diesen Essig nicht im Hause hat, nimmt einfach einen anderen milden Essig (zum Beispiel Apfelessig) und eventuell 1 Prise Zucker.

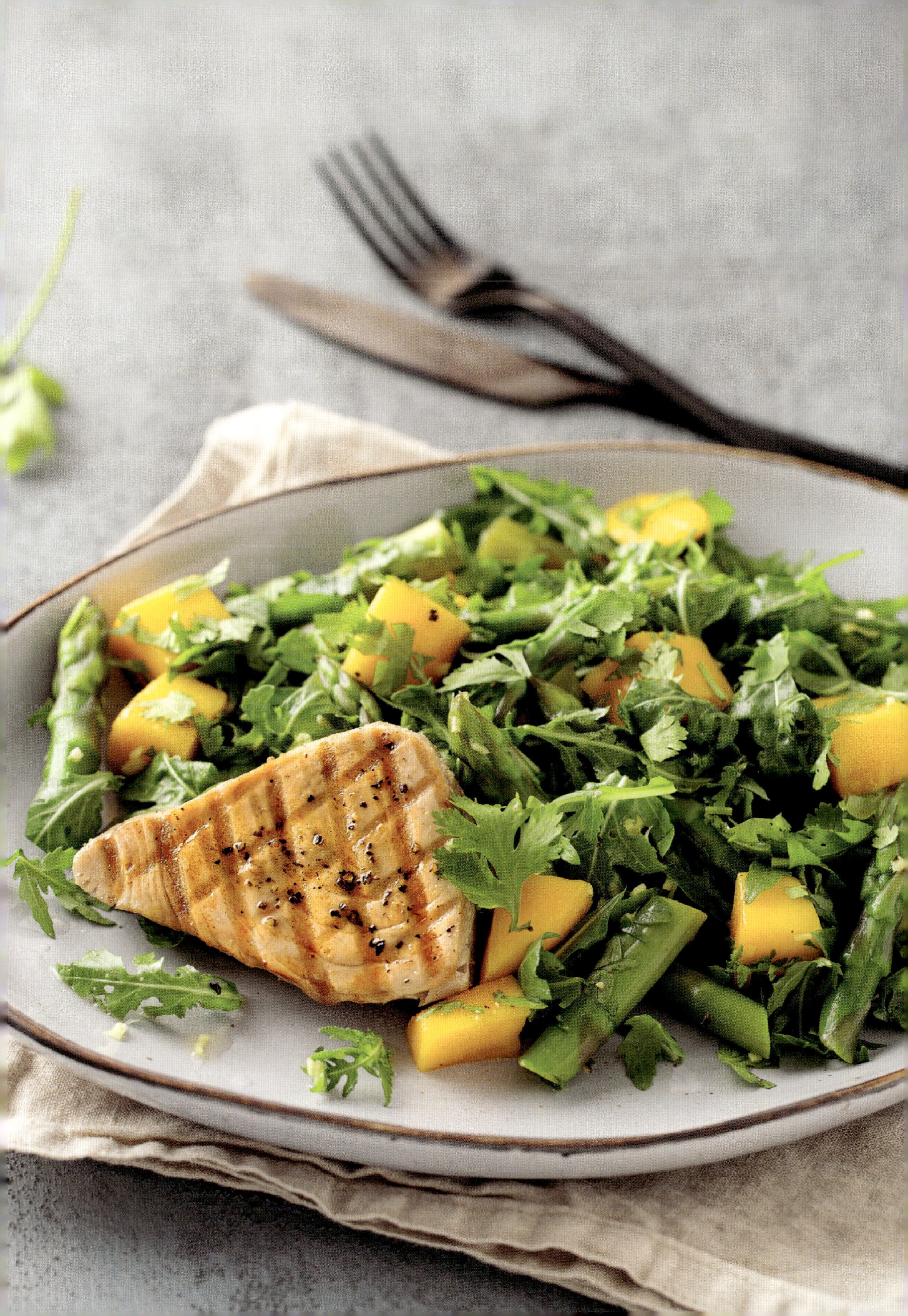

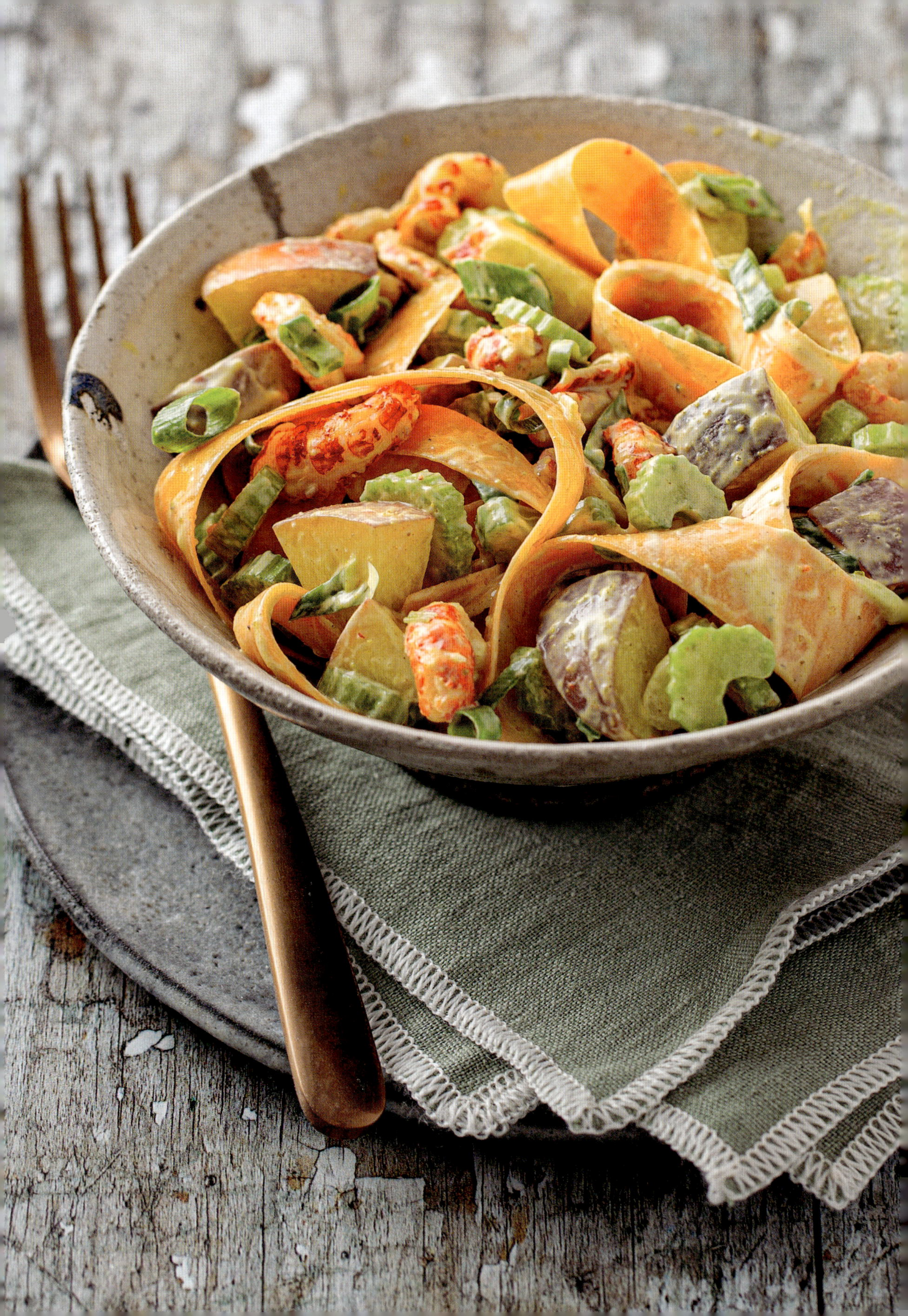

Flusskrebssalat mit Staudensellerie

Zutaten für 1 Person:

1 Packung Flusskrebsfleisch (100 g)

100 g Staudensellerie

1 Lauchzwiebel

1 Möhre

1 Pfirsich

100 g Vollmilchjoghurt

1 TL Currypulver

Salz

Pfeffer

1 Prise Zucker

1 EL Tomatenketchup

2 Scheiben Ciabatta (à 30 g)

Zubereitung:

1. Das Flusskrebsfleisch aus der Packung nehmen und mit Küchenpapier gut trocken tupfen. Den Staudensellerie und die Lauchzwiebel putzen, waschen und in feine Scheiben beziehungsweise Ringe schneiden. Die Möhre putzen, schälen und in dünne Streifen schneiden oder hobeln. Den Pfirsich waschen, halbieren, den Stein entfernen und das Fruchtfleisch in kleine Würfel schneiden.

2. Flusskrebsfleisch, Möhre, Lauchzwiebel, Staudensellerie und Pfirsich in eine Schüssel geben. Joghurt, Currypulver, Salz, Pfeffer, Zucker und Ketchup verrühren. Das Dressing über den Salat geben und alles gut vermischen. Abschmecken. Das Brot dazu essen.

Pro Person: ca. 440 kcal, 29 g Eiweiß, 7 g Fett, 59 g Kohlenhydrate, 9 g Ballaststoffe

Tipp: Sehr gut schmeckt der Salat auch mit Mango. Dann den Pfirsich weglassen. Vegetarier ersetzen das Flusskrebsfleisch durch 75 Gramm Tofu.

Vollkornbrot mit Lachs-Kräuter-Tatar

Zutaten für 1 Person:

100 g sehr frisches Lachsfilet

1 Schalotte

200 g Salatgurke

1 TL Kapern

1 EL gehackter Kerbel

Salz

Pfeffer

1–2 TL Zitronensaft

2 Blätter Kopfsalat

2 Scheiben Vollkornbrot (à 50 g)

½ Bund Radieschen

Zubereitung:

1. Das Lachsfilet waschen, trocken tupfen und fein würfeln. Die Schalotte schälen und sehr fein hacken. Die Gurke schälen, etwa ein Viertel davon fein würfeln, den Rest in Scheiben schneiden. Gurkenwürfel, Schalotte, Kapern und Kerbel unter den Lachs mischen. Mit Salz, Pfeffer und Zitronensaft abschmecken.
2. Den Kopfsalat waschen, trocken tupfen und die Brotscheiben damit belegen. Das Lachstatar darauf verteilen. Die Radieschen putzen, waschen und mit den Gurkenscheiben dazu essen.

Pro Person: ca. 440 kcal, 29 g Eiweiß, 13 g Fett, 45 g Kohlenhydrate, 11 g Ballaststoffe

Tipp: Wer es gerne noch etwas würziger mag, mischt noch 1 Teelöffel eingelegten grünen Pfeffer unter die Lachsmasse.

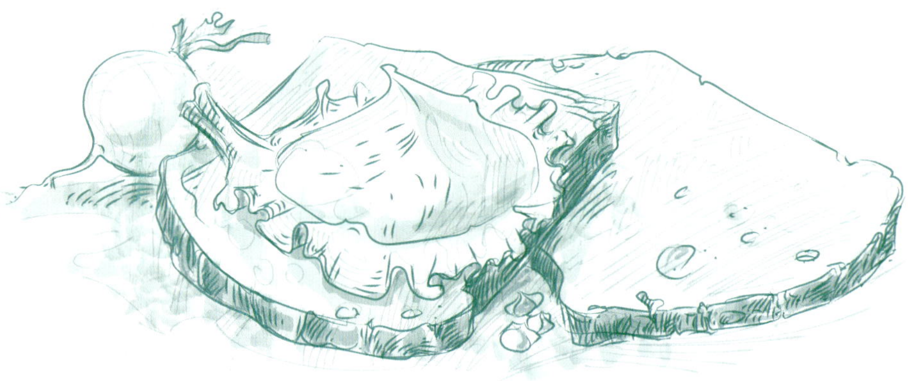

Marinierte Zucchini mit Garnelen und Couscous

Zutaten für 1 Person:

125 g tiefgefrorene Garnelen (roh, ohne Schale)

40 g Couscous

Salz

2 Zucchini

1 Knoblauchzehe

3 TL Olivenöl

Pfeffer

Chiliflocken

2 EL Weißweinessig

1 EL Brühe

2 EL gehacktes Basilikum

Zubereitung:

1. Die Garnelen nach Packungsanweisung auftauen lassen.
2. Den Couscous in gesalzenem Wasser nach Packungsanweisung quellen lassen. In eine Schüssel geben, mit einer Gabel auflockern und abkühlen lassen.
3. Die Zucchini putzen, waschen, längs halbieren und in Scheiben schneiden. Den Knoblauch schälen und in Scheiben schneiden. 2 Teelöffel Öl in einer beschichteten Pfanne erhitzen und die Zucchinischeiben darin etwa 4 Minuten braten. Mit Salz, Pfeffer und Chiliflocken würzen. Herausnehmen und auf einen Teller legen. Den Essig und die Brühe verrühren und zusammen mit dem Knoblauch über die Zucchinischeiben verteilen. Etwa 15 Minuten abkühlen und marinieren lassen.
4. Die Zucchini mit dem Couscous mischen. Das Basilikum unterheben. Abschmecken. Eventuell noch etwas Essig, Salz und Pfeffer dazugeben. Die aufgetauten Garnelen trocken tupfen. Das restliche Öl in der Pfanne erhitzen und die Garnelen darin etwa 3 Minuten braten. Herausnehmen. Auf dem Salat anrichten.

Pro Person: ca. 460 kcal, 34 g Eiweiß, 19 g Fett, 36 g Kohlenhydrate, 6 g Ballaststoffe

Tipp: Vegetarier tauschen die Garnelen gegen 90 Gramm Tofu aus.

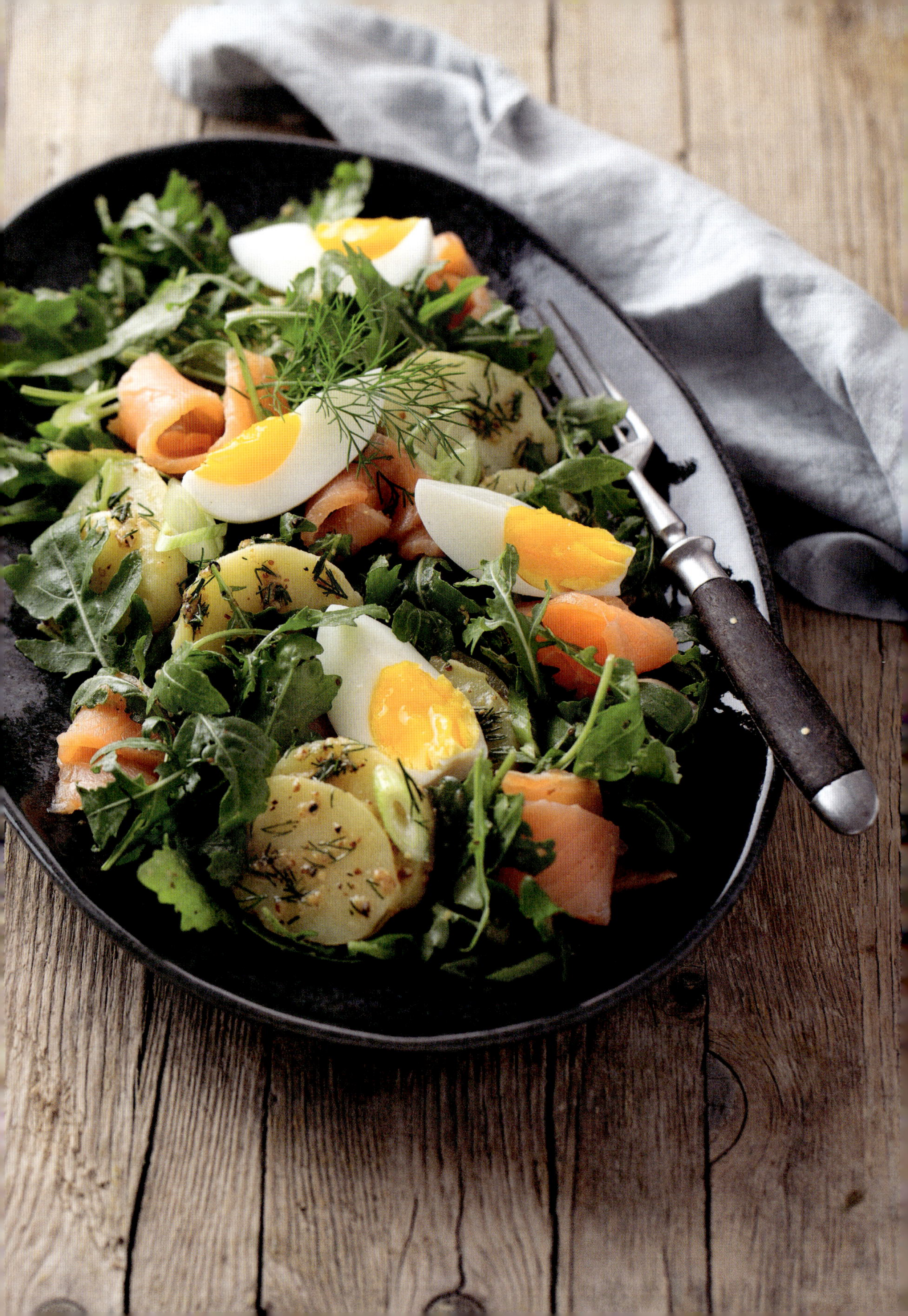

Rucola-Kartoffel-Salat mit geräuchertem Lachs

Zutaten für 1 Person:

250 g festkochende Kartoffeln

1 Ei

3 Scheiben geräucherter Lachs (à 25 g)

1 Lauchzwiebel

50 g Rucola

2 EL Himbeeressig

1 EL Brühe

Salz

Pfeffer

1 TL süßer Senf

1 EL gehackter Dill

1 TL Olivenöl

Zubereitung:

1. Die Kartoffeln waschen und mit Schale etwa 20 Minuten kochen. Das Ei in 8 Minuten wachsweich kochen. Den Lachs in breite Streifen schneiden. Die Lauchzwiebel putzen, waschen und in feine Ringe schneiden. Den Rucola putzen, waschen und trocken schleudern.

2. Das Ei abschrecken, pellen und vierteln. Essig, Brühe, Salz, Pfeffer, Senf, Dill und Öl verrühren.

3. Die Kartoffeln abgießen, abdampfen lassen und pellen. In Scheiben schneiden, in eine Schüssel geben und mit der Marinade übergießen. Etwa 30 Minuten durchziehen lassen.

4. Rucola, Lauchzwiebel und Lachs unter die Kartoffeln mischen. Mit dem geviertelten Ei anrichten.

Pro Person: ca. 460 kcal, 28 g Eiweiß, 20 g Fett, 37 g Kohlenhydrate, 4 g Ballaststoffe

Tintenfischsalat mit Borlotti-Bohnen

Zutaten für 1 Person:

150 g Borlotti-Bohnen (aus der Dose)

3 EL Zitronensaft

1 EL Brühe

Salz

Pfeffer

2 TL Olivenöl

1 Knoblauchzehe

1 Schalotte

1 Stück Ingwer (10 g)

200 g Kirschtomaten

2 EL gehackte Petersilie

150 g Tintenfischtuben (frisch oder tiefgefroren)

1 Chilischote

Zubereitung:

1. Die Bohnen in ein Sieb abgießen, mit kaltem Wasser abspülen und abtropfen lassen. In eine Schüssel geben. 2 Esslöffel Zitronensaft, Brühe, Salz, Pfeffer und 1 Teelöffel Olivenöl verrühren und über die Bohnen gießen. Knoblauch, Schalotte und Ingwer schälen und in feine Würfel schneiden, dazugeben und untermischen. Etwa 1 Stunde marinieren.

2. Die Tomaten waschen und je nach Größe halbieren oder vierteln und mit der Petersilie unter die Bohnen mischen. Abschmecken.

3. Die Tintenfischtuben waschen und trocken tupfen (tiefgefrorene Tuben nach Packungsanweisung auftauen lassen). Das restliche Öl in einer beschichteten Pfanne erhitzen und die Tintenfischtuben darin 4–5 Minuten braten. Die Chilischote putzen, waschen und in feine Ringe schneiden. Chili zu dem Tintenfisch dazugeben und kurz mitbraten. Mit dem restlichen Zitronensaft ablöschen. Den Tintenfisch herausnehmen und auf dem Bohnensalat anrichten.

Pro Person: ca. 450 kcal, 40 g Eiweiß, 13 g Fett, 37 g Kohlenhydrate, 8 g Ballaststoffe

Tipp: Wer keine Borlotti-Bohnen bekommt, nimmt einfach weiße Bohnen. Bohnen aus der Dose sind ideal für die schnelle Küche, da sie verzehrsfertig sind. Getrocknete Bohnen dagegen müssen erst über Nacht eingeweicht und dann gekocht werden. Übrigens, anstelle der Tintenfischtuben kann man auch tiefgefrorene Meeresfrüchte oder Garnelen verwenden.

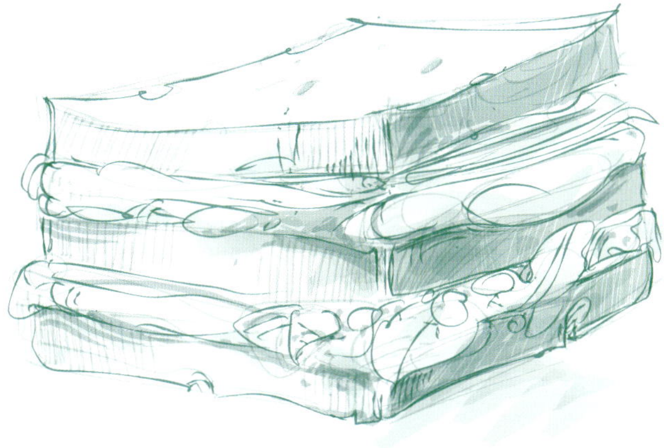

Sandwich mit Thunfisch-Kapern-Creme

Zutaten für 1 Person:

1 kleine Dose Thunfisch naturell (80 g)

1 Sardellenfilet

50 g Sahnejoghurt (10 % Fett i. Tr.)

25 g Frischkäse mit Joghurt (Natur)

1 EL gehacktes Basilikum

1 TL Kapern

1 Knoblauchzehe

Salz

Pfeffer

1–2 TL Zitronensaft

100 g Tomaten

20 g Babyspinat (Kühlregal)

2 Scheiben Vollkornbrot (à 50 g)

Zubereitung:

1. Den Thunfisch zerpflücken. Das Sardellenfilet kurz waschen, trocken tupfen und hacken. Joghurt, Frischkäse, Basilikum, Sardellenfilet und Kapern verrühren. Die Knoblauchzehe schälen und durch eine Presse dazudrücken. Den Thunfisch untermischen. Mit Salz, Pfeffer und Zitronensaft abschmecken.

2. Die Tomaten waschen und in Scheiben schneiden, dabei die Stielansätze entfernen. Den Spinat verlesen, waschen und trocken tupfen. Die Brotscheiben dick mit der Thunfischcreme bestreichen. Mit den Tomatenscheiben und dem Spinat belegen.

Pro Person: ca. 440 kcal, 32 g Eiweiß, 11 g Fett, 46 g Kohlenhydrate, 10 g Ballaststoffe

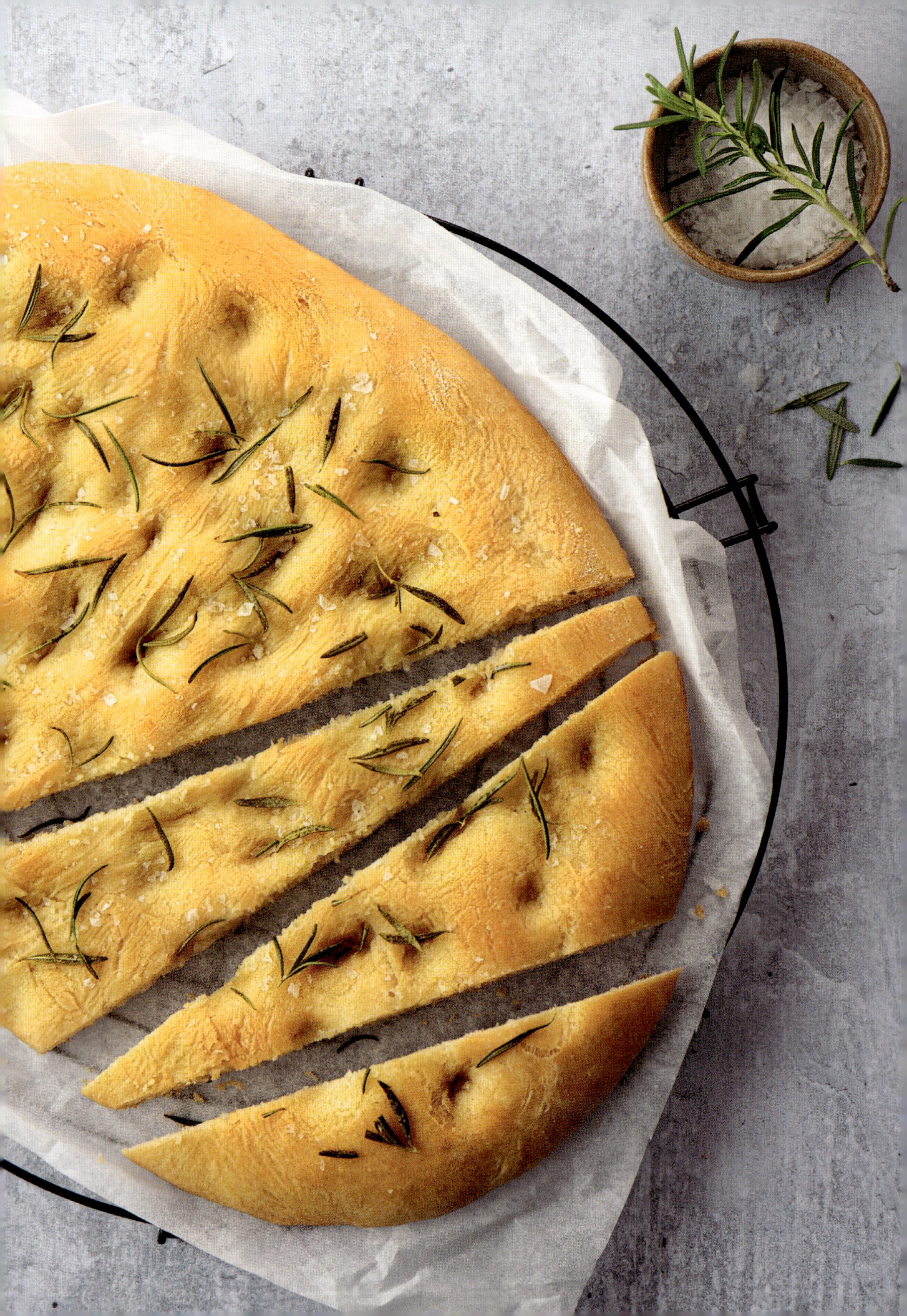

Backen

Focaccia mit Rosmarin

Zutaten für 1 Brot (340 g):

225 g Dinkelmehl (Type 630)

½ Päckchen Trockenbackhefe

1 gestrichener TL Salz

⅛ l lauwarmes Wasser

3 EL Olivenöl

2 EL Rosmarinnadeln

½ TL Meersalz

Zubereitung:

1. Mehl, Hefe und Salz in einer Schüssel mischen. Wasser und knapp 2 Esslöffel Olivenöl dazugeben und alles mit den Knethaken des Handrührgerätes zu einem glatten Teig verkneten. Mit leicht bemehlten Händen zu einer Kugel formen und abgedeckt an einem warmen Ort etwa 30 Minuten gehen lassen.
2. Den Teig mit den Händen noch einmal gut durchkneten. Auf einer leicht bemehlten Arbeitsfläche zu einem Oval (circa 17 Zentimeter lang) ausrollen und auf ein gefettetes Backblech legen. Abgedeckt 1 Stunde weitergehen lassen.
3. Den Backofen auf 200°C Ober- und Unterhitze vorheizen. Den Teig mit dem restlichen Olivenöl beträufeln, mit dem Rosmarin und dem Meersalz bestreuen. Auf der zweiten Schiene von unten 15 bis 20 Minuten backen. Herausnehmen und auf einem Kuchengitter abkühlen lassen.

Ergibt 10 Scheiben.

Pro Scheibe: ca. 110 kcal, 3 g Eiweiß, 3 g Fett, 16 g Kohlenhydrate, 1 g Ballaststoffe

Tipp 1: Das Brot schmeckt auch am zweiten Tag noch sehr gut. Danach am besten in Scheiben geschnitten einfrieren und bei Bedarf aus dem Gefrierschrank nehmen. Dann im Toaster rösten. Sie können es auch anstelle von Ciabatta zum Salat essen.

Tipp 2: Wer mag, isst zum Frühstück davon 3 Scheiben. Jeweils mit 1 Esslöffel Speisequark (20 % Fett i. Tr., à 30 Gramm) bestreichen und mit gehackter Petersilie bestreuen. 200 Gramm Kirschtomaten waschen, in Scheiben schneiden und das Brot damit belegen oder dazu essen.

Bagels mit Sesam

Zutaten für 6 Stück:

250 g Mehl (Type 550)

½ Päckchen Trockenhefe

1 TL Zucker

1 TL Salz

1 gestr. TL Pul Biber (Chili-Gewürzmischung) oder Chiliflocken

⅛ l lauwarme Milch

50 ml lauwarmes Wasser

1 Ei

1 TL Sesamsamen

¼ TL Meersalz

Zubereitung:

1. Mehl, Hefe, Zucker, Salz und Pul Biber in einer Schüssel mischen. Milch, Wasser und Ei dazugeben und alles mit den Knethaken des Handrührgerätes zu einem glatten Teig verkneten. Abgedeckt an einem warmen Ort etwa 1 Stunde gehen lassen.
2. Den Teig auf leicht bemehlter Arbeitsfläche noch einmal durchkneten, zur Rolle formen und in 6 gleich große Stücke teilen. Jeweils 1 Kugel daraus formen. Mit einem Kochlöffelstiel in die Mitte ein Loch stechen und etwas vergrößern. Die Teigkugeln auf ein mit Backpapier belegtes Backblech legen und abgedeckt weitere 30 Minuten gehen lassen.
3. Den Backofen auf 200 °C Ober- und Unterhitze vorheizen. Die Löcher der Bagels eventuell noch einmal vergrößern. In einem großen Topf Wasser aufkochen. Den Topf von der Herdplatte nehmen, 2 Bagels hineingeben und 1 Minute darin ziehen lassen. Mit einer Schaumkelle herausnehmen, abtropfen lassen und wieder auf das Backpapier setzen. Mit den restlichen Bagels genauso verfahren.
4. Sesam und Meersalz mischen. Die Bagels damit bestreuen. Im Ofen auf der mittleren Schiene 15–20 Minuten backen. Herausnehmen und auf einem Kuchengitter auskühlen lassen.

Pro Stück: ca. 170 kcal, 4 g Eiweiß, 2 g Fett, 33 g Kohlenhydrate, 2 g Ballaststoffe

Tipp: Wer es nicht so kräftig mag, lässt den Pul Biber weg. Sie können die Bagels zum Beispiel auch mit Mohn, Kümmel oder gehackten Nüssen bestreuen.

Walnussbrötchen mit getrockneten Tomaten

Zutaten für 8 Stück:

25 g getrocknete Tomaten

100 g Walnusskerne

250 g Mehl (Type 550)

1 TL Salz

6 EL lauwarmes Wasser

6 EL lauwarme Milch

½ Würfel frische Hefe (21 g)

50 g weiche Butter

1 EL Wasser

Zubereitung:

1. Die Tomaten und die Walnusskerne fein hacken. Das Mehl und das Salz in einer Schüssel mischen. Das Wasser und die Milch in einer Schüssel verrühren. Die Hefe hineinbröckeln und unter Rühren auflösen. Mehl, Tomaten, etwa ⅔ der Walnüsse und die Butter dazugeben und alles gut verkneten. Den Teig abgedeckt an einem warmen Ort etwa 1 Stunde gehen lassen.

2. Den Teig nochmals durchkneten und 8 kleine, runde Brötchen formen. Auf ein mit Backpapier belegtes Backblech legen. Abgedeckt weitere 30 Minuten gehen lassen.

3. Den Backofen auf 180 °C Ober- und Unterhitze vorheizen. Die Brötchen mit Wasser bepinseln und die restlichen Nüsse darauf verteilen. Auf der mittleren Schiene etwa 20 Minuten backen.

Pro Stück: ca. 260 kcal, 7 g Eiweiß, 15 g Fett, 25 g Kohlenhydrate, 2 g Ballaststoffe

Tipp 1: Wer die süße Variante bevorzugt, tauscht die getrockneten Tomaten gegen Trockenfrüchte, zum Beispiel Aprikosen, Cranberrys oder Pflaumen aus. Dann nur 1 Prise Salz und ½ Teelöffel Zucker unter das Mehl mischen.

Tipp 2: Die Brötchen schmecken auch sehr gut zum Frühstück. Dafür 1 Brötchen halbieren und jede Hälfte mit 1 dünnen Scheibe Käse (zum Beispiel Appenzeller, à 20 Gramm) und 1 Tomate in Scheiben belegen. Dazu: 150 Milliliter Orangensaft oder 1 Kiwi.

Frühstücksmuffins

Zutaten für 12 Stück:

125 g weiche Butter

125 g Zucker

Mark von ½ Vanilleschote

½ TL gemahlener Zimt

2 Eier

125 g Mehl

25 g gemahlene Haselnüsse

½ Päckchen Backpulver

5 EL Orangensaft

ca. 75 g Kirschkonfitüre
oder Erdbeermarmelade

Zubereitung:

1. Den Backofen auf 180 °C Ober- und Unterhitze vorheizen. Jeweils 1 Papierförmchen in die 12 Mulden eines Muffinblechs setzen.
2. Die Butter schaumig schlagen. Den Zucker unter Schlagen einrieseln lassen. Vanillemark und Zimt unterrühren. Die Eier einzeln unterschlagen. Mehl, Haselnüsse und Backpulver mischen. Die Mehl-Nuss-Mischung die Eimasse rühren, dabei den Orangensaft zugießen.
3. Den Teig gleichmäßig auf die Mulden verteilen. Jeweils 1 Teelöffel Konfitüre in die Mitte geben und leicht unterziehen. Auf der zweiten Schiene von unten etwa 20 Minuten backen.

Pro Stück: ca. 200 kcal, 2 g Eiweiß, 11 g Fett, 22 g Kohlenhydrate, 0,5 g Ballaststoffe

Tipp: Für alle, die gerne etwas Süßes zum Frühstück essen, sind die Muffins ideal. Wer mag, isst 2 Stück davon und außerdem beispielsweise 1 kleine Banane oder 1 großen Apfel.

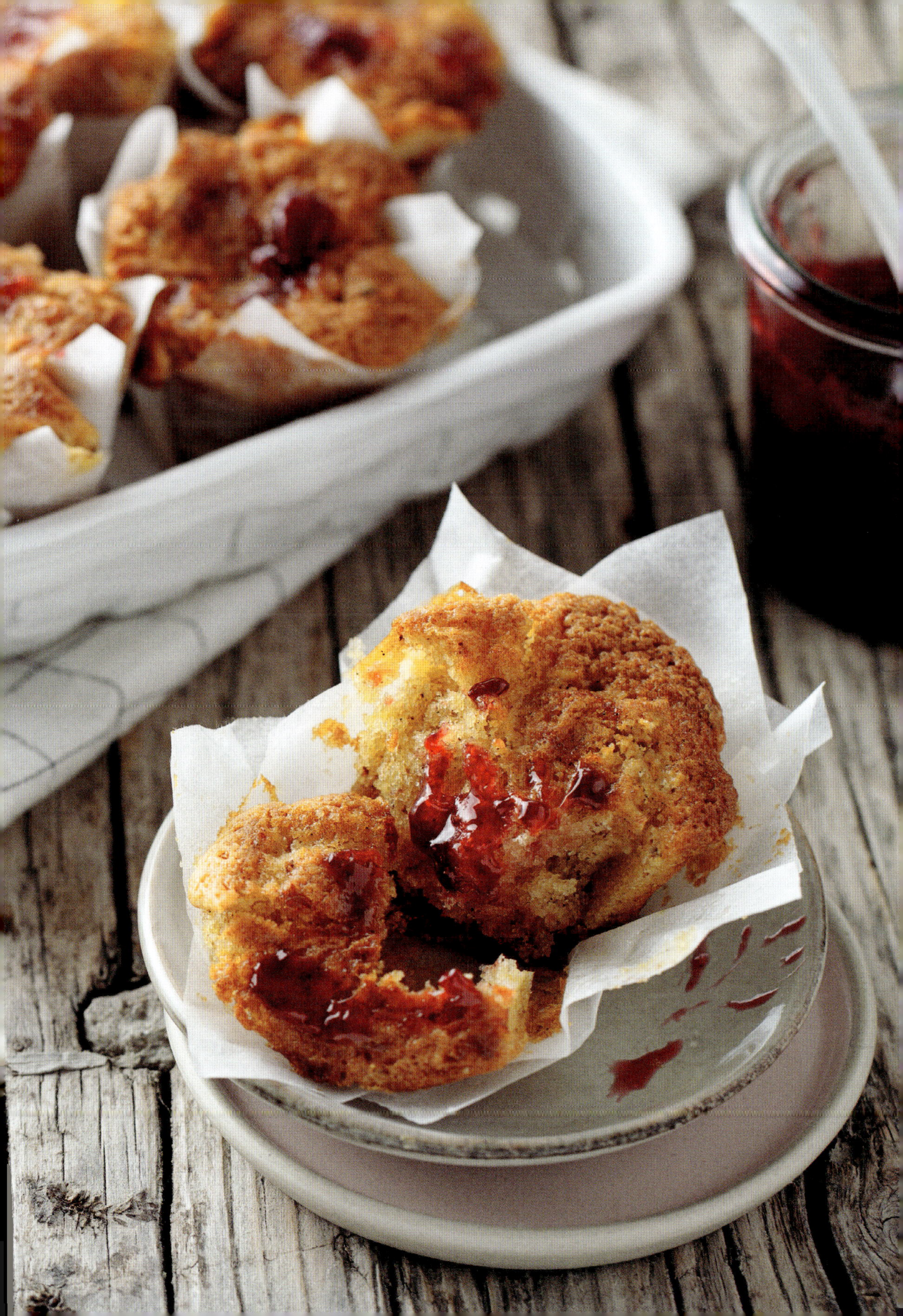

Apfel-Butterkuchen mit Mandeln

Zutaten für 20 Stücke:

200 ml lauwarme Milch

1 Würfel frische Hefe (42 g)

100 g Zucker

400 g Mehl (Type 405)

1 Prise Salz

1 Ei

1 Eigelb

125 g weiche Butter

50 g Puderzucker

abgeriebene Schale und Saft von ½ unbehandelten Zitrone

750 g fein-säuerliche Äpfel (z. B. Jonagold)

30 g gehackte Mandeln

Zubereitung:

1. Die Milch lauwarm erwärmen. Die Hefe hineinbröckeln, 70 Gramm Zucker dazugeben und unter Rühren auflösen. Mehl, Salz, Ei, Eigelb und Hefemischung in einer Schüssel mit den Knethaken des Handrührgerätes verkneten (der Teig ist weich). Abgedeckt an einem warmen Ort etwa 1 Stunde gehen lassen.

2. Den Teig auf ein gefettetes Backblech geben, mit etwas Mehl bestäuben und gleichmäßig ausrollen. Den Teig abgedeckt 30 Minuten gehen lassen.

3. Den Backofen auf 200 °C Ober- und Unterhitze vorheizen. Butter, Puderzucker, Zitronenschale und -saft verrühren. Die Äpfel schälen, vierteln und das Kerngehäuse entfernen. Die Apfelviertel grob raspeln.

4. Mit einem Kochlöffelstiel dicht an dicht kleine Vertiefungen in den Teig drücken. Die Butter-Zucker-Masse hineingeben und die geraspelten Äpfel darauf verteilen. Den restlichen Zucker und die Mandeln mischen und darüberstreuen. Im Ofen auf der mittleren Schiene etwa 25 Minuten backen.

5. Den Kuchen herausnehmen, auskühlen lassen. In 20 gleich große Stücke schneiden und portionsweise einfrieren.

Pro Stück: ca. 200 kcal, 4 g Eiweiß, 7 g Fett, 28 g Kohlenhydrate, 2 g Ballaststoffe

Tipp: Der Kuchen ist genau das Richtige für alle, die auch während einer Diät mal ein Stück Kuchen essen möchten. Dieser sollte dann aber nicht einfach zusätzlich zwischendurch gegessen werden, sondern als Frühstück.

Danksagung

Mein Name steht allein auf dem Titel – aber jedes Buch ist eine Gemeinschaftsleistung. Ohne meinen Mann Norbert und meinen Sohn Jakob wäre ich nicht viel. Ihr seid immer an meiner Seite gewesen, seid auf Zehenspitzen durch die Wohnung geschlichen, wenn ich an einer schwierigen Passage gearbeitet habe und die Pandemie uns ins Homeoffice gezwungen hat. Ohne euch wäre dieses Buch nicht möglich gewesen. Ihr seid klasse, ich liebe euch!

Großer Dank auch an mein Heimatschiff – die Redaktion des *stern*. Weil ihr mir die Freiheit gelassen habt, dieses Projekt zu verwirklichen.

Natürlich geht ein riesiges Dankeschön an all die Forscherinnen und Forscher, die mit mir gesprochen haben und bereit waren, ihr Wissen und ihre Studien mit mir zu teilen.

Impressum

Projektleitung: Melanie Kowalski, Dr. Harald Kämmerer
Bildredaktion: Merle Oetelshofen, Sabine Kestler
Rezeptfotografie/Foodstyling und Styling: Tina Engel
Rezepte: Regina Rautenberg

Schlussredaktion und Korrektorat: Susanne Schneider
Umschlaggestaltung: Vera Schlachter, Veruschkamia Grafik & Illustration, München
Innenlayout, Satz, Illustrationen Fitness- und Rezeptteil: Christian M. Weiß, München

Bildnachweis: Adobe Stock: 10 (barks), 33 (bearsky23), 34 (gpointstudio), 73 (vaaseenaa), 90 (Microgen) ; Gettyimages: 8 (Cristina Pedrazzini Science Photo Library), 26 (dima_sidelnikov), 49 (AleksandarNakic), 50 (Anchiy), 94 (Nastasic); Mauritius Images: 40 (mauritius images / Nobeastsofierce Science / Alamy); Shutterstock: U1 (Vips_s), 16 (LDarin), 54 (Antonina Vlasova), 59 (Africa Studio), 65 (Dusan Zidar), 77 (sockagphoto), 79 (DG-Studio), 89 (Leyasw), 101 (Akaberka)

Herstellung: Timo Wenda
Reproduktion: Mohn Media Mohndruck GmbH, Gütersloh
Druck & Bindung: Litotipografia Alcione, srl, Lavis

MIX
Papier aus verantwortungsvollen Quellen
FSC® C021956

Printed in Italy

Penguin Random House Verlagsgruppe FSCN001967
ISBN 978-3-517-10088-3
2. Auflage 2022